U0394840

大脑的
情绪
生活

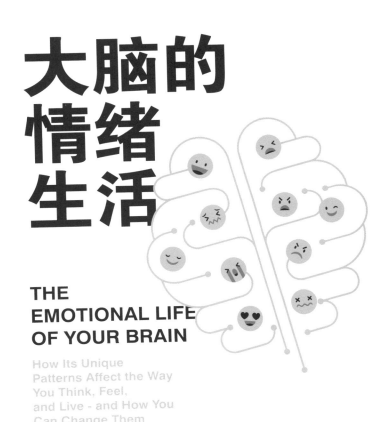

THE
EMOTIONAL LIFE
OF YOUR BRAIN

How Its Unique
Patterns Affect the Way
You Think, Feel,
and Live - and How You
Can Change Them

Richard J. Davidson
Sharon Begley

[美] 理查德 · 戴维森 沙伦 · 贝格利＿＿著

三喵＿＿译 孙涤＿＿校

格致出版社 上海人民出版社

各家推荐

丹尼尔·戈尔曼，《情商》作者：

《大脑的情绪生活》让人大开眼界，书中介绍了大量突破性的研究。这本书可以改变我们看待自身和身边每个人的方式。两位作者真是一对黄金搭档：既呈现了前沿、硬核的科学发现，文风又如此轻松有趣，让人不忍释卷！我超爱这本书。

丹尼尔·吉尔伯特，《哈佛幸福课》作者：

无论是在实验室度量神经活动，还是为了遇见高僧而在喜马拉雅攀登，戴维森始终是那个永远在线的探索者。他一生都在探索人类感情的奥秘。这本书是当今世界研究情绪和大脑的首席专家献给大家的智慧之书和趣味之书。各位千万不要错过！

马丁·塞利格曼，《真实的幸福》《活出最乐观的自己》作者：

戴维森是当今世界领先的神经科学家，他一直在探索生命的意义何在。这本书是他献给我们的礼物，任何对积极心理学感兴趣的人不可不读。

安东尼奥·达马西奥，《当自我来敲门》《笛卡尔的错误》作者：

戴维森杰出的科学生涯致力于理解人类情绪，探索情绪的意义。

有作家贝格利助阵,这本书将大量的科学发现,表达为普通大众也能理解并应用于日常生活的智慧。

乔·卡巴金,《正念》作者、正念减压疗法创始人:

理查德·戴维森在学生时代就认识到,禅修具有深刻的转化心灵的力量。追随自己的这一直觉,戴维森后来开启了非凡的科学生涯。他关于禅修的科学研究对我们今日的世界尤其重要。

罗伯特·萨波斯,《斑马为什么不得胃溃疡》作者:

这是一部杰作,它给人的教益是多方面的。它是一次轻松愉快的情绪神经科学之旅,是科学研究方法的入门介绍,是一位杰出科学家的学术自传,还是一个"世界会变得更好"的允诺。这本书精彩绝伦!

杰克·康菲尔德,《慧心自在》作者:

如何利用神经科学那些让人兴奋的发现,来改变我们的生活?这本书给出了最好的回答。读者可以看到精彩至极的科学探险故事,就好像福尔摩斯走进了神经科学家的实验室,希望破解蛛丝马迹背后的真相。

达契尔·克特纳,《权力的悖论》《生而向善》作者:

这是一次穿越你我大脑中的回路和喜马拉雅群山的兴奋之旅。我们是谁?心灵源自何处?如何找到安宁,又如何培养关怀众生的至善?对这些恒久的问题,神经科学家戴维森有深刻洞察。这本书将情绪的前沿神经科学与东方宗教历久弥新的智慧熔为一炉,指引你来寻找上面这些问题的答案。书中还提供了最科学的方法,帮助读者提升日常生活的品质。

丹尼尔·西格尔,《第七感》《全脑教养法》作者:

读这本书是一段打开思维的旅程,这段旅程的向导是一位情绪研究的伟大先驱者。我们何以是自己现在这个样子?戴维森以科学严谨、求知若渴的好奇心,对这个问题做出了回答。这本书可以帮助我们更好地理解自己和身边的人,更可以帮助我们更坚韧、更有活力地面对生活。戴维森还分享了一些帮助我们改善大脑功能的方法,这些措施都经过了科学的验证。沉浸在书页间吧,你会享受这次智慧之旅。

迪帕克·乔普拉,《秘密之书》《超级基因》作者:

关于人类情绪的脑化学,这本书是首屈一指的著作。两位作者提供了足够的科学证据,证明禅修等认知练习的确可以改变大脑。这本书让我们每个人都真正能够改掉最根深蒂固的情绪坏习惯,养成更有益的新习惯。培养更热切的专注力,与他人更和谐地相处,与自己的直觉建立更深的联结,这些都是可能的。这本书会告诉你如何做到。

杰尔姆·格罗普曼,《医生最想让你读的书》《最好的抉择》作者:

视野恢弘的神经科学家戴维森,联手最敏锐的科普作家贝格利,献上了这部杰作。这本书揭示了情绪成分的六维度,还给出了切实可行的方法,帮助读者找到更高效、更圆满的自我。

珍妮弗·埃伯哈特,斯坦福大学社会心理学家、美国国家科学院院士:

如果你想找一本情绪神经科学的入门书,读这本就对了。这本书介绍了情绪与脑神经回路的关系,十分有趣。作者花去大量篇幅讲述神经科学研究大脑与情绪的历史。今天有心理问题的人越来越多,对神经科学与情绪神经机制的研究应该继续深入。戴维森的这本书无疑为我们指明了正确的方向。

巴里·拉德勒尔,威斯康星大学老龄化研究所杰出研究员:

这本书是作者近40年情绪研究的提炼和梳理,也是对"情绪神经科学"这一新兴学科的全面介绍,内容十分丰富。戴维森最终发现情绪的神经机制,还是因为一系列的机缘巧合。主流观点早先认为情绪根本不值得研究,戴维森挑战当时的话语霸权遭遇了很多困难。这是这本书最有意思的部分。

《福布斯》(*Forbes*):

当今神经科学的引路人理查德·戴维森在这本书里提出了情绪风格理论,这是第一个立足现代神经科学的人类情绪理论,是心理学的一个巨大进步。戴维森在这本书里讲述了自己30多年研究的心路历程。读者还可以看到"情绪神经科学"这门新学科的诞生过程。

《新闻周刊》（*Newsweek*）：

《大脑的情绪生活》提出的情绪风格理论建立在脑科学的基础之上。相对以往那些没有神经学证据作支撑的人格理论而言，这是一个革命性的突破。这本书还有一个意义深远的重大发现：产生情绪的脑区与主管认知的脑区存在重叠，人类情绪与认知的运行是无缝融合的。

《科学美国人》（*Scientific American*）：

科学与宗教的交流是大势所趋，一些神经科学家正在积极打通两者之间的界限。研究禅修者的大脑活动可以帮助我们认识人类大脑。基于这样的认识，对长期禅修者的研究一直是一个高产的科研领域。其中一些最严谨的研究，来自理查德·戴维森在威斯康星大学的实验室。

《大西洋月刊》（*The Atlantic*）：

戴维森告诉我们，培养慷慨的品质是激活积极情绪的最佳方法。这既是一个让人兴奋的神经科学发现，又是一些东方宗教的传统智慧。科学证据已经从多方面证明：要让自己高兴，最好的办法就是对别人慷慨。慷慨行为会让大脑发生系统性的变化。

《赫芬顿邮报》（*HuffPost*）：

"改造心智"真的可能，这是这本书最动人的理念。作者用严谨的科学证明：禅修能够帮助我们驾驭心灵，专注于自己的目标。能从禅修中受益的人并不局限于那些长期修行者，比如在偏远山区的洞穴中修行的高僧。就算是门外汉经过短时间的禅修，也能感受到巨大的变化。

《大善》(*Greater Good*)杂志：

许多人都知道戴维森对僧侣的研究。他请僧人走进核磁共振扫描仪，观测他们禅修时的大脑状态。戴维森早年因为研究情绪而遭受同行嘲笑，此后情绪神经科学取得了巨大进步，他本人也做出了开创性的贡献，逆袭成为学术巨星。书中讲述的这段心理学史特别精彩。

《正念》(*Mindful*)杂志：

世界知名的神经科学家戴维森希望你了解三件事：第一，你可以改变自己的大脑；第二，这种改变是可以量化的；第三，新的思维方式可以让大脑向好的方向转变。不久前，这些听上去可能还像科幻。不过在这位当今引用率最高的正念科学家看来，这些都是理所当然的。戴维森团队开展的前沿大脑研究，已经一再证明了这一点。

《整体领导力评论》(*Integral Leadership Review*)：

戴维森的这本《大脑的情绪生活》，是对传统人格模型的扬弃。这本书运用神经生理学与神经心理学中的洞察，来帮助我们理解行为与人格。这方面的知识恰恰是心理学亟需的。这本书还告诉我们，大脑并非一个静态的器官，它不断地被我们的思维、习惯与行为所塑造。因而我们并非任由基因摆布的奴隶，而是不断发展变化的实体。这本书提供了一种全新的自我评价和自我提升方法，是一种现代的幸福论。

《生长的种子》(*Seeds of Unfolding*) 杂志:

戴维森对神经科学、情绪和禅修的研究历时数十载。《大脑的情绪生活》从科学的角度证明:禅修能让大脑回路发生转变,从而改变许多我们过去以为无法改变的性格特质。换言之,人类的大脑具有可塑性,我们能够让大脑向我们希望的方向转变。对科学界来说,这是一个让人惊异的洞察,但是在许多灵性传统看来,这个结论其实并不新鲜。不过,这个观点终于得到了科学方法的支撑,这还是第一次。

Mom-Psych.com:

戴维森对情绪研究的贡献是开创性的,他让我们重新认识了人格与气质。这本书对心理障碍的治疗也能提供诸多启发,因为里面所有的观点都是建立在大脑机制的坚实基础之上。

AwarenessInAction.org:

面对日常生活中的不顺,我们每个人都有独一无二的应对方式。戴维森的这本书介绍的正是他对这个问题的研究精华。戴维森研究发现,每个人的情绪反应模式可分为六个情绪风格维度。一个人的情绪风格不是铁板一块,而是可以通过特定的方法来改变的。情绪风格理论和常见的心理自助读物的关键区别在于:每一个情绪风格维度都对应着一种可辨识的大脑活动模式,还可以通过心理和环境因素来改变。戴维森通过大量研究,开辟了一个被称为"静观神经科学"的新学科。我们相信这一学科在未来几年会有广阔的发展前景。

GuerrillaProjectManagement.com：

　　基于 30 年的情绪研究经验,戴维森博士发现了情绪风格的六个维度。理解了每个维度的含义,项目经理就可以辨识出自己和下属的总体情绪风格。这本书以帮助读者理解情绪为目标,通俗实用,又有坚实的神经科学基础,这在同类书中是独一无二的。项目经理可以直接利用书中的结论来解决项目管理中的情绪问题。这本书是出类拔萃的力作,强烈推荐。

孙涤,美国加州州立大学(长堤)商学院教授：

　　戴维森博士以他卓拔的功力揭示出,我们可以改变基因决定的"前定"大脑:因势利导,后天努力和前定大脑能够相得益彰,增进个人和团体福祉。这是一大贡献。戴维森博士的另一个过人之处,是在认知自我这个至关重要的问题探索中,融入了东方智慧的贡献,不但大量运用了西方分析方法的严谨,还引用了东方的整体把握方法的圆融。

叶航,浙江大学经济学院教授、跨学科社会科学研究中心主任：

　　戴维森和他在威斯康星大学的研究团队正在研究的课题,是试图探寻禅修与人脑中新生神经元稳定生长的关系及其背后的机制。可以预期,这一研究的突破,将使人类对大脑以及自身的认识进入一个全新的境界,并在很多方面造福于人类。《大脑的情绪生活》是一本生动有趣的书,也是一本深刻的书。

陈海贤(网名:动机在杭州),知乎大 V、《幸福课》作者：

　　一批受过科学训练又有禅修经验的科学家默默耕耘,把一个处在学术边缘、带点神秘主义的概念,带到了科学和文化中心。这其中也包括神经学家理查德·戴维森,最近他编著的《大脑的情绪生活》刚在我国出版。书中花大篇幅介绍了禅修的脑机制。

李松蔚,心理咨询师、知乎大 V、《奇葩大会》演讲者:

　　推荐《大脑的情绪生活》。一开始以为只是神经机制研究的堆砌,兴趣并不大。没想到文笔和思路都相当引人入胜,几乎是一气读完。特别有意思的是关于禅修的部分。作者从脑科学的角度出发,论述禅修如何用于改善情绪风格,于我心有戚戚焉。译笔也很好。对正念感兴趣的、受过科学心理学训练的文艺青年必读。

认识我们的大脑

> 理性是并且也应该是情感的奴隶,除了服务
> 和服从情感之外,再不能有任何其他的职务。
> ——大卫·休谟

　　美国威斯康星大学麦迪逊分校著名的心理学家和神经学家理查德·戴维森（Richard J. Davidson）与他的合作者沙伦·贝格利（Sharon Begley）合著的《大脑的情绪生活》是一本生动、有趣的书。它所讨论的主题虽然专业而且艰深,但作者显然并不打算把它写成一本严肃的科学著作。本书依循了德裔美籍生物物理学家、分子遗传学先驱、1969 年诺贝尔生理学或医学奖获奖者马克斯·德尔布吕克（Max Delbrück）所倡导的神经科学家应有的著述风格:"想象你的听众毫无专业背景,但又无限睿智。"确实,与其他学科相比,这个世界上能够读懂专业脑科学或神经科学文献的读者真是少而又少。我想,这也一定是戴维森和贝格利撰写此书时的信条。

　　关于情感与理性,对人类来说似乎是一个永恒、亘古的话题。从古希腊、古罗马的哲人到中世纪的宗教神学,直至近现代的神经科学家和认知科学家,都将其视为人类存在的基本命题。但就这个命题所涉及的自然属性而言,它的历史可能比我们想象的还要漫长。如

果不说它和生命本身一样悠远（40亿年），起码也可以追溯至6亿年前的寒武纪。因为无论情感还是理性，都产生于我们的大脑。而构成大脑最基本的要件——神经元，却并非灵长类（大约出现于6 000万年以前）和人类（大约出现于700万年以前）的专属。神经元非常"娇嫩"，它不可能被保存在化石中供后人研究。因此，古生物学家无从知晓最早拥有神经元的生命出现在什么时候。但生物学家却可以确切地告诉我们，那些诞生于寒武纪，而且今天仍然生活在这个星球上的某些生命，如海蜇以及它的近亲，一类被称为"刺细胞动物"（cnidaria）的生物，是目前世界上已知的最早拥有神经元的生物。令人难以置信的是，这些远古的低等生物所拥有的神经元以及神经胶质细胞（neurogliocyte），与我们人类所拥有的并没有本质的差别。指出这一点，对于理解戴维森和贝格利的这本著作非常重要。

以上事实可以使我们对人类的大脑——正是它蕴含着我们引以为傲的人类理性与情感——有一个更全面、更深刻的认识。对大部分人来说，这种认识也许仅仅限于对"造物主"的敬畏：成年人的大脑由大约1 000亿个神经元和1万亿个神经胶质细胞组成，每个神经元平均有5 000个突触（synapse），这就意味着，一个人脑中包含的突触总数量将达到不可思议的$5×10^{14}$个，而据天文学家的估算，整个银河系中恒星的总数量也不过$5×10^{12}$颗。人脑中的神经元通过突触以复杂的方式相互联接成一个整体，而这个神奇的整体不仅赋予了我们理性，也赋予了我们爱情、亲情和梦想。惊叹之余，我们也许会情不自禁地认为：人脑的结构设计一定是如此精致和完美，足以让世界上任何一台人工制造的电脑相形见绌、黯然失色。但是，这恰恰是一个完全错误的认识！

事实上,在演化神经学(evolutionary neurology)看来,单就人脑的结构而言,其"设计"不仅低效,而且还非常蹩脚,甚至比不上一台20世纪80年代初期流行的IBM个人台式电脑。其中的道理十分简单:因为人脑并非"设计"而来,而是进化而来的。用法国分子生物学家、1965年诺贝尔生理学或医学奖获奖者弗朗索瓦·雅各布(François Jacob)的话说,"进化是一个修补匠,而不是工程师"。美国约翰·霍普金斯大学医学院神经科学系著名的演化神经学家戴维·林登(David J.Linden)教授在《进化的大脑:赋予我们爱情、记忆和美梦》(*The Accidental Mind*:*How Brain Evolution Has Given Us Love*,*Memory*,*Dreams*,*and God*)一书中,则形象地把人类的大脑比喻成一杯哈根达斯的"甜筒冰淇淋",人脑区别于其他生物大脑的地方,只在于它最上面所加的那一勺巧克力酱而已,而其下面的冰淇淋还留在原处,基本没有改变(见该书中译本,沈颖等译,上海科技出版社2012年版,第14页)。

我们不妨把大脑的进化看做这样一个过程:一位聪明的工匠碰见一位专制的国王,国王命令他去完成一项任务——把一辆20世纪初生产的T型福特车改装成一台现代轿车,但前提是不能破坏原车的任何部件和功能,只能通过在原有的零部件及其功能上增加新的装置来实现这一目的。这个故事中的国王就是"大自然",工匠的名字叫"自然选择",工匠要完成的任务就是人脑的进化,而那台老旧的T型福特车则是人脑进化的前提和基础——哺乳动物脑。事实上,在大脑开始进化为人脑(大约距今700万年)之前的每一个节点上,自然选择所面对的,都是上一个阶段更为老旧的古董"老爷车"。顺着"进化树"(evolutionary trees)往前追溯,它们分别是:哺乳动物脑（大约距今 2 亿年前）—爬行动物或两栖动物脑（大约距今 2.5 亿至 4 亿年前）—低等脊椎动物或节肢动物的神经系统（大约距今 4 亿至 5 亿年前）—无脊椎动物或软体动物的神经元组织（大约距今 6 亿年前）。

　　按林登教授"甜筒冰淇淋"的隐喻，人脑最底层的结构是距今大约 4 亿至 5 亿年左右形成的脊椎动物的神经中枢。其实它只是一个前端略为粗壮的杆状物，被称为脑干（brain stem），它负责我们生命中那些无须意识控制的基本功能，如心跳、血压、呼吸、体温、睡眠和消化。和脑干紧密相连的则是小脑（cerebellum），它的雏形距今 2.5 亿至 4 亿年前开始出现在两栖动物身上，因此也有人称之为"两栖动物脑"。它主要负责人类身体的空间平衡感，使我们能够平稳、流畅和协调地进行各种运动。从小脑往上（严格说应该是上前方），依次是一个包含着中脑（midbrain）、下丘脑（hypothalamus）和丘脑（thalamus）的区域，它是距今 2 亿年左右开始出现在哺乳动物身上的，因此也被人称为"哺乳动物脑"，它的主要功能是处理一些社会性行为，如性行为、攻击行为和合作行为等。这一区域事实上还包含着由杏仁核（amygdala）和海马回（hippocampus）组成的所谓"边缘系统"（limbic system），它的主要功能则是处理各种基本的情感或情绪，如恐惧、愤怒、嫉妒、同情、感恩等（杏仁核），以及对特定信息的储存和记忆（海马回）。人脑的最表层是一块形如厚棉毯、布满皱褶的大脑皮质（cerebral cortex），从前往后分别由前额皮质（prefrontal cortex）、顶皮质（parietal cortex）、枕皮质（occipital cortex）和颞皮质（temporal cortex）组成并包裹着整个大脑。大脑皮质的内侧，即更接近中脑的部分，被称为"旧皮质"（archicortex）；而大脑皮质的外侧，则被称为

"新皮质"(neocortex)。大脑新皮质是高级哺乳动物在进化过程中发展出来的,它们分别掌管着诸如分析、计算、推理和决策等高级的神经活动。而人的大脑新皮质的面积在所有哺乳动物中是最大的,它具有包括一般灵长类在内的哺乳动物所不具备的高级认知功能,如语言、阅读、学习、抽象思维等。从某种意义上讲,这就是林登教授所谓的"最后一勺巧克力酱"。

人类的大脑事实上就是一块"活化石",忠实地记录了生物神经系统进化的全部过程。但要正确地解读这块"化石",还需要演化神经学家、演化生物学家、演化心理学家的科学洞见与科学实证。而戴维森和贝格利的这本著作则为此提供了丰富的思想。这些创造性的思想主要包括以下内容。

虽然主管人类情绪的脑组织已经有了上亿年的进化史,而主管人类理智的脑组织只有区区不足 1 000 万年的发展史,但这并不能证明,像传统理论所阐述的那样,我们的理性比我们的情绪更重要。正如戴维森在该书序言中所说的:"……'天地之间的事物超出了'主流心理学和主流神经科学标准理论的'想象'。怀着这样的想法,我闯入了这两门学科的疆域。尽管有时曾被击倒,但我希望,最终我至少部分实现了自己最初的目标:通过科学和严谨的研究证明,情绪对大脑功能以及精神生活都处于中心地位,而绝不像如主流科学一度认为的那样,情绪仅仅是神经科学中的一个琐屑现象。"事实上,包括恐惧、愤怒、同理心、信任、感激等许多哺乳动物所具有的基本情绪要素,都是它们在严酷的生存竞争中积累下来并通过自然选择内化为神经机制的禀赋。这些禀赋对于我们人类来说,仍然具有不可或缺的重要意义,它代表着"自文明曙光出现以来人类看重的那些心灵品质……慈悲、幸福、宽厚、无私、善良、关爱等,它们代表着我们人类高尚的一面"。

其次,人类虽然从哺乳动物脑中继承了决定情绪的基本功能,但这并不意味着人类的大脑新皮质对这一功能的无所作为。其实,回忆一下此前我们所讲的那个"故事"你就可以明白:作为"工匠"的自然选择并非只是被动地接受已有的进化成果;相反,它恰恰是要在原有的基础上,增加新的功能。因此,人类的大脑新皮质必然会全面地介入和参与情绪的决定过程。这正是戴维森在神经心理学领域做出的一个重大贡献。如他在该书序言中所说:

> 挑战通行的研究范式,会遭遇重重困难。20世纪80年代初的我对此深有体会……按照当时的观点,控制情绪是大脑边缘系统的专属职责。我对此的看法则完全不同:由高度进化的前额皮质等区域掌管的高级皮质功能对情绪有决定性的影响。

> 当我提出了情绪与前额皮质相关的观点之后,反对之声不绝于耳。批评者坚称前额皮质是理性的所在地,而理性正是情绪的对立面。因此,前额皮质绝无可能对情绪产生影响。如果科学界盛行的风向与你前进的方向相左,你要想闯出一片自己的天地,那就只能踽踽独行。我希望在理性的所在地找到情绪的决定因素,这在同行眼里简直(客气点说)是堂·吉诃德式的空想,对于一个神经科学家来说就跟试图在阿拉斯加找到大象一样不切实际。经典心理学将思想(位于高度进化的新皮质)与情感(位于皮质下的边缘系统)截然分开。而我对这种划分的怀疑,似乎可以轻易地葬送而不是推动一个年轻人的科学生涯。

当然,历史最终证明了戴维森所做的探索是正确而且也是值得的。今天，神经科学家已经就这一观点达成了共识。

第三，如果人类的大脑是人类千百万年演化的结果，那么，面对这一结果，我们是否可能对它的改变施加任何影响？这是摆在戴维森和所有演化神经学家以及我们每一个人面前的一个尖锐而且重大的问题。戴维森通过其对禅修的实践和研究，对此作出了肯定的回答。戴维森的研究表明，人类可以改变大脑的活动模式，增强人们的同理心、慈悲心、乐观心态和幸福感。而戴维森对主流情绪神经科学的研究则证明，改变大脑活动模式的关键正是那些支配高级推理活动的区域。如今，每年都有数千篇关于禅修心理机制和神经机制的文章在一流的科学期刊上发表。而戴维森与其同事合作发表在负有盛名的《美国科学院院刊》(*Proceedings of the National Academy of Sciences*)上的文章，则是这类研究论文中的第一篇。

1998 年，美国和瑞典的神经科学家发现，成年人的大脑中每天都会产生出数千个新生的神经元。而此前生物学家一直认为，只有在人的发育期，大脑才会生长出新的神经元。进一步的研究表明，这些新生的神经元往往是受到外界环境和信息的刺激才生长出来的。但奇怪的是，如果这些刺激不再持续下去，经过一段时间以后，这些神经元就会慢慢地凋零、死亡。而不断加以适当的刺激，则会让这些新生的神经元始终保持其生化活力，并最终成为我们大脑的新成员。更多的神经元虽然不会改变人类大脑的基本属性，但却会在微观层次上对我们的行为产生许多有益的帮助。例如，可以提高我们的记忆力，提高我们的学习效率，使我们的心境变得更加平和与幸福，甚至可以在很大程度上改善阿尔茨海默病患者的生活质量。目前，戴维森和他在威斯康星大学麦迪逊分校的研究团队正在研究的课题，就是试图探寻禅修与人脑中新生神经元稳定生长的关系及其背后的机制。可以预期，这一研究的突破，将使人类对大脑以及自身的认识进入一个全新的境界，并在很多方面造福于人类。

《大脑的情绪生活》是一本生动、有趣的书，也是一本深刻的书。

我始终相信，真、善、美是科学的真谛。充分的论证是一种科学之"真"；严谨的逻辑是一种科学之"美"；而让理论与人性中美好的东西相契合则是一种科学之"善"。这就是本书带给我的信念与信心，希望它也带给读者这样的信念和信心。

是为序。

叶　航

浙江大学经济学院教授

浙江大学跨学科社会科学研究中心主任

2014 年 11 月于浙大西溪

自我认知的幸福之路

《大脑的情绪生活》终于出版了,我作为它的引荐者,感到由衷的喜悦。本书不但打开了我们的眼界,而且能增进我们的幸福。

人们处于贫贱之际,各种资料极度匮乏,对快乐的追求深陷在底层。当人们渐入小康之境,对幸福的憧憬是否就能如愿,在市场万花筒般的漩涡里?追求幸福的努力依然局促,人们气喘吁吁地仍需挣扎。也许,幸福总在挣扎的过程里才能得到体验?现代社会中个人的幸福感受,拓开了看,还须依赖一个过程——自我认知的过程。

获得幸福的奥秘,古人早有洞察。苏格拉底将其简括成一句话,"know thyself"(认知你自己);老聃则称之为"知人者智,自知者明。胜人者有力,自胜者强"。许多贤哲也提供了精妙的阐述,诸如东方的孔子、庄子、陶潜、王维、苏东坡和王阳明……然而怎样认知自我,对任何人恐怕都不是轻而易举的功课,仍然得靠自己的求索,甚至时不时地需要挣扎。

如何认知自己,过去的人老在打转,像是围着堡垒,无从得窥其堂奥。随着科学的探索,我们认识到了,心(heart)、灵(soul)、意识(consciousness)、良知(conscience),无不是基于脑(brain)的产物。但是,大脑和心智(mind)的关系又是怎样的? 我们是怎样从对环境的感知和对人际互动的认知来认识自我的? 百年来尤其是近二三十年来,认知科学和行为科学以及脑神经科学和实验心理学取得的突进,给予我们实据,来更真切地了解自己。科学实验、神经影像学和分析工具的突破,为人脑功能的定量解析及其反馈调节提供了可信的证据,并为进一步认知人的行为和社会性打下了坚实的基础。

本书的撰述是为了让大众了解人的思想、感知、幸福感,剖析它们的决定机制和改变机制。与市面上众多同类书刊相比,它的不同凡响之处,在于告诉我们,人脑的活动机制固然有与生俱来的成分——科学的研究分析表明,人脑的行为模式大约在 25%—75% 之间取决于基因构造——但是这个“前定”的构造是可以被改变的,是可以被自己积极干预而定向改造的。曾几何时,人的性向和行为被广泛认为是能被随意再造的,如同一块“白板”,可任由社会环境涂抹。这种深刻的误解得到逐渐纠正之后,另一个偏向却又抬头了:在漫长演化过程中铸就的大脑是命定了的,个人无所用其力。

作者戴维森博士以他卓拔的功力揭示出,我们可以改变“前定”的大脑,因势利导,后天的努力和前定的大脑是能够相得益彰,增进个人和团体的福祉的。这的确是一个大贡献。它为我们指明方向,带来积极的展望。许多故事穿插全书,记述了作者是怎样跨学科地交叉探索,完成了艰难的突破,使这个关键的认知融入到主流科学研究,越来越得到认可。本书传递的讯息非常令人鼓舞,为在纷纷扰扰的社会里努力追寻幸福的每一个人指点了门径。

　　本书的一大特色,是集中研讨了人脑的情绪风格(Emotional Style)的六个维度,并展开了解析,如何通过这些基础维度的调适,改变人的自我认知、社会互动和幸福感受。作者认为,情绪风格是我之所以为我的情绪生活(emotional life)的最稳定的刻画。而通常所说的情绪状态(emotional states)、心境(mood)很短暂,倏忽即逝;情绪特质(emotional traits)持久些,但也不恒久;而习惯使用的个性(personality)和气质(temperament)等,界定又不够严谨,随意性大。

　　人的情绪风格是大脑的三个层级,最基层的爬行类脑(reptilian brain)、中层的哺乳类脑(mammalian brain)和顶层的新皮质(neocortex)交互影响,不同脑区特别是新皮质的左右两个前额叶的互动和平衡制约的产物,是人类的情绪生活最基本的构件。情绪风格可以用六个基础维度的组合来刻画,它们分别是:

- 你从挫折恢复的能力是快还是慢? ——情绪调整能力(Resilience)
- 你的积极情绪能否持久? ——生活态度(Outlook)
- 你是否善于从周边的人获取社交信号? ——社交直觉(Social Intuition)
- 你的感受是否敏锐,易于觉察到自己的情绪? ——自我觉察能力(Self-Awareness)
- 你是否善于根据所处情境来调整情绪反应? ——情境敏感性(Sensitivity to Context)
- 你容易集中还是分散自己的注意力? ——专注力(Attention)

这给出一个比较准确的框架,让我们来认识自己的心智,调适自己的感受,把握自己怎样同他人以及环境互动,进而改变自己的情绪,改变自己的生活,来增加自己的幸福感受。

以往曾有不少模型来给人的气质或个性分类。古希腊医生希波克拉底就根据水、火、土、气的四种体液——粘液、血液、黑胆汁、黄胆汁的不同比例组合,把人的气质划分成粘液质、多血质、抑郁质和胆汁质四种。这些不同的分类系统有一个维度的(外向—内向),两个维度的(如精神分析大师荣格的外向—内向、情感—思维),四个维度的(外向—内向、情感—思维、感觉—直觉、知觉—判断),等等。它们都试图划分人的性向和行为类型,以求认识自我,依据人的学习倾向和认知特质来适材适所地配置人才。

譬如,西游记里的四个主角,唐僧、孙悟空、猪八戒和沙僧,他们四种典型性格就暗合荣格的分类。四个维度划分的不同倾向特质进一步扩展,可以组合成 16 种心理类型。然而它们都比较粗糙笼统。戴维森博士用六个维度来测量个人的情绪风格,融合并发展了前人的理论,这一切都奠定在大脑神经科学的基础上。他通过大量的控制实验,在定向刺激下观察脑区的活跃反应,测度脑血的含氧量和脑电波的变化,并用核磁共振等脑神经造影技术显示出大脑的功能活动,在建立能观察可重复的可靠联系方面,取得了长足的进展。

戴维森博士的研究带来了积极的讯息,他坚信大脑新皮质的前额叶区域所掌管的高级皮质功能理应对人类的情绪有着决定性的影响,为此他和他的团队不懈努力,完成了大量的实证研究。认为人的情绪风格有其固有的倾向——每个人在六个维度上虽然有与生俱来的独特位置,但是可以有目的地改变和调整。其关注的焦点,是左前额叶和右前额叶两个区域活动的抗衡和调整。他们发现,左区是控制乐观情绪的来源,而在右区的脑神经活动过于活跃压制着左区的场合,人的情绪就会陷于悲观。为此建议,你为了更快乐,在你所选择的目标方向上做得更成功,就有必要加强"心理锻炼"来增强自己的幸福感受。比如说,在情绪调整能力这个维度上画出一条线,左端表示"迅速恢复"(坐标为1),右端表示"缓慢恢复"(坐标为10),一个人固有的情绪调整能力在4的位置上,那么是可以积极设法通过心理锻炼,把位置向右移到7的位置上的,要是他有心坚持这么做的话。关于改造情绪风格的具体练习方法,本书的最后一章有详细的介绍。

作者还与读者分享了他对新皮质左和右两个前额叶差别的关注,这形成了他早年的一项研究,发表在顶尖的《科学》期刊上。左前额叶主管理性思维,而右前额叶主控情绪反射,因此,在你需要推理思考的时候会激活左前额叶,不经意间眼睛则会向右斜视。当你被问到一个很简单的问题,譬如你母亲婚前姓什么,回答时你的目光是坦诚直视的。可当你不想讲实话,而要努力编造一个不实的回答,此时左前额叶就被调用和激活,眼光会不自觉地向右瞄去。这个简单的"测谎"机制,你不妨在生活中试试。事实上,当一个人在用心思索,例如解一道算术难题时,他的眼球往往会偏向右边。

通过本书,读者还能了解到所谓"幸福疗法"(well-being therapy),它旨在提升自主性,确立生活目标,驾驭环境,建立积极的人际关系,促进个人的成长。幸福疗法被证实确能帮助人们在生活态度维度上向"积极"的一端移动,提升保持积极情绪的能力。基于对这些幸福的构成要素背后的大脑回路的了解,戴维森博士指出,人们能够重新建立前额皮质同其他掌控情绪的脑区之间的联系。

本书的另一个过人之处，是在认知自我这个至关重要的问题探索中融入了东方智慧的贡献。作者不但大量运用了西方分析方法（analytical methodology）的严谨，还引用了东方整体把握方法（holistic methodology）的圆融。戴维森博士本人就长期坚持禅修，把禅修当做提升自己的幸福感和增进对人生奥秘的勘破功力的主要途径，他认为从中受益无穷。常年以来他亲力亲为，执着探究，用现代科技手段发掘静思默想的禅修的深邃智慧，建树可观。对于我们中国人，这不能不说是个很大的鼓舞和推进。

本书在众多学科的前沿探索，涉及的领域很广，这给中文翻译工作带来了相当的难度。我在合作中发觉主译者三喵倾力而为，字斟句酌，十分难能可贵。尽管如此，翻译和校对过程中每有力所不逮的地方，敬请识者指正。至于错谬，自然在我们，尤其是笔者本人。

再次感谢出版社的各位同仁。

孙　涤

美国加州州立大学（长堤）商学院教授

谨记于 2014 年秋

目　录

序 / **科学的探索**

人们对于各种生活际遇会有怎样不同的情绪反应？这些差异又是由什么决定的？这样两个问题一直深深地吸引着我，因为我希望让人们的生活变得更健康、更幸福。这本书记录了我为了回答这两个问题在个人和职业两个层面上所做出的努力。如果将这本书比作一幅壁毯，那么其中的"职业"这条线反映的是被称为"情绪神经科学"（affective neuroscience）的一门交叉学科的进展。情绪神经科学研究影响情绪的大脑机制，这可以帮助我们提升人们的幸福感（sense of well-being），培养积极的心灵品质。这幅壁毯中的"个人"这条线则是我本人的故事。我坚信，正如哈姆雷特对霍拉旭所说的那样，"天地之间的事物超出了"主流心理学和主流神经科学标准理论的"想象"。怀着这样的想法，我闯出了这两门学科的疆域。尽管有时曾被击倒，但我希望，最终我至少部分实现了自己最初的目标：通过科学和严谨的研究证明，情绪对大脑功能以及精神生活都处于中心地位，而绝不像主流科学一度认为的那样，情绪仅仅是神经学中的一个琐屑现象。

我从事情绪神经科学研究已有 30 年[1]，产出了数百项研究成果，包括：同理心（empathy，又译"共情"）生成的大脑机制；自闭症患者与正常人的大脑有何差异；大脑支配理性的部分如何导致我们陷入深度抑郁所带来的狂躁情绪；等等。我希望这些成果有助于我们理解身为一个人意味着什么，理解拥有一种情绪生活，意味着什么。但随着这些研究发现的积累，我发现自己同我在威斯康星大学麦迪逊分校实验室的日常生活正渐行渐远。过去的几年里，学校俨然已经变成了一个小型公司：在行文至此的 2011 年春，我要管理 11 名研究生、10 名博士后、4 名程序员、21 名其他的研究和行政人员，以及美国国立卫生研究院（National Institutes of Health）和其他方面拨款的总额约 2 000 万美元的研究经费。

从 2010 年 5 月开始，我担任我们学校健康心灵研究中心（Center for Investigating Healthy Minds）主任一职。[2]健康心灵研究中心是一个综合研究机构，致力于了解自文明曙光出现以来人类看重的那些心灵品质在大脑中如何产生，又可以如何去培养。这些品质包括慈悲、幸福、宽厚、无私、善良、关爱等，它们代表着我们人类高尚的一面——该中心可贵的一点在于，我们不会把工作仅仅局限在研究上。我们也非常希望将研究成果向公众传播，从而对普通人的生活产生影响。为了达成这个目标，我们开发了一个针对学龄前儿童和小学生的课程，旨在将他们培养成心地善良、做事用心的人。我们同时会评估这样的训练对孩子们的学习成绩、专注力、同理心和合作精神的影响。该中心的另一个项目，是研究呼吸训练和禅修是否有助于从阿富汗和伊拉克归来的美国退伍军人缓解压力和焦虑。

这些都是我所喜爱的,不管是研究基础科学,还是将我们的发现向真实世界推广。我经常戏称我同时拥有几份全职工作,包括监督研究资金的使用,以及跟学校的几个生物伦理委员会周旋以获准在志愿者身上做研究,等等。当然,这些活动很容易就把我们搞得精疲力竭,这是我会尽力避免的。

大约十年前,我开始对我们以及其他情绪神经科学实验室的研究成果进行梳理——不是个别的重要发现,而是从一个更高的角度勾勒出这个学科的总体发展面貌。我发现情绪神经科学家数十年来的工作揭示出了关于大脑情绪生活的一些根本性的东西:每个人的性格都可以由一系列被我称为"情绪风格"(Emotional Style)的维度来刻画。

在我开始介绍情绪风格之前,我想简单谈谈情绪风格与其他分类系统的关系,后者同样试图帮助我们理解千差万别的人类性格。它们是情绪状态(emotional states)、情绪特质(emotional traits)、个性(personality,又译"人格")和气质(temperament)。[③]

最小、最不易把握的情绪单位是情绪状态。情绪状态通常只能持续数秒钟的时间,往往由某种经验触发——看到你的小孩为了帮你庆祝母亲节用通心粉制作的拼贴画,你心里会涌起喜悦之情;在工作中完成了一个大项目之后,你的成就感会油然而生;得知三天小长假期间你还要上班,你准会恼火;听说你的小孩是他们班上唯一没收到派对邀请的人,你会替他感到难过。纯粹的心理活动,比如白日梦、自我反省和设想未来,也可能引发某种情绪状态。但不管是由真实世界的经验还是由心理活动所引发,情绪状态都会很快消失,一个情绪状态会迅速让位于下一个。

能够持续且可以在数分钟、数小时乃至几天内保持不变的感受，被称为"心境"（mood）。这里的"心境"跟我们平常所说的"某君最近心境不佳"中的"心境"是一个意思。而如果一种感受不仅仅会持续几天，而是会持续数年，它就成为了某种情绪特质。如果一个人动不动就发火，我们会说他脾气不好；如果一个人总是对生活不满，我们会说他是个爱发火的家伙。一种情绪特质（习惯性的、一触即发的愤怒）会增加一个人经历某种情绪状态（狂怒）的可能性，因为这种情绪特质降低了该情绪状态的触发门槛。

情绪风格指的是人们对生活经验做出反应的某种持续不变的方式。[④]情绪风格由特定的大脑回路控制，可以用客观的实验室方法来进行度量。情绪风格会影响特定的情绪状态、情绪特质和心境出现的可能性。因为相对于情绪状态和情绪特质而言，情绪风格完全是基于左右情绪的大脑系统，我们可以把情绪风格称为情绪生活的"原子"——它们是搭建起情绪生活的最基本的积木。

我们更习惯用"个性"来对人们进行描述。但比较而言，个性在理论体系中并不处于某种基础地位，另一方面，个性也没有建立在具体的神经学机制之上。个性由一系列较笼统的特性组成，而后者又可分解为具体的情绪特质和情绪风格。这里，我们可以用已有大量研究的个性特质"亲和力"（agreeableness）为例。那些被标准的心理学评估技术认定为极具亲和力的人（也包括根据其自我认知以及身边熟识者的评价，被归为极有亲和力的人），都能够设身处地地为别人着想，他们体贴、友善、大方，乐于伸出援手。但是，每一种情绪特质本身，又都是不同的情绪风格的产物。与个性不同，情绪风格可以追溯到具体、特定的大脑活动特征。因此，为了更好地理解大脑在亲和力形成中的基础作用,我们需要更深入地研究作为亲和力构成要素的那些情绪风格。

近年来,心理学不断沾沾自喜地炮制出各种分类系统,声称存在着四种气质、五种个性要素或者天知道有多少种的性格类型。毫无疑问,这些分类系统都很有趣甚至好玩——大众媒体不遗余力地津津乐道某一种性格类型的男人适合找什么类型的女人,什么类型的人适合当老板,甚至什么类型的人有发生心理变态的危险。不过,这些分类系统在科学上并不那么令人信服,因为它们并不是基于对基本大脑机制的严格分析。人类的所有行为、感情和思维方式都源自大脑,因此任何科学的分类系统都必须建立在对大脑的研究之上。于是,我们又不得不回到前面提到的情绪风格。

情绪风格包括六个维度,它们反映了现代神经科学的研究成果,而传统的个性特质以及简单的情绪特质或心境却并非如此。这六个情绪风格维度分别是:

- 情绪调整能力(Resilience):你从逆境中恢复得快还是慢?

- 生活态度(Outlook):对你而言,积极的情绪可以持续多久?

- 社交直觉(Social Intuition):你是否善于从身边的人那里获取社交信号?

- 自我觉察能力(Self-awareness):你对身体的感受是否敏感,从而易于觉察到自己的情绪?

- 情境敏感性(Sensitivity to Context):你是否善于根据所处的情境调整自己的情绪反应?

- 专注力（Attention）：你的注意力是比较容易集中还是比较容易分散？

当你坐下来思考自己的情绪,思考你与别人的情绪差异的时候,你恐怕不会提出上面这样的六个维度。同样,当你坐下来思考物质结构时,你或许也不会想到玻尔的原子模型。我无意将我的工作与现代物理学奠基人的贡献相提并论,而只想指出一个普遍道理:一般来说,人类无法仅凭直觉或者偶然的观察来确立关于大自然乃至我们自己的真理。这就是我们需要科学的原因。只有通过系统、严谨和大量的实验,我们才能更好地理解这个世界,理解我们自己。

这六个维度的提出源自我对情绪神经科学的研究,世界各地的同行也给了我许多的参考和启发。它们反映了大脑各种不同的属性和模式,任何关于人类行为和情绪的理论模型都必须建立在这些属性和模式之上。依照你对自己和身边亲友的了解,这六个维度也许无法唤起你的共鸣,这可能是因为当它们发生作用时,我们往往不会留意。比如说,我们对自己的情绪调整能力往往缺乏自知之明。在一般情况下,我们不会留意自己需要多久才能从某个紧张状态中放松下来。（也许只有那些给我们带来巨大创伤的事件除外,比如子女的亡故——在这种情况下,你会清楚地记得自己在好几个月里过得浑浑噩噩。）但是情绪风格会对我们造成影响。打个比方,如果大清早你跟你的另一半吵了一架,可能你一整天做什么事情心里都会有火气,但并不会意识到你那天的大嗓门和坏脾气都是因为你的情绪还没有恢复到平衡,而那正是"缓慢恢复"类型的人的特征。在第3章中我会告诉大家,如何才能更好地认识自己的情绪风格。不管是潇洒地接受自己,还是试图改变自己,这都是第一步,也是最重要的一步。

　　在科学上,如果一个新理论要将过去的理论取而代之,它必须展现出比旧理论更强大的解释力:旧理论能够解释的现象,它要能够解释;旧理论不能解释的现象,它也能够解释。树上掉下来的苹果让艾萨克·牛顿深受启发(姑妄信之),提出了万有引力理论。而爱因斯坦的广义相对论要想超越和取代万有引力理论,证明它比后者更精确、更包罗万象,首先必须要解释所有牛顿已解释了的引力现象,比如行星围绕太阳的公转轨道以及物体自由下落的速度,此外还必须能够解释牛顿理论无法解释的现象,比如在大恒星强引力场附近的星光偏折。因此,我将让你们看到,情绪风格理论有足够的解释力来说明已被大家广为接受的各种个性特质和气质类型。在后面,特别是在第 4 章中,我还将介绍情绪风格理论坚实的神经科学基础,而后者是其他的分类体系所不具备的。

　　我认为,每一种个性特质和气质类型都是这六个情绪风格维度的某种组合。五大个性特质是心理学中的标准分类体系之一,我们先来对它们做一个考察。这五大个性特质是:开放性(openness to experience)、责任心(conscientiousness)、外向性(extraversion)、亲和力(agreeableness)、神经质(neuroticism)。

- 开放性个性的人有敏锐的社交直觉和较强的自我觉察能力,能够很好地集中注意力。
- 责任心强的人社交直觉发达,注意力容易集中,对所处的情境较敏感。
- 外向的人能够从逆境中很快恢复,因而在情绪调整能力的坐标轴上处于"迅速恢复"的一端,他们保持着积极的生活态度。

- 具有亲和力的人非常善于适应所处的情境,情绪调整能力强,生活态度趋于积极。

- 神经质个性的人从逆境中恢复则需要较长的时间,生活态度阴郁、消极,对情境不敏感,不善于集中自己的注意力。

虽然五大个性特质通常都可以分解成上面的情绪风格组合,但是总有例外。某种个性特质的人也许不具备我列出来的全部情绪风格,但至少符合一种情绪风格。

让我们暂时把五大个性特质放一边,来看看那些日常语言意义上的性格特征,我们会用后者来描述我们自己或者某位我们熟识的人。这些性格特征同样可以理解为情绪风格在不同维度上的某种组合。不过同样,具有某种性格特征并不意味着所有的情绪风格都符合我们的描述。但是我们为每种性格特征列出的情绪风格对大多数人是适用的:

- 冲动:弱专注力与弱自我觉察能力的组合。

- 耐心:强自我觉察能力与高情境敏感性的组合。许多事情会随着情境的变化而改变,认识到这一点有助于我们培养耐心。

- 害羞:弱情绪调整能力与低情境敏感性的组合。如果对情境不够敏感,我们的羞怯和谨慎会在错误的场合出现,自缚手脚。

- 焦虑:弱情绪调整能力、消极的生活态度、强自我觉察能力以及弱专注力的组合。

- 乐观:积极的生活态度与强情绪调整能力的组合。

● 总是不开心：消极的生活态度与弱情绪调整能力的组合。这使得一个人无法保持积极的情绪，一旦受挫就会陷入消极情绪而无法自拔。

你们已经看到，上面这些常见的性格描述符号其实包含着情绪风格的不同组合。这样的性格"配方"可以帮助我们了解这些常见的性格特征是由怎样的大脑机制决定的。

如果去读科学研究论文的原文，你会有这样一个印象：研究者会首先提出一个问题，然后设计一个巧妙的实验，最后漂亮地完成这项研究，为这个问题成功地找到答案，而研究过程绝不会出现什么困难或者走入死胡同。或许你们已经知道，实际情况并非如此。不过有另外一件事，即便是在通俗科技文章的热心读者中间，也并非广为人知。那就是：挑战通行的研究范式，会遭遇重重困难。20 世纪 80 年代初的我对此深有体会。当时的理论心理学家认为情绪主要应该是社会心理学和个性心理学的研究对象，跟神经生物学（neurobiology）关系不大。心理学研究人员里很少有人有兴趣研究影响情绪的大脑机制。仅有的兴趣是对所谓大脑情绪中枢（emotion centers）的研究。按照当时的观点，控制情绪是大脑边缘系统（limbic system）的专属职责。我对此的看法则完全不同：由高度进化的前额皮质（prefrontal cortex）等区域掌管的高级皮质功能对情绪有决定性的影响。

当我提出了情绪与前额皮质相关的观点之后，反对之声不绝于耳。批评者坚称前额皮质是理性的所在地，而理性正是情绪的对立面。因此，前额皮质绝无可能对情绪产生影响。如果科学界盛行的风向与你前进的方向相左，你要想闯出一片自己的天地，那就只能踽踽独行。我希望在理性的所在地找到情绪的决定因素,这在同行眼里简直(客气点说)是堂·吉诃德式的空想,对于一个神经科学家来说就跟试图在阿拉斯加找到大象一样不切实际。经典心理学将思想[位于高度进化的新皮质(neocortex)]与情感(位于皮质下的边缘系统)截然分开。而我对这种划分的怀疑,似乎可以轻易地葬送而不是推动一个年轻人的科学生涯——甚至是好几次,这一点都显而易见,尤其是当初出茅庐的我为了拿到研究经费而苦苦挣扎时。

如果说,从职业生涯发展的角度,我的科学倾向不够精明的话,那么我的个人兴趣就更是如此了。20世纪70年代我开始在哈佛大学攻读研究生。在哈佛,很快我认识了一群特别的人,他们心地善良,富于同情心。我很快认识到,他们还有一个共同点:他们都是禅修的修行者。这个发现对我彼时刚刚萌动的对禅修的兴趣不啻为一剂催化剂。为了更好地了解这个古老的传统,并体会高强度的禅修能带来什么变化,我在研究生二年级结束之后,去印度和斯里兰卡待了三个月。我此行还有第二个目的,那就是看看禅修能否成为一个科研的主题。

研究情绪本已充满争议,练习禅修则近乎离经叛道,而要是将禅修作为一个科学研究的对象,那简直就是胡来了,毫无成功希望。正如理论心理学家和神经科学认为大脑分别有专门的区域负责理性和情绪,两者井水不犯河水,他们还认为科学是严谨的、基于经验的实证体系,而禅修则是某种神秘主义的通灵术——如果你练习后者,那么你对前者的诚意是大可存疑的。

当时比较有代表性的一些书,如《物理学之道》(*The Tao of Physics*,1975年版)和《物理之舞》(*The Dancing Wu Li Masters*,又译"跳

舞的物理大师们",1979 年版),都认为现代西方科学与古老东方哲学之间有许多可以互补的地方。但当时大多数的理论科学家对这样的观点不屑一顾。一位禅修者身处这些人中间,要取得学术上的成功可以说并不容易。当时我在哈佛的几位导师已经对我明确表态,如果我希望自己的科学生涯取得成功,最好别从禅修开始我的研究。在学术生涯的早期,我对禅修的研究曾有所涉猎。但发现周遭的阻力是如此根深蒂固,我只好将它搁置。不过暗地里我仍然坚持禅修,直到在威斯康星大学拿到终身教职,发表了大量科学论文,并获得了多项荣誉和表彰之后,我才重新将禅修作为了我的研究主题。

1992 年,我拜访了一位重要的东方宗教领袖(下文称他为"高僧"),这是我开始研究禅修的一大原因。那次会面还完全改变了我的职业生涯和个人生活。我将在第 9 章中谈到,与高僧的那次会面鼓励我公开了自己对禅修以及其他灵修(mental training,或译"心理训练")形式的兴趣。

自我开始研究禅修以来,已经发生了许多令人兴奋的变化。关于灵修的研究过去会让科学界与医学界嗤之以鼻,而现在已经开始被逐渐接受,尽管才过了不到 20 年。每年有数千篇关于灵修的文章在一流科学期刊上发表。(我与同事合作发表在负有盛名的《美国科学院院刊》上的文章,是这些灵修研究论文中的第一篇。这是一件让我感到自豪的事情。)美国国立卫生研究院现在已经开始为禅修的研究提供可观的研究资助。十年前这根本无法想象。

在我看来,这些都是非常好的变化,这并非出于自我辩护。(当然我得承认,看到一个曾经被科学界放逐的研究主题终于获得了它本该获得的重视,我感到非常欣慰。)1992 年的时候,我对高僧做出了两点承诺:第一,我本人会开始研究禅修;第二,我将推动对积极情绪(如慈悲心和幸福感)的研究,努力让它成为心理学的关注重点,正如一直以来心理学家们对消极情绪的关注那样。

　　这两方面的承诺现在走到了一起。在这个过程中,我对一件事情始终坚信不疑:大脑中控制理性以及高级认知机能的区域对于情绪的影响,其实丝毫不亚于边缘系统。我对禅修者的研究已经证明,灵修可以改变大脑的活动模式,增强人们的同理心、慈悲心、乐观心态和幸福感——这是在上面两个承诺的激励下,我做出的最重要的研究成果。而我对主流情绪神经科学的研究则证明,改变大脑活动模式的关键正是那些支配高级推理活动的区域。

　　因此,虽然这本书记录了我在个人生活和科学研究两方面的改变,但我希望读者也可以在它的指导下为自己的生活带来改变。梵文中对应英文"meditation"(禅修)的那个词还有"熟悉"的意思。熟悉你自己的情绪风格是改变它的第一步,也是最重要的一步。如果这本书能让读者更好地了解自己以及周围朋友的情绪风格,我认为它就已经成功了。

---

① R.J.Davidson, "Affective Style, Psychopathology, and Resilience: Brain Mechanisms and Plasticity," *American Psychologist* 55(2000):1196 – 1214; R.J.Davidson, "Affective Neuroscience and Psychophysiology: Toward a Synthesis," *Psychophysiology* 40(2003): 655 – 665.

② www.investigatinghealthyminds.org.

③ P.Ekman and R.J.Davidson, eds., *The Nature of Emotion: Fundamental Questions* (New York: Oxford University Press, 1994).

④ R.J.Davidson, "Affective Style and Affective Disorders: Perspectives from Affective Neuroscience," *Cognition and Emotion* 12(1998):307 – 330.

第 1 章

大脑因人而异

如果你相信大多数自助书籍、通俗心理学文章和电视理疗师讲的那一套，你也许会以为人们对生活中的重大事件的反应是很容易预测的。"专家"会告诉你，同样的事情对我们大多数人都会产生类似的影响：每个人都会经历同样的悲伤过程；当我们坠入情网时，发生的事情会遵循一个既定的顺序；当我们被另一半甩掉，当我们初为人父母，当我们职场失意，当工作量让我们不堪重负，当正值青春期的子女让我们头痛，以及当我们面对衰老带来的变化时，几乎每个正常人都会有某种标准的反应。就是这些专家自信满满地向我们每个人推荐一些心理自助法，据称，这些办法可以帮助我们恢复情绪，坦然面对生活中的挫折或者情场的失意，对一些事情变得更敏感（或者更不敏感），摆脱焦虑以保持淡定……要不就能变成那些我们希望成为的人。

不过 30 多年的研究经验告诉我，这种"一刀切"式的假定在情绪领域里是靠不住的，人们心理上的差异甚至比生理上的差异更大。

科学家的发现不断表明，因为 DNA 的不同，对处方药等疗法的反应也是因人而异的。这开启了个性化医疗的时代——医生会对患同一种病的不同病人采取不同的治疗手段。从根本上来讲，这都是因为没有两个人的基因是完全相同的。[一个重要的例子是抗凝血剂华法林（warfarin）[①]：为了防止血凝，一位病人可以安全摄入的华法林剂量取决于这位病人的基因代谢华法林的速度。]而为了改善人们对生活际遇的反应，为了帮助他们感受快乐、享受感情生活、面对挫折，总之生活得更有意义，开出的药方也必须因人而异。这不是因为人与人之间 DNA 的差异——当然 DNA 的差异的确存在，也确实影响着我们的情绪特质——而是因为大脑活动模式的差异。正如对病人 DNA 密码的破译会塑造未来的医学，对大脑活动的典型模式的了解也有望重塑今日的心理学。大脑的活动模式影响着每个人的情绪特质和情绪状态，而你之所以是你，我之所以是我，也正是由后者来界定的。

　　背景类似的两个人，可能会对同样的生活事件做出完全不同的反应，这在我作为一名神经科学家的职业生涯里，已见过数千例。比如，在面对压力的时候，有些人可以很好地调整自己的情绪，另一些人则会崩溃。后一种人在面对逆境的时候，会变得焦虑、抑郁，他们的工作和生活因此会受到严重的影响。而情绪调整能力强的人不但能够很好地面对压力，甚至还可以从一些压力情境中受益，化逆境为优势。简言之，这个现象正是我的研究动力。我希望了解是什么决定了人们对婚姻破裂、亲人故去、失业等挫折的反应。当然，我同样感兴趣的是，在职场得意、赢得真爱、获悉朋友会为自己赴汤蹈火，以及遇到其他令人高兴的事情时，人们的反应是由什么因素造成的。面对生活中的起起落落,人们会有哪些不同的情绪反应? 为什么会这样?

　　我的研究针对这个问题给出的答案是,不同的人有不同的情绪风格。所谓情绪风格是指情绪反应在类型、强度和持续时间上的差异。正如每个人都有独一无二的指纹和独一无二的面孔,我们每个人都有独一无二的情绪风格特征。关于我们是谁,情绪风格特征提供了丰富的信息,熟悉我们的人往往可以预测,我们对某种情绪上的挑战会做出何种回应。比方说,我本人的情绪风格是比较积极乐观的,我总是渴望迎接挑战,能够很快从逆境中恢复,不过有时候我容易为那些我控制范围之外的事情担心。(因为我乐天的天性,小时候母亲总是称我为她的"快乐男孩"。)一个人能够从离婚的伤心记忆中迅速恢复,而另一个人却会陷入自责和绝望;一个人可以很快走出失业的阴影,而他的亲兄弟却会在丢掉工作之后的好几年里都痛感自己无能;在少年棒球联赛的比赛中看到自己的女儿因为裁判的判罚不公在二垒被判出局(其实原本是个好球!),一位父亲可以一笑置之,而另一位父亲却会气得从座位上跳起来,脸红脖子粗地指着裁判破口大骂;所有的人在情绪低落时,都能够从你的一位朋友那里获得安慰,而当身边的人需要慰藉和鼓励时,你的另一位朋友却会心不在焉甚至干脆逃之夭夭;读懂别人的肢体语言和语音语调对一些人来说就像看懂巨幅广告牌上的字一样清楚明白,而对另一些人来说,这些非语言的信号却像外语一样难懂;一些人能够洞悉自己的精神状态、心理状态和身体状态,而这对另一些人来说简直不可思议——所有这些无不是由情绪风格决定的。

　　在每一天的生活中,我们都有无数机会可以现场观察人们的情绪风格。我经常乘坐飞机旅行,而几乎每次坐飞机都提供了一些实地考察的机会。我们知道，在每周五晚上的芝加哥奥黑尔国际机场，晚点的航班甚至比从机场起飞的航班还多：天气太糟糕；等待一位迟迟无法联系上的机组人员；出现了机械故障；机长驾驶舱的警告灯忽然闪起而没有人能搞清楚哪里出现了问题……这些事情没完没了。经常有这样的情况，你正等着登机，但是可怕的事情突然发生了：机场广播响起，告诉你航班将延误一小时甚至两小时，或者起飞时间待定，或者航班干脆取消。因此，我有无数的机会可以观察乘客们（当然也包括我本人）的反应。你能够听见大家的惋惜声。但如果仔细观察每一名乘客，你会发现他们的情绪反应各不相同。穿着连帽衫的学生正摇头晃脑地听着他的音乐，几乎都没有抬头看一眼，很快又沉醉于 iPad 的世界里。一个人带着孩子旅行的年轻妈妈听说航班延误，轻轻抱怨了一句"运气可真好啊"，然后抱稳了在怀中动来动去的小孩，气呼呼地走向了候机厅里的饮食区。穿着定制女装、一副职场精英派头的女人则干练地走向登机口的服务员，平静而坚定地要求立刻改签——只要能让她赶上会议，只要不是去加德满都转机，随便哪趟航班都行！衣着考究、头发花白的男人怒气冲冲地走向登机口的工作人员，用每个人都能听见的大嗓门质问对方是否知道他如果误点后果会有多严重，提出要见这些工作人员的领导，然后脸色铁青地怒吼："这真叫人忍无可忍！"

当然，我相信航班延误对一些人来说的确会比对另一些人更糟糕。无法赶到你临终母亲的病榻前显然就是一例。错过一个可以决定你们家祖业生死存亡的商务会议可要比学生寒假回家迟了半天要严重得多。不过我坚信，人们面对一次让人恼火的航班延误会如何做出回应，更多地取决于他们的情绪风格，而非外在的情势。

　　情绪风格的存在引发了几个相关的问题。其中最显而易见的问题就是：情绪风格从什么时候开始出现？是刚刚成年、人们对我们的看法逐渐定型的时候，还是正如基因决定论者所声称的那样，出现在出生之前？这些情绪反应模式在一生中会保持稳定吗？我在研究工作中提出来的一个不那么显而易见的问题是：情绪风格是否会影响身体健康？（临床抑郁症患者患心脏病、哮喘等生理疾病的概率比无抑郁史的人要大得多。这是我们怀疑情绪风格与健康有关的原因之一。）也许最根本的问题是：大脑如何决定情绪风格的不同——情绪风格是由我们的神经回路先天决定的呢，还是说，我们能够改变情绪风格，从而能够改变面对生活中的悲喜和无常时我们的反应？如果我们能以某种方式改变情绪风格（在第 11 章中将提出一些改变情绪风格的方法），那也会让大脑的活动产生可以度量的变化吗？

六个维度

　　为了讲清楚"情绪风格"的含义，不再吊读者的胃口，让我们从最基本的谈起。情绪风格包含六个维度。这六个维度并不是我灵光一闪想出来的，也不是在研究一开始我就对它们了然于胸的，这六个维度的提出更不是因为我个人偏爱"六"这个数字。实际上，我是在对情绪的神经基础进行了系统研究之后，才提出了这六个维度。其中每一个维度都可以与一种具体的、可辨识的神经特征联系起来——从中我们可以看出，这六个维度是真实存在的，而不仅仅是一种理论模型。我们也许可以设想出六个以上的维度，不过那难以让人信服：科学家对大脑中的主要情绪回路已经有了很好的了解，如果我们认为情绪某方面的特征只要无法追溯到大脑层面的活动,它在科学上的合法性就是可以存疑的,那么这六个维度已经可以完整地对情绪风格做出描述了。

每一个维度都对应于一个从左到右连续变化的区间:一些人位于区间的这一端或者那一端,而另一些人则位于区间居中的位置。把你在每一个维度区间上的位置汇总在一起,就得到了你的总体情绪风格。

你的情绪调整风格:你经常能走出困境,还是你在面对不利局面时往往容易陷入崩溃的境地?在面临情绪上或其他方面的挑战时,你能展示出百折不挠的精神和决心,面对困难抗争到底,还是你会感到无助,很快就会缴械投降?如果你跟自己的另一半吵了一架,在接下来的一整天你都无法走出阴影,还是你能够很快恢复自己的情绪,将不快置之脑后?在遭遇了突如其来的打击之后,你能振作精神,重新冲回生活的竞技场,还是会陷入沮丧和绝望的泥淖,听之任之,束手就擒?你会被挫折激发出能量和斗志,还是会干脆放弃?处于情绪调整能力(Resilience)区间一端的人面对挫折其情绪能够"迅速恢复"(Fast to Recover),而处于另一端的人却只能"缓慢恢复"(Slow to Recover),困难局面大大削弱了他们处理事情的能力。

你的生活态度风格:消极情绪很难会让你的生活态度从乐观变得阴郁吗?即便事情进展不顺,你仍能精力充沛地投入其中,还是你容易变得愤世嫉俗,对生活悲观失望,无法看到任何积极的方面?处于生活态度(Outlook)区间一端的是"积极"(Positive)的人,而处于另一端则是"消极"(Negative)的人。

你的社交直觉风格:别人的肢体语言和语音语调对你来说是否

像白纸黑字一样清楚明白？你能轻易读懂对方是希望独处还是有话要说，是被压力推到了崩溃的边缘还是怡然自得、从容不迫，还是说，对人们表现出来的心理状态和情绪状态，你会感到茫然不解，甚至视而不见？处在社交直觉（Social Intuition）区间一端的是"社交直觉敏锐"（Socially intuitive）的人，而处于另一端的则是"社交直觉迟钝"（Puzzled）的人。

你的自我觉察风格：你能够觉察到自己的思想和感受，与身体发出的讯息保持合拍，还是说，你并不知道自己做出某种行为和反应的原因，因为你的显意识对内在的自我缺乏清楚的了解？与你最亲近的人是否问过你为什么从不自我反省，居然对自己的焦虑、嫉妒、急躁，乃至对危险的逼近浑然不觉？处在自我觉察能力（Self-awareness）区间一端的是"自我觉察能力敏锐"（Self-aware）的人，而处在另一端的是"自我觉察能力迟钝"（Self-opaque）的人。

你的情境敏感风格：你能否区分不同社交场合中不同的交往习惯和规矩？你会不会把你跟丈夫分享的荤段子讲给你的老板听，会不会试图在葬礼上寻找约会对象？当人们告诉你你的行为不得体的时候，你是否明白为什么？处在情境敏感性（Sensitivity to Context）区间一端的是"情境敏感"（Tuned In）的人，处在另一端的则是"情境迟钝"（Tuned Out）的人。

你的专注力风格：你能否排除情绪等因素的干扰，保持注意力集中？你会不会完全沉溺于电子游戏之中，而完全没注意到爱犬正叫唤着要你带它出门去排便，直到它只能在家里就地解决？你在做别的事情的时候，会不会开小差想起早上跟妻子吵了一架？你会不会因为过两天要为老板或者客户做报告，而感到紧张兮兮，心不在焉？

处在专注力（Attention）区间一端的是"注意力集中"（Focused）的人，处在其另一端的则是"注意力分散"（Unfocused）的人。

在上面的每一个情绪风格维度上，我们都可以找到自己的位置。不妨把这些维度理解为构成我们总体情绪风格的六种成分。也许你的专注力非常高，情景敏感性尚可，不过自我觉察能力不尽如人意。也许你拥有异常积极的生活态度，那几乎是你最重要的性格特征，不过你还是会不时表现得缺乏情绪调整能力，而且在社交场合总是慢半拍。你的情绪风格如何，取决于这六种成分的不同含量。这六个维度可以有无数种组合，因此情绪风格也可以千变万化。每个人都是独一无二的。

特　例

在对情绪神经科学（该学科探索影响人类情绪的大脑机制）的研究过程中，我们发现了这六种情绪风格维度，这对我来说纯属偶然。并不是我哪天坐下来拍拍脑袋，就想出了这几种情绪风格，然后再做研究来证明它们确实是存在的。恰恰相反，从研究生涯的早期开始，个体差异就一直深深地吸引着我。我们将在下一章里对此展开详细的讨论。

即便你会经常认真阅读科普文章，尤其是心理学和神经科学的文章，你恐怕也未曾留意到几乎所有的研究结论都只在平均意义上适用，或者说仅适用于大多数研究受试者。也许研究发现，选择过多会妨碍决策，或者人们的道德判断是基于情感而非理性；研究结论或许认为，洗手可以减轻人们对自己的不道德行为或邪念的负疚感，或者人们会偏向于身材较高的政治候选人。但是，所谓平均反应涵盖了很大变动范围中的各种反应，就像你们小区成年人的"平均体重"一样。科普文章中很少会指出这一点。仅仅报告和关注这些平均值往往会忽略一些非常有趣的现象，也就是那些极端情况——在我们举的这个简单的例子里，极端情况就是指因为体重严重超标而影响健康的人，以及患上了厌食症的人。如果你只看到平均体重（打个比方）为 70 千克，你甚至根本都不会想到这两种极端人群的存在。

心理学行为与情绪反应同样如此。特例几乎无处不在——相对于外族人或者外国人，有人在看待本族人或本国人的时候并不会偏袒；也有人拒绝服从命令，拒绝向屏风后面的人施以电击，以给对方一个"教训"。我总是被这些特例所吸引。我相信如果你真的希望了解人类的行为、思想和情绪，你就必须纠结于这些个体差异。不止于此，很久以前我就得出了这样的结论：个体差异的存在是情绪最明显的特征。

很早我就明白了这一点。我的顿悟源自这样一个偶然的发现：人们在快乐和进取的时候，与恐惧、恶心、焦虑和逃避的时候相比，两者之间的前额皮质活跃水平相差有 30 倍之多。自那以后，个体差异成为了我的研究重点，并指引我提出了情绪风格的概念，以及构成情绪风格的几种维度。

对于各种情绪促发因素，每个人的反应是不同的。谈论所谓的"大多数人"或者"一般人"完全是南辕北辙。我觉得，只要透彻理解了个体差异，我们每个人都能够更好地遵循那句经典的训诫："认识你自己。"

那也可以帮助我们更好地应对真实世界。了解了情绪反应的个体差异,我们就可以预测谁比较可能患上心理疾病,谁可能受到焦虑和悲伤的折磨(即便还没有严重到临床疾病的地步),以及谁在面对困境时会愈挫愈勇。

心灵与大脑:谁影响谁

每一个情绪风格维度都对应一种特定的大脑活动模式,这一点至关重要。脑成像技术(brain imaging)可以证明,这些维度并非无中生有。情绪风格维度其实是皮质(cortex)和边缘系统等区域中可以度量的生物活动,参见下图。

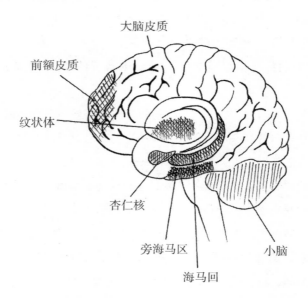

尽管包括杏仁核与纹状体在内的边缘系统曾长期被视为大脑的情绪中枢,但事实上,皮质同样可以决定我们的情绪状态和心境。

我相信,理解了六种情绪维度的神经基础,你就能够判断出自己的总体情绪风格。这些大脑活动模式将在第 4 章中详细展开,这里我只略作介绍。视觉皮质(visual cortex)区——大脑后侧的一大束神经——似乎专门用于识别我们所熟知群体(人或物)中的个体。[2]打个比方,当一位老爷车收藏家在仔细端详一辆 1952 年出厂的 Nash Healey 与一辆 1963 年生产的 Shelby Cobra 的时候,或者当一个人在仔细观察一张面孔的时候(我们每个人都是辨认面孔的专家),视觉皮质就会变得活跃。梭状回(fusiform gyrus)[3]起初被称为"梭状回面孔区"(fusiform face area),因为科学家一度以为它仅仅处理关于面孔的信息。事实上,它可以处理任意一个我们所熟知领域中的个体信息。事实证明,无法感知他人情绪的人,比如自闭症儿童或者在社交直觉维度上处于"迟钝"一端的人,梭状回的活跃程度都很低。你在第 7 章中会看到,我们已经发现了这个现象背后的原因,因此我们知道怎样改变对大脑的输入以提高梭状回的活跃水平,从而将一个人在社交直觉维度上的情绪坐标逐渐移向"敏锐"的一端。

在我说人们有不同的情绪风格,这些情绪风格反映了特定的大脑活动模式时,我的听众和学生们往往以为,情绪风格必然是固定不变的,甚至可能是由基因决定的。几十年来,神经科学家们也认为成人大脑的形式和功能在本质上是无法改变的。但我们现在已经知道,对大脑的这种静态的、一成不变的理解是错误的。相反,大脑具有一种被称为"神经可塑性"(neuroplasticity)的性质,也就是说,大脑的结构和功能可以发生显著的改变。我们所经历过的事情与我们头脑中的思想都可能导致这种改变的发生。比如,在小提琴家的大脑中可以观察到[④]，控制手指的大脑区域在大小与活跃水平上都有明显增加。伦敦的 25 000 条街道所构成的网络错综复杂，简直令人崩溃，而伦敦的出租车司机必须要学会在这个路网中找到方向——在他们的大脑中，主管情境与空间记忆的海马回（hippocampus）出现了显著增长。[⑤]弹钢琴与研究地图都是重复和强化在外部世界中的感官经验和学习经验的例子。

不过，大脑也可以根据内部产生的讯息而发生改变，换言之，因为我们的思想和意图而发生改变。大脑各区域的功能可能会发生变化，司职特定任务的神经范围可能会扩大或者缩小，不同大脑区域之间的联系可能会加强或者减弱，特定大脑回路中的活跃水平可能会提高或者下降，不断向大脑各处发送讯息的神经化学机制也可能会发生调整。

纯粹的意念也可以给大脑带来根本上的改变。关于这个问题，我最喜欢举一个被我称为"虚拟钢琴学习"的例子。由阿尔瓦罗·帕斯卡尔-列昂（Alvaro Pascual-Leone）[⑥]领衔的哈佛大学研究团队请一组志愿者学习了一首简单的五指练习曲，并在一周的时间里反复练习。然后他们采用神经成像技术（neuroimaging）来判断手指的运动在多大程度上由运动皮质（motor cortex）负责，结果发现，高强度的练习造成了相关区域的扩张。这不足为奇，因为其他的实验已经发现，学习一个特定的动作可以造成类似的扩张。但是这些科学家又请了另外一组志愿者仅仅是在想象中弹奏这些音符，而没有真正触碰琴键。然后研究人员试图测量运动皮质是否对此有反应。结果果然如此——控制右手手指的区域在虚拟钢琴手的大脑中也发生了扩张，与那些真正弹奏了钢琴的志愿者一样。意念，仅仅是意念，就使得运动皮质分配给特定功能的空间发生了增长。

考虑到情绪风格是所有这些大脑机能(联系、回路、结构上或功能上的关系,以及神经化学机制)的产物,上述发现的意义是不容置疑的:既然大脑中包含了情绪风格的生理基础,既然大脑可以在这样一些基本的方面发生变化,情绪风格也是可以改变的。没错,遗传自父母的基因早在幼年就为我们塑造的大脑回路,以及我们的经历,共同决定了我们的情绪风格。但是大脑回路不是永远不变的。随着时间的推移,情绪风格通常是比较稳定的,其实不管是偶然的经历,还是在任何年龄有意识的主动努力——通过对特定心灵品质或者习惯的刻意培养——都可以让情绪风格发生改变。

我并不是想说,改变你在某个情绪风格维度上的坐标在理论上是可能的,或者说这样的改变仅仅在原则上才可能出现。事实上,我的研究已经发现了改变情绪风格的切实有效的办法。在后面的第 11 章中我将会详述。在这里我只需要指出,你可以改变自己的情绪风格,提高自己的情绪调整能力,增强自己的社交直觉,变得对自己内部的情绪状态和生理状态更加敏感,提升你对周遭环境的应对机制,增强你的专注力,最终提高你的幸福感。让人惊讶的是,仅仅通过一些心灵活动,我们就能够有意识地改造自己的大脑。从禅修到认知行为疗法(cognitive-behavior therapy)的各种心灵活动,可以改变特定回路的大脑功能,从而让你对社交信号有更大范围的感知,对自己的身心感受更加敏锐,更容易保持一种积极的生活态度。总之,灵修可以改变你的大脑活动模式及大脑结构,从而改变情绪风格,提升生活品质。我相信这正是身心互动的终极目标。

完美，但仍可改进

没有一种所谓理想的情绪风格。无论情绪风格六维度中的哪个，都没有一个最优位置，而在六个维度上都处于最佳位置，更是无稽之谈。文明的繁荣有赖于各种不同情绪风格的人，包括那些情绪风格比较极端的人——比如，会计师们的前额皮质与纹状体（striatum）可以帮助他们轻松处理完大量的个税单，同时毫不费力地屏蔽掉大脑情绪中枢传来的干扰讯息；又如，技术天才们更善于与机器而不是人打交道，他们负责社交认知的回路不够活跃，因而社会交往对他们来说并不重要。虽然社会为会计师和技术专家分别贴上了"强迫症"（obsessive）和"社交恐惧"（social-phobic）的标签，但是他们那样的人让我们的世界变得更美好。所有类型的情绪风格我们都需要。

尽管如此，我并不是鼓吹"你好，我好，大家好"（I'm okay, you're okay）的那种人，我并不认为每一种心理类型都是平等的，同样可取。我们前面介绍情绪风格的六个维度的时候，你或许就已留意到，一些极端的情绪风格似乎会对生活产生严重的干扰。比如，一个完全缺乏情绪调整能力的人从困境中恢复的速度会非常缓慢，甚至可能会陷入抑郁。即便你的情绪风格没有让你患上心理疾病的危险，我们也无法否认，至少在 21 世纪的西方文化中，一些情绪风格的确会妨碍我们成为一个有价值的社会成员，妨碍我们培养有意义的人际关系，妨碍我们获得幸福感。社交直觉迟钝而非敏锐，自我觉察能力迟钝，以及情境敏感性迟钝，在某些情况下也许更可取。世界上最杰出的艺术作品，以及在数学史和科学史上最值得我们纪念的成就中——如果别无其他——有许多正是一些无法适应社会、心灵饱受折磨的人带给我们的。不过，一些情绪风格的确会妨碍我们享受有意义、有价值的人生，除了托尔斯泰们、海明威们、梵高们那样少见的例外。

我坚持认为，是否妨碍我们享受有意义、有价值的人生正是情绪风格是否可取的试金石。如果有人跟你讲，比方说，你的社交直觉应该变得更加敏锐，或者你的注意力应该变得更加集中，你根本不必放在心上。（当然，如果你的另一半也这样认为，那你起码应该反思一下。）只有当你的情绪风格干扰了你的日常生活，限制了你的幸福和快乐，只有当你的情绪风格妨碍了你实现目标，或者令你痛苦时，你才应该考虑改变情绪风格。只要你真的决心改变，我的研究已经发现了一些有效的具体方法，可以帮你实现目标——各种形式的灵修可以改变大脑活动的模式，帮助你在情绪风格的六个维度上向自己希望的方向改进。

这个话题扯得有些远了。我们言归正传，首先来看看情绪风格的想法是如何产生的。

---

① T.Li, L.A.Lange, X.Li, L.Susswein, B.Bryant, R.Malone, E.M.Lange, T.-Y.Huang, D.W.Stafford, and J.P.Evans, "Polymorphisms in the *VKORC*1 Gene Are Strongly Associated with Warfarin Dosage Requirements in Patients Receiving Anticoagulation," *Journal of Medical Genetics* 43(2006):740-744.

② I.Gauthier, M.J.Tarr, A.W.Anderson, P.Skudlarski, and J.C.Gore, "Activation of the Middle Fusiform 'Face Area' Increases with Expertise in Recognizing Novel Objects," *Nature Neuroscience* 2(1999):568-573.

③ N.Kanwisher, J.McDermott, and M.M.Chun, "The Fusiform Face Area: A Module in

Human Extrastriate Cortex Specialized for Face Perception," *Journal of Neuroscience* 17 (1997):4302 – 4311.

④ T. Elbert, C. Pantev, C. Weinbruch, B. Rockstroh, and E. Taub, "Increased Cortical Representation of the Fingers of the Left Hand in String Players," *Science* 270(1995): 305 – 307.

⑤ E.A.Maguire, K.Woollett, and H.J.Spiers, "London Taxi Drivers and Bus Drivers: A Structural MRI and Neuropsychological Analysis," *Hippocampus* 16(2006):1091 – 1101.

⑥ A.Pascual-Leone, A.Amedi, F.Fregni, and L.B.Merabet, "The Plastic Human Brain Cortex," *Annual Review of Neuroscience* 28(2005):377 – 401.

第 2 章

情绪风格的发现

1972 年，我进入哈佛大学的心理学系念研究生。说当时人们不太关注对情绪的研究就像是说撒哈拉沙漠有点儿干一样，过于轻描淡写了。情绪几乎是任何一个科学家都不愿触碰的主题。其原因之一是，20 世纪 70 年代见证了认知心理学（cognitive psychology，这个词仅仅是在 1965 年才被人提出）的盛景。心理学的这个分支学科研究人们如何感知，如何记忆，如何解决问题，如何言说，等等。认知心理学非常严肃地认为，人类的心智可以用计算机来做类比。计算机不带任何感情地完成计算。因此在当时的认知心理学家们看来，情绪仅仅会阻碍他们致力于理解的心理过程顺利进行，就好比是静电一样无足轻重。

一些最杰出的研究者宣称，情绪会干扰认知机能。[①] 即使是对情绪最包容的认知心理学家，也认为情绪是一种"打断"：当某种行为需要被打断时，情绪就会产生，以便生物体关注一些关键信息，从而对该行为做出修正。照此观点，在路上遇见一条蛇，我们会感到恐惧，因为这可以让我们注意到危险而逃离；看到所爱的人受伤，我们会感到痛苦，因为那可以让我们停下手上的事情，赶到他们身边去帮忙；受人侮辱，我们会感到愤怒，因为愤怒可以把我们的注意力引向冒犯者，以便我们捍卫自己的尊严。这种观点将情绪视为某种与认知相对立的东西，是一种干扰性的力量（虽然偶尔对我们有用）。不过总的来说，在认知心理学冰冷的计算中并未给情绪留下太多位置，情绪被视为某种非常可疑之物。认知心理学看待情绪的态度在大多数时候是一种傲慢的蔑视：具有认知能力的大脑中居然也容得下情绪这样的玩意儿！只有少数学者认为，情绪也可以是有益的，或者说情绪的功能不仅仅局限于将行为打断。这种观点与将情绪视为某种心理干扰的思想，是格格不入的。

当时几乎所有关于大脑和情绪的研究都是在实验室的小白鼠身上进行的。研究表明，恐惧、好奇、"趋向行为"（approach behavior，指一只动物被食物或者异性等所吸引；趋向行为被视为与人类的快乐情绪或者欲望最为接近）以及焦虑，都反映出大脑边缘区域和脑干（brain stem）尤其是下丘脑（hypothalamus）的活动。下丘脑体积不大，位于脑干正上方，能够发出神经信号调节身体的内脏活动和内分泌活动，在这个过程中往往伴随着情绪反应。典型的研究是这样的：一位实验人员首先会摘除小白鼠的部分下丘脑，然后发现它在遇到比如猫的时候，将不再感到恐惧。摘除下丘脑的不同部分可以让小白鼠对交配、食物或者打斗完全失去兴趣。当时的研究者认为，这些行为都是由动物的某种需求或者动机引起的，因此推断动机来源于下丘脑。由于动机被视为情绪的一部分，其他情绪也有可能来源于下丘脑。科学家后来发现，下丘脑其实并没有直接参与动机的产生，不过是一个中转站，来自大脑其他地方的神经信号会途经于此。

下丘脑的位置在皮质之下，而皮质是大脑进化史上最晚出现的部分，因此下丘脑在过去遭到了研究者的轻视。我把这种轻视称为"关于皮质的自以为是"（cortical snobbism）：如果一个功能并非产生于尊贵的大脑皮质，那么它必定是原始的，在某种意义上也是反认知的。这种思维引发了一场心理学的大辩论。这场论战在 20 世纪 80 年代达到了顶峰——将认知与情绪视为相互对立，认为它们反映了脑与心不同的运行方式，两者互不相干，势同水火。

当时，情绪研究所面临的障碍有很多：一方面，有很多人相信情绪在人类心灵这台思考机器中没有发挥作用；另外，心理学也刚刚从行为主义（behaviorism）话语霸权的漫长暗夜中走出。所谓行为主义是仅仅重视人们外在行为的心理学流派。除了可以观察到的行为，他们对任何事情都不关心。行为主义者认为，把情绪行为当做研究对象无可厚非，然而情绪本身是内在的，因而其研究价值存疑，无法被视为"真正的"心理学现象组成的高雅俱乐部中的一员。因此，对人类情绪有意义的研究只能围绕着查尔斯·达尔文（Charles Darwin）在 19 世纪中期的观察展开。虽然达尔文最为人知的贡献是发现了自然选择是进化的推动力量，他对人类和动物的情绪也有涉猎[②]，尤其是对能够反映一个人内心感受的面部表情颇有研究。在 20 世纪 70 年代，为数不多的几位心理学家继承了达尔文开创的这个传统[③]，将面部表情分解为尽可能小的组成部分，直到我们在蹙眉、微笑或者做出其他表情的时候会用到的每一块肌肉。面部表情最起码是可观察的行为，因而不会被行为主义的研究范式枪毙。不过关键的是，面部表情研究对大脑只字未提……行为主义已经将大脑神秘的工作机制排除在了严格的经验研究的范围之外。

好　梦

然而,早在 20 世纪 70 年代我就感到,那隐秘的内在现象有朝一日将被暴露在光天化日之下。在纽约布鲁克林念高三的时候,我在附近玛摩利医院(Maimonides Medical Center)的一个睡眠实验室里做过义工——巧合的是,我就是在这家医院出生的。参加研究的人每天傍晚到实验室报到,一名负责的科学家会请志愿者们自然入睡——或者尽可能自然地入睡,无视陌生的房间、陌生的床、进进出出的陌生人,以及像美杜莎的头发似的贴在你头皮上的电缆——之后志愿者们会进入一个私人房间。其中的一位研究者查克(Chuck)会将志愿者的满头满脸贴上电极。头皮上的电极监测志愿者的脑电波,眼部附近的电极监测做梦时候的快速眼动(rapid eye movement),脸部其他的电极度量肌肉的活动。(哪天晚上观察一下你的枕边人,你就可以看到面颊、嘴唇和前额在睡眠不同阶段的肌肉之舞。)查克会确保所有的电极都工作正常,祝受试者好梦,然后启动"多波描记器"(polygraph)——那是一台在以大约每秒 2.5 厘米的速度不断送出的纸上,用多达 32 支笔不断记录受试者生理反应的笨重机器。当时我就喜欢在这里打发时间。我庄严的工作就是确保这些记录笔都装满了墨水,而且可以正常出水。容我为自己辩护两句,这工作可不像它听上去那么简单:这些笔经常会堵住,这时就要拿一根细铁丝伸进笔里去捅一捅。这是我关于科学方法论的第一课。

通常受试者会在几分钟之内睡着,脑电图(electroencephalogram,

简称 EEG）或者脑电波数据就会流入控制室。我很喜欢看到脑电波在纸上走出弯弯曲曲的形状，这表明受试者已经进入了快速眼动睡眠。当我对记录笔的维护已经轻车熟路时，他们就用新的工作来犒赏我——通过通话设备叫每位受试者的姓名，唤醒这些受试者，然后问他们在刚刚被叫醒之前梦到了什么。在脑电波的剧烈波动与梦境的奇幻画面和诡异叙事之间存在着某种关联。这让当时的我着迷。虽然今天我已经无法回忆起他们梦境中的任何细节，但有一件事给我的印象很深，直到现在我都记得。那就是几乎每个梦都伴随着强烈的情绪，不管是恐惧、欢乐、愤怒、悲伤、嫉妒还是仇恨。在睡眠实验室的这些经验还让我认识到：可以通过研究大脑来理解心灵。即便是对当时年仅 15 岁的我来说，事情也已经足够清楚：有证据足可证明，没有任何外部表现、全然内在的心灵活动（脑电波以及构成梦境的情绪元素）是真实存在的，而且可以成为实验室里的研究对象。与行为主义者的断言相反，对于一个真正的心理学现象而言，可由第三方观察到的行为并非不可或缺。

这个信念在我的本科阶段进一步加强。高中毕业之后，我进入了纽约大学，主修心理学和一个被称为"都市领导力课程"（Metropolitan Leadership Program）的短期跨学科课程，后者更强调小型的研讨会，而不是大班授课。正是在那里，我年少时的信念——要成为一门真正的科学，心理学就必须研究和解释内在的心理过程——撞上了权威的高墙。

当时纽约大学心理学系的系主任是查尔斯·卡塔尼亚（Charles Catania），一位彻头彻尾的行为主义者。我选修的一个优生荣誉研讨会（honors seminar）正是卡塔尼亚开设的，我在课后经常跟他就心理学的本质展开激烈的争论。卡塔尼亚称,只有能够被第三方观察到的行为才能构成科学数据,才能作为心理学的研究对象。而我却不知天高地厚地坚持认为,行为主义者所研究的东西仅仅是整个心理学真实图景中的冰山一角。对于人们的感受,心理学又作何解释呢,我问道。怎么能够对人们的感受视而不见呢? 让我们来看看我在异常心理学(abnormal psychology,又译"变态心理学")课程中所用的教材吧,它以标准行为主义的自鸣得意声称,精神疾病是由扭曲的强化相倚(reinforcement contingencies)所导致的。换言之,它把抑郁症(depression)、躁郁症(bipolar disorder,又译"双极心境障碍"或"双相障碍")、精神分裂症(schizophrenia)等严重的心理疾病归咎于反常的奖惩机制,称各种异常心理,如幻听、失控的情绪震荡、深陷灰暗绝望时的自杀企图等,都是因为受到某种奖励的驱使,或者是因为"正常"的感受和行为会受到惩罚。我对卡塔尼亚说,这种观点不仅在伦理上令人憎恶,而且还忽视了心理异常的生物学基础,具体来说,也就是大脑。我当然没能让卡塔尼亚放弃他的行为主义信仰,尽管一周之后我的确弃选了那门异常心理学课程,不过跟卡塔尼亚关于这个话题的争论让我的研究兴趣变得清晰起来,自此我坚信:一些比表面上的行为更深刻的东西正等待着心理学家去探究和发现。

念本科的时候,我曾写过一篇关于个性的论文。在准备这篇论文的过程中,我了解到科学对我们内心世界的了解可以说是比较有限的。那是我第一次接触到当时关于情绪的科学文献。当时大多数的人类研究都是由社会心理学家完成的,他们认为情绪包含两个基本的因素。④首先是生理唤起(physiological arousal)——比如,当感到害怕的时候,我们心跳会加速;当生气的时候,我们的脸会变红。社会心理学家认为,生理唤起为情绪提供了能量和活力——不管你只是轻微的不爽还是盛怒逼得你要掏枪,不管你只是略有醋意还是被羡慕嫉妒恨折磨得要杀人泄愤。认知评估(cognitive appraisal)是这个早期理论模型中的第二个组成要素。顾名思义,认知评估是指我们观察到了前述的心跳加速和红脸,于是对自己说:"咦,我好像害怕(生气)了。"需要注意的是,生理唤起对各种情绪一视同仁,不会随着情绪的不同而不同——快乐带来的反应与愤怒、惊讶、恐惧和妒忌是一样的。只有认知对生理唤起的解释才能告诉我们此刻的感受究竟如何。

　　这么一解释——我只是略有夸张——你们就能看出这个模型有多么可笑。不同的情绪所造成的生理反应从根本上来讲没有本质差异;高兴、生气、悲伤与嫉妒在感觉上并无不同;不同情绪之间的差别仅仅在于认知的解释,或者说人们对自己身体内部的反应所持有的观点——在我看来,这些都是错的。不管是作为一个科学家还是作为一个普通人,我都无法接受。因为对这个模型的不满,我甚至去做了一些研究,想弄明白心理学家的看法是否历来如此。我翻开了威廉・詹姆斯(William James)开创性的两卷本大部头——《心理学原理》(*The Principles of Psychology*),研读了其中关于情绪的章节。詹姆斯认为情绪是对身体变化的感知。比如,根据他提出的模型,我们主要是在发现自己心跳加速或者身体僵硬、动弹不得的时候,才会感到恐惧。身体的内部变化是由环境所引起的——就我们提到的恐惧而言,这里的"环境"可以是在你前面门口站着的一个模糊人影——而情绪包含了对这些身体变化的感知。因此,在詹姆斯看来,不同的情绪具有不同的生理特征,而主流模型却认为不同的情绪都有相同的生理唤起,两者显然不同。

达尔文在 1872 年专门写了一本书来讨论情绪——《人与动物的情绪表达》(*The Expression of the Emotions in Man and Animals*,这本书现在已经进入了公共领域,读者可以免费下载)。这个发现让我倍感兴奋,也进一步激发了我对情绪科学的兴趣。达尔文强调了情绪的不同迹象,尤其是面部表情,这坚定了我的如下猜想:不同的情绪对应于不同的生理特征。读完达尔文的书,我对三件事深信不疑:情绪对于理解人之为人的特征非常关键;心理学对人类情绪的主流研究方法存在严重问题;对情绪的任何研究都应该围绕大脑展开。我相信,只有在完全了解了情绪之后,才可能完全了解人类的心灵。如果科学无法理解情绪,那么科学也绝不可能理解个性,气质,焦虑症(anxiety disorder)、抑郁症等疾病,甚至认知。我同样坚信大脑中隐藏着解开人类情绪奥秘的钥匙。

纽约大学还是接纳了我这个异端,授予了我心理学学位,接下来我准备继续念研究生深造。不过,我喜欢标新立异,坚持要将大脑引入情绪的研究,所以要找到一个合适的去处对我来说并不容易。我当时对斯坦福大学比较感兴趣,还专门去那里走访了一趟。我在斯坦福遇到了绰号"杰克"的欧内斯特·希尔加德(Ernest "Jack" Hilgard)教授(在进入心理学系之前,他曾在耶鲁神学院就读),他是一位富有魅力的知名学者,因其先后对学习理论(theory of learning)的贡献以及对催眠——尤其是如何通过催眠来控制痛觉——的研究而知名。跟着希尔加德学习的想法让我兴奋不已,不过他的一番忠告让我放弃了这个念头:整个斯坦福心理学系实际上没有人对人类进行生物学研究。我后来申请了纽约城市大学(City University of

New York)的研究生中心(Graduate Center),心想能去那儿就不错了。但我同时也申请了哈佛大学。

在哈佛面试的时候,我与当时研究心理生理学(psychophysiology)的加里·施瓦茨(Gary Schwartz)相谈甚欢。我们现在离大脑已经越来越近了:心理生理学中所谓的"生理学"是指心率、血压等生理变化。面试我的还有戴维·麦克莱兰(David McClelland)教授,他因为十年前与拉姆·达斯(Ram Dass)事件的牵连而全校皆知。当时一位名叫理查德·阿尔珀特(Richard Alpert)的年轻教员以研究的名义,向本科生派发裸盖菇素(psilocybin)等迷幻药。这项研究得到了哈佛个性研究中心(Center for Research in Personality)的支持,而该机构的负责人一直由戴维担任。阿尔珀特的这项研究得到了蒂莫西·利里(Timothy Leary)的支持,后者因为鼓吹强力致幻剂麦角酸二乙基酰胺(LSD)的精神病学疗效而名声大噪。阿尔珀特本人也频繁服用药物,批评者认为那可能会让他无法准确观察药物在志愿者身上的效果。有几名参与这项研究的学生后来还被送进了精神病院。最终,哈佛对这项研究亮起了红灯。1963 年,阿尔珀特被校方解职。他后来改名为"拉姆·达斯"。

当时我对这些已经有隐约的了解,这反而激起了我对麦克莱兰的好奇。面试的时候我跟他谈起了一个我不敢跟其他杰出心理学家谈起的研究主题——如果我真的想被哈佛录取的话。当时我刚读了卡尔·荣格(Carl Jung)的自传《梦·记忆·思想》(*Memories, Dreams, Reflections*),这本书给我留下了非常深刻的印象。我知道主流心理学界并不怎么待见荣格,因为荣格的思想,如集体无意识(collective unconscious)和原型理论(theory of archetypes),没按传统出牌。然而，我发现荣格的一些观察非常富于洞见，尤其是关于个体差异的论述。事实上，荣格是第一个讨论内向性（introversion）与外向性（extraversion）特质的心理学家，他还对每种类型的人群中心理与生理的个体差异做出了推断。谈到最后，我跟麦克莱兰聊起了荣格。这位著名的哈佛心理学教授对荣格的思想并不排斥，这给我留下了深刻的印象，让我更加相信我应该去哈佛。离开哈佛的时候，我下定决心投身于对大脑和情绪的研究。即便日后的学术环境是一潭死水（我指的是研究主题，而非哈佛），我也不会停下前进的步伐。

走进哈佛

去哈佛研究生院报名入学的时候，我跟导师加里·施瓦茨说我希望研究情绪在大脑中的生理基础，他不以为然。与当时大多数心理学研究者一样，加里对大脑的生理机制知之不多。（在我到来之前，他从未将测量基本脑电活动的脑电图作为一种研究手段。）行为主义是当时的主流心理学，哈佛心理学系可视为其代表。主流心理学研究对大脑产生情绪的机制是如此缺乏兴趣，让我觉得奇怪。毕竟，大脑是我们的情绪器官，除非有人发现产生和调节情绪的地方是，比方说，阑尾。然而，当时对情绪的心理学研究非常有限，仅有的一些探索也只是围绕着面部表情研究（经典的行为主义！）和问卷调查展开。在我看来，这两条研究路径都无法将我们引向情绪的本质。在这些研究中，大脑从未被提及，这真令人难以置信。对于情绪的产生，大脑有怎样的作用和功能？学院科学家们对这个问题毫无兴趣。这对我来说是不可思议的，就好像你偶然走进了肾脏病学系，却发现那里没人对肾脏感兴趣一样。还有更不可思议的。威廉·詹姆斯被视为心理科学的奠基人——作为哈佛心理学系办公所在地的那幢 15 层高楼正是以他的名字命名的，真够讽刺的——而早在《心理学原理》一书的序言中，威廉·詹姆斯就讲得清清楚楚：大脑是控制所有心理活动的身体器官。他随即又意味深长地指出，整本《心理学原理》（共 1328 页）都无非是这句话的注脚。哈佛的心理学研究者们显然有些数典忘祖。

将哈佛心理学系牢牢掌控的行为主义研究范式，我是有亲身体会的。进入哈佛念研究生的前一周，有一天我在威廉·詹姆斯楼（William James Hall）的电梯里碰巧遇到了 B.F.斯金纳（B. F. Skinner）。斯金纳是行为主义之父，身高一米八有余，留着标志性的蓬乱白发。我慌忙按下了我要去的楼层，然后忽然意识到自己按错了。于是我又按下了另一个楼层的按钮，喃喃自语："我改变主意了。"斯金纳应道："你改变的不是主意，孩子。你改变的是行为。"

虽然心理学系对情绪在大脑中的生理基础兴趣不大，但这也有好的一面。当我要开始写文章，决意研究大脑在人们情绪生活中的作用的时候，发现关于这个主题的文献并不多，可以说并不令人望而生畏。很多研究生都得绞尽脑汁为自己的论文提出一个原创性的研究主题——关于《李尔王》还有什么该讲而未讲的呢（并非对研究英语文学的学者不敬）？不过这对我来说根本不是问题。我享有少见的自由：我可以定义自己的研究领域，而几乎没有哪位专家可以指责我没有遵循通行的研究范式。在当时，对情绪的神经基础研究来说，通行的研究范式并不存在。我面临着完全相反的挑战。关于情绪的运行原理，有太多尚未解答甚至根本就无人研究过的问题。而我必须要从它们中间挑出一个来作为我的论文主题。

我可以从两方面的研究中获得启发。首先是对动物的研究。科学家曾选择性地对动物大脑中的特定区域进行摘除或者刺激（通过电极的植入），以此来发现哪一部分大脑与哪一种情绪相关联（或者动物身上相当于情绪的东西：我们相信人类可以看出动物什么时候会感到恐惧、愤怒或者满足，因而假设动物的情绪体验至少在某些方面与人类近似）。这些研究可以追溯到19世纪，关注的焦点大多是下丘脑的作用。这我们前面已经提到。

一些大脑局部的特定区域遭受了损伤的人，其情绪生活也受到了重大影响。对这个现象的研究是我情绪知识的另一个源泉。菲尼亚斯·盖奇（Phineas Gage）的故事也许是最著名的例子。[5]盖奇是一个铁路建筑负责人，1848年的时候他带领着工友在美国佛蒙特州卡文迪许（Cavendish）镇附近铺设连接勒特兰（Rutland）与伯灵顿（Burlington）两个城市的铁路线。为了挖出铺设铁轨的路基，他们在挡道的一块巨石中间打了一个洞，往里面填满炸药，装好引信，再倒进沙子，然后用一根铁夯将沙子压实，这样就可以把爆炸的冲击力导向这块石头。盖奇非常倒霉，在他用铁夯拍压沙子的时候，摩擦出了火花，炸药也随即被点燃……爆炸使那根6千克重、1米多长的铁夯从他左颧骨下方直接刺入，穿过了他的大脑，然后从他的头顶上飞出，最后落在了30米外的地方。

这根铁棍虽然刺穿了盖奇的大脑额叶（frontal lobe），但并没有要他的命。抽搐了一会之后，他居然坐了起来，还问工友要来了记录每人工作时间的工作日志。他甚至还可以独自走到一辆牛车那里，乘坐牛车返回宿舍。当地的一名医生在宿舍查看了他的伤势，清理了一些骨屑,把被铁夯撞开的头盖骨残片移回了原处。后来盖奇似乎已经康复,但他在幸免于难之后很快出现了一些问题。他的老婆和朋友逐渐发现,过去那个温和、可靠、谦虚、稳重的菲尼亚斯不见了,现在的他变得善变,做事情三天打鱼两天晒网,常会无缘无故地生气,动辄破口大骂,而且"固执、不听劝、反复无常、优柔寡断"(摘自医生的记录)。盖奇曾经是"最高效、最能干的工头",而现在"只要旁人的意见不合他的意,他就会不耐烦……他为未来提出了很多运营计划,但每个计划都是朝令夕改,刚安排好就被他放弃……他的朋友和其他熟识的人都说他已经'不再是盖奇了'"。问题的原因最终水落石出:被铁棍刺穿的大脑前额区域是掌控情绪及类似的高级认知机能的地方。菲尼亚斯·盖奇的案例证明,特定的大脑结构掌控着特定的心理功能,这是神经科学家们首次获得这样的证据。这个例子还告诉了我们,前额皮质对于情绪的控制起到了关键作用。

　　关于动物以及大脑损伤者的研究结果重要且有趣,不过对于正常人类情绪中涉及的大脑机制而言,它们并不直接切题。

灵感造访

　　20 世纪 70 年代的科学家会在实验室里花去大量时间,因为当时的研究期刊都只有印刷的纸质版本,没有可以借助桌上的方盒〔或者是科幻片《飞侠哥顿》(Flash Gordon)中的那种可以放进兜里的高科技玩意儿〕呈现的电子形式。每周有好几晚我都会在哈佛医学院图书馆的康特威(Countway Library)中度过。这座图书馆坐落在波士顿,过了查尔斯河就是哈佛的剑桥主校区。因为经常泡图书馆,我都有了自己的固定座位。在我如饥似渴阅读科学文献的那段时间,我喜欢浏览期刊和影印文章——我印的文章有上千篇之多。最让我开心的是这个过程中的意外收获——你眼前的书架上,常会出现一些不期而遇的刊物,它们会吸引你的视线,向你发出阅读的"邀请"。《解剖学记录》(*The Anatomical Record*)、《美国自然人类学杂志》(*American Journal of Physical Anthropology*)、《放射学》(*Radiology*)等等,都是在那时与我邂逅的。我会钻进书堆里查找 100 年前的期刊和专著,让它们的霉味将我带回久远年代的科学历程。

　　研究生一年级的一个晚上,我照例在医学图书馆地下室的书堆里开始我的夜巡。我碰巧把 1972 年 8 月的《皮质》(*Cortex*)期刊抽了出来。在里面我发现了佩鲁贾大学一位名叫吉多·盖诺提(Guido Gainotti)的神经学家的文章。[⑥]他研究了左脑或者右脑遭受了局部持续损伤的病人,尤其关注了这样的损伤给这些病人的情绪带来了怎样的影响。他在病人身上发现的是"病态的哭泣和发笑"——"病态"(pathological)是指不恰当,因为这些病人的哭或者笑,并不是由我们大多数人觉得难过(比如失恋)或者好笑(比如一个超级搞笑的笑话)的事情引起的。相反,他们会毫无征兆地大哭或者大笑,而且常常是在不恰当的时机。盖诺提的研究发现,左脑额部遭受了持续损伤的病人(多是因为中风)会病态地哭泣,而且还伴有抑郁症的常见症状,如缺乏动力、无法设立目标、不能坚持到底实现目标等。比较而言,脑损伤出现在右脑额区的病人则会病态地发笑。

　　这项研究让我痴迷,因为它为我描绘了这样一种撩人的可能性:科学有望证明,特定的情绪产生自特定的大脑区域与大脑网络。读罢此文,我感觉已经找到了通往魔幻王国的秘径。我开始思考这样一个问题：如果左脑额区的损伤会导致病态的哭泣与抑郁症状，那么左脑额区是不是掌控着一些抑郁症患者所缺乏的情绪品质（如乐观心态与情绪调整能力）呢？今天的我们已经习惯了将大脑功能与情绪等心理状态相联系。不过在当时，这样的推断并非显而易见。事实上，盖诺提给出了另外一种解释。他认为右脑的损伤干扰了病人对自身神经障碍的认识，这使得病人尽管遭受了严重的神经伤害，却产生出不恰当的积极情绪。当时我这个不知高低的一年级研究生认为，这个现象，即大脑的损伤会引起情绪的变化，而情绪会如何变化则取决于大脑损伤的具体位置，虽然是科学家吉多·盖诺提发现的，但别人对该现象也可以有不同于他本人的解释。我有了这样一个猜想：左脑前额区可能正是控制积极情绪的地方，而左脑前额区的损伤会导致病人陷入抑郁。

左，右，左，右

如果当时这个想法能给我灵感，让我当场就制定一个研究大脑如何影响人类情绪的实验计划就好了。但实际情况并非如此。不过，我的确开始试水了。托加里的福，我进行了一项实验，试图将脑偏侧化（laterality）的结论与盖诺提论及的情绪相结合，尽管只是非常粗糙的结合。当一个人被问起一个需要思考才能回答的问题时，他视线的移动方向会告诉我们他思考的时候用的是左脑还是右脑。这是心理学关于脑偏侧化的观察之一。如果左脑在思考这个问题，而右脑在偷懒——当问题考察的是回答者的语言能力时，通常就是这样的情况——那么视线往往会移向右方。如果动用的是右脑——当问题涉及空间推理时,通常就是这样的情况——视线则会移向左方。(各位读者在家一定要试验一下。关键是要确保所问的问题需要一定的思考才能回答得出,而不要问不经思考就能回答的问题。我屡试不爽的两个问题是"请说出'固执'的三个同义词"与"一个立方体有几个角"。)

在这个尚嫌粗糙的实验中,我问了参与者几个问题。其中的一些会引发某种情绪("你上一次发火是什么时候?"),而另一些则是中性的("今天早饭吃的什么?")。我在他们回答的时候,记录下了他们视线移动的方向。我发现,与中性的问题相比,当被问到会唤起情绪的问题时,他们的视线更多地是向左边移动——这标志着右脑被激活。纯粹出于偶然,我测试所用的问题中,会唤起消极情绪的问题要比唤起积极情绪的多。因此说参与者在回答情绪性的问题时视线向左移动,其实不够准确。更准确的说法是,他们在回答会唤起消极情绪的问题时,视线向左移动。就这样,我偶然发现,右脑更容易被消极而不是积极的情绪激活。这是我们最初的研究线索之一。在加里与哈佛本科生福斯特·梅尔(Foster Maer)的帮助下,我将研究结果发表在了享有崇高声望的《科学》(Science)杂志上。[7]

在完成了这项研究之后,我显然需要有更好、更精确的办法来测量局部的大脑活动。从视线的移动方向也许可以粗略地判断出被激活的是左脑还是右脑,但它没能告诉我们这个过程涉及了脑半球中的哪个具体区域。找到更好的测量方法并不容易。在20世纪70年代,对人类大脑实施无创(noninvasively)探测的科学工具少之又少。所谓无创探测,是指隔着头骨来探测,而不用先打开颅骨再将器械放入大脑。后者是神经外科医生怀尔德·彭菲尔德(Wilder Penfield)

的著名方法——为了在癫痫手术的过程中测绘病人的大脑图谱,他去掉了病人的部分颅骨,露出大脑,再对大脑的各个位置施以轻微电击,然后观察病人的感觉和反应。一位病人在电击之下生动地回忆起了来做客的侄子在离开之前戴帽穿衣的情景;另一位病人被电击的时候,会感觉到她的右前臂好像被人摸了一下,或者电击会让她的胳膊、腿或者手指不受控制地动起来,就好像是一具提线木偶。〔关于彭菲尔德的大脑图谱技术(brain mapping),我们在第 8 章中还会详细展开。〕彭菲尔德最有趣的发现是:当他刺激杏仁核(amygdala)附近的皮质区域前颞叶(anterior temporal lobe)时,病人往往会感觉到情绪。

然而,我无意成为一名脑科医生,因此对大脑皮质实施探测以找出负责情绪的区域并不在我的考虑范围之内。我需要一种无创的手段来观察大脑活动。今天的神经成像技术,如正电子发射计算机断层扫描技术(positron emission tomography,简称 PET)与功能核磁共振成像技术(functional magnetic resonance imaging,简称 fMRI),可以显示出花花绿绿的大脑扫描图,令公众甚至神经科学家为之痴迷。但 20 世纪 70 年代距离神经成像技术的出现还有数十年之遥。因此,我只能效法脑电图信号的记录方法:用贴在头皮上的传感器来测量大脑发出的电信号。

你也许会认为,大脑外面的仪器根本无法探测到大脑中四处游荡的电信号,正如躲在银行金库中的两个劫匪的动静不可能被外面巡逻的保安听到一样。不过事实上,外面的电极就像是天线一样,的确可以捕捉到大脑电信号的窃窃私语,而且你根本不用拿掉哪块头骨。此外,这些电极还可以给你极佳的时间分辨率(time resolution),

这是往脑壳上贴电极的另一大优势。我所谓极佳的时间分辨率，意思是指，即便大脑中的某个电信号只是转瞬即逝，或者更精确地说，只能持续 50 毫秒（1 毫秒等于 0.001 秒），它也能被电极探测到。当时我认为志愿者的情绪可能只会持续很短的时间，因此高时间分辨率非常必要。

很遗憾，正如海森堡测不准原理告诉我们的那样——如果你想准确测量一个粒子的位置，那么你就得做好测不准其速度的心理准备——对于神经成像而言，如果你想了解某个转瞬即逝的大脑活动发生的确切时间，你就不能对位置的测量精确度要求太高。而如果你想知道大脑活动发生的准确位置，你就不能准确测量它的时间。因此，尽管对于志愿者情绪出现的时间，我的测量误差只有数毫秒，然而对于产生该情绪的神经元（neuron）在大脑中的位置，我的测量误差却有好几个厘米。几厘米意味着从颞叶（temporal lobe）到额叶的距离。事实上，即便只是粗略地计算脑电活动产生的位置，也需要用到复杂的数学技巧。幸运的是，几乎在同一时间，物理学家们正致力于开发一些数学工具，那正好满足了我的测量需要。

加里·施瓦茨的实验室此前从未在研究中测量过脑电活动，因此我们必须完成大量的准备工作，以确保我们能够通过脑电图来确定具体的大脑活动源于何处。我们对 20 位实验参与者施以简单的视觉和动觉（kinesthetic）刺激——发出闪光与敲打前臂，然后请他们在想象中将刚才的刺激重复一遍。整个过程中，参与者头皮上的电极记录下了他们的脑电活动。感谢上帝，当参与者想象自己看到闪光时，我们的电极捕捉到了视觉皮质的活动信号[8]；而当参与者想象有人正在敲打自己的前臂时，躯体感觉皮质（somatosensory cortex）的活动则被记录下来。至此,准备工作算是大功告成。

现在我们可以用脑电图向情绪"开炮"了。但具体应该怎么开始呢?我向加里提议,我们可以在本科生身上做实验(本科生在校园里随便一抓就是一大把),唤起他们的两种情绪记忆——放松与愤怒,同时记录下他们的脑电图和心率。我们希望心率可以告诉我们,在谈及自己被唤起的是何种记忆的时候,他们是否在撒谎。毕竟回忆与父亲的一场激烈而漫长的争论,要比想起在波士顿公共花园里看到的小鸭子,更容易让人心跳加速。司掌科学的诸神再次向我们微笑:我们的确可以用脑电图记录的脑电活动来区分积极情绪与消极情绪。我们后来将这项研究成果发表,这在用脑电图探测人类内在情绪状态的研究中尚属首次。⑨

在这个时候,我已经发表了好几篇像样的文章,其中一篇是关于目光注视方向与情绪的关系,还有几篇是关于在情绪与认知过程中的脑电图变化,不过都反响平平。在我博士快毕业的时候,我还没找到工作。我跨学科的兴趣对大多数心理学院系来说,都过于宽泛了,而且我与当时盛行的行为主义和认知心理学的研究范式都格格不入。所有人都彬彬有礼地表示出对我研究的兴趣——至少嘴上如此——但最后他们会说,对于他们的认知心理学研究计划来说,我的研究太偏生理了,或者对于他们的生理心理学研究计划来说,我的研究又太偏认知了。(1995 年,哈佛想让我回去做终身教授。这让我如释重负,终于不必再为自己的另类耿耿于怀了。这是一个诱人的邀约,但因为种种原因,被我婉拒。)不过幸运的是,纽约州立大学帕切斯分校(State University of New York at Purchase)向我伸出了橄榄枝。帕切斯是韦斯特切斯特(Westchester)县郊区的一个小镇,在曼哈顿以北 40 千米的地方。这个校区当时刚成立不久,有望成为一个跨学科研究的新基地。于是我欣然前往。

Excedrin 止头痛药广告

帕切斯校区的自然科学楼彼时才刚刚建成,楼里配置了种类繁多的电子设备——逻辑门、振荡器以及其他迷人的玩意儿都排队等着被选进当时最先进的电生理学(electrophysiology)实验室。当时助理教授的工作职责已经让我疲于招架,因此我需要有人来帮我建立一个实验室。现在,容我向大家介绍一下克利夫·萨龙(Cliff Saron)。

当我在哈佛大学读研究生的时候,克利夫在哈佛念大学二年级,主修生物学。在美国人本主义心理学协会(Association for Humanistic Psychology)1973 年在加拿大魁北克省举行的一次会议上,我第一次认识了他。在接下来的一个学期,克利夫选修了加里·施瓦茨的心理生理学课程,加里在这门课里向学生们讲解了如何通过脑电图来对大脑功能进行测量。克利夫对异常意识状态(altered states of consciousness)与意识的生物学基础都非常感兴趣,不过他真正出类拔萃的是在电子方面的才能。他曾经在纽约搞过盗打电话的把戏。这在 20 世纪 70 年代就相当于我们今天的电脑黑客。克利夫了解到,如果对着电话的受话器鸣响一定频率的笛声(对那些想在家试试的人,我不妨就直说了吧,这里的“一定频率”其实是 2 600 赫兹),你就可以中断当前的通话,而切入到别人的通话当中。在高中和大学期间,克利夫还在剧场音响设备和无线电工程方面积累了许多工作经验。因此,当我们需要有人调试设备来完成我们的电生理学研究——记录脑电活动——的时候,克利夫是最合适的人选。

　　克利夫还选修了我的朋友丹尼尔·戈尔曼(Daniel Goleman)与我合开的意识心理学课。这门课有很多值得一提的地方。而其中最与众不同的是,在其中的一个讨论环节中,师生会一起进行禅修(关于我对禅修和意识的兴趣起源,详见第 9 章)。丹尼尔此后开始了星光熠熠的职业生涯:先是加入了《纽约时报》(*The New York Times*),负责大众心理学的报道,之后还写了一本超级畅销书——《情商》(*Emotional Intelligence*)。几乎在我拿到博士学位的同时,克利夫从哈佛学院(Harvard College)毕业,然后前往纽约州立大学帕切斯分校。

　　我似乎是得到了幸运女神的垂青,尽管求职之路屡受挫折,加之我也没办法从常规渠道搞到研究经费,但时任《今日心理学》(*Psychology Today*)杂志编辑的丹尼尔发了善心。他搞定了与医药巨头百时美施贵宝(Bristol-Myers Squibb)合作的一家广告公司,说服对方给我一笔经费,来对止头痛药 Excedrin 的广告进行评估。这家广告公司希望知道,是不是可以通过记录大脑活动的现代方法来判断他们电视广告的效果。打个比方,如果一个人在看到广告的时候,大脑中与厌恶相关的回路变得活跃,那就坏了;而如果与欲望相关的回路变得活跃,则是好事。这家广告公司远远领先于时代:测量大脑对广告的反应,这种方法我们现在称为“神经营销”(neuromarketing),它在进入新世纪之后才得到了广泛的应用。

　　他们给了我 75 000 美元的研究经费,这在当时可是一个大数目。有了这笔钱,我就可以聘请克利夫来为我建立实验室。我们从自然科学楼淘来了一些宝贝,还添了一台信号平均器——它可以测量外部刺激(声、光等)引起的脑电活动的微小变化。这台信号平均器是哈佛医学院的一位朋友送给我的离别礼物。克利夫和我把它放进随身行李箱里,从波士顿空运到纽约。这玩意儿的大小差不多相当于一台中等尺寸的电视机,上面到处是刻度盘、指示灯和电线。如果我当时要把它直接搬上飞机,恐怕会被安保人员拉去审讯。我们建立这个实验室感觉就好像是"哈迪男孩 * 摆弄电生理学"。(我就是"哈迪男孩"中应该离危险装置远点的那位:一天,我在威廉・詹姆斯楼的实验室里做实验的时候,不慎引起火灾。虽然无人受伤,但一些设备着了火。这样的经历一次就够了。)

广告公司的意思,大致是这样:如果我对他们的广告做出了评估,广告中间插播的电视节目就归我了,任我随意研究。(我们一般认为是广告打断了电视节目,而广告人的看法似乎恰恰相反——是电视节目将他们的广告打断了。)对方掏钱让我们来做的研究,我们自然是完成了。不过,对电视节目中情绪性的内容会造成何种影响,我们显然更感兴趣。他们给我们的录影带中包括喜剧片《卡罗尔・伯内特秀》(The Carol Burnett Show)中的几集,以及一场矿难事故的新闻,后者包括矿工的妻儿听到矿难的警报声,纷纷跑出家门,冲向市中心广场的镜头。换句话说,赞助者为我们提供的视频一开始会让人心情不错,但是接着就会让人感到焦虑和担心。这为我们提供了一个好机会:通过头皮电极的测量,我们可以观察积极情绪与消极情绪对脑电信号是否会有不同的影响。

克利夫会在志愿者的前额肌肉以及眼部周围(当我们皱眉或者眯眼时会用到的肌肉)装上传感器,再请他们戴上一顶共有 16 只电

---

* "哈迪男孩"(Hardy Boys)是美国系列神秘小说的主人公,包括弗兰克・哈迪(Frank Hardy)与乔・哈迪(Joe Hardy)两人。——译者注

极的电极帽。然后我们让志愿者放松地坐在电视机前面观看《卡罗尔·伯内特秀》和矿工失踪的视频。我们可以很有把握地说：前者会引起积极情绪，比如会让他们感到满足或者好玩；而后者会产生消极情绪，比如会让他感到担心或者愤怒。所谓"有把握"，我的意思是之前我已经请其他志愿者观看了这些视频，并请他们描述这些视频唤起了他们怎样的情绪。打个比方，如果一段视频让一些人感到郁闷而另一些人却觉得好玩，或者这段视频只能产生较弱的情绪（"好吧，我对这些矿工的安危也许并非无动于衷，但我还真不是那么牵肠挂肚。"），那么它对我们的实验就是无效的。因此，我们在这个实验中所使用的视频都能够明白无误地唤起强烈的积极情绪或者消极情绪。

实验参与者观看视频的时候，我们监测了电极帽所捕捉的脑电信号，以确保一切都顺利进行。脑电波数据将会输入电子滤波器，随后再进入一台结构复杂的仪器，后者大约每 30 分钟会报出数据，从这些数据可以读出我们感兴趣的脑波能量的平均水平。能量越强，或者说脑波的振幅越大，大脑活动的强度也就越大。接下来，我们将把这些数据手动输入到穿孔卡片上，再把穿孔卡片喂进一台占去半个房间的计算机。克利夫还为志愿者制作了一个按钮：如果志愿者感受到了强烈的情绪，就请他们使劲按；如果只是轻微的情绪，就请他们轻轻按。这与面部运动一起，可以让我们专注于自己的研究目标：伴随着有意识的、清晰有力的情绪反应，会出现怎样的大脑活动？

我们发现：当志愿者观看事前被认为会引起积极情绪的视频，活动他们的微笑肌肉时，左前额皮质区会变得非常活跃；观看会引起强烈消极情绪的视频，露出担心或者厌恶的表情时，右前额区则会被激活。盖诺提已经指出,左脑损伤会引起病态的哭泣,而右脑损伤会引起病态的发笑。看到我们的发现与他的研究成果不谋而合让我如释重负。如果说人们无端哭泣是因为他们大脑中维持积极情绪的部分已经失效,那么根据盖诺提的发现,我们可以推断左脑就是积极情绪的来源——这正是我们在志愿者身上所看到的,《卡罗尔·伯内特秀》可以让他们的左前额区疯狂。类似地,如果右脑损伤的人病态地发笑是因为恐惧或者厌恶等消极情绪是源自右脑,那么根据盖诺提的发现,我们可以推断右脑正是消极情绪的来源——这也已被我们对志愿者的观察所验证,他们的右前额区也在为矿工可能遭遇的不幸感到担心。

积极的情绪与消极的情绪分别会激活左脑与右脑的前额皮质,我们的这个发现在学界尚属首次。不过老实讲,对我们所取得的成绩我并不特别满意。虽然我将这些研究成果作为摘要提交给了一个科学会议,但我从未将它写成一篇完整的文章。这部分是因为我觉得我并没有精确严格的办法来对实验参与者所经历的情绪进行独立的测量。换言之,人们会被卡罗尔·伯内特逗乐,会为矿工担心,这些多少都是我们假设出来的。实际上据我们所知,志愿者中间有人其实受不了卡罗尔·伯内特,也有人对矿工的境况无动于衷。我其实有些夸大其词——认为志愿者会有如此异常的反应是毫无理由的——但我仍然感觉这项实验缺乏一篇真正的科学论文所需要的严谨。

影带物语

因此,我采用更加精确的情绪测量方法,重新进行了实验。这项研究后来被证明是具有开创性的。我们重新招募了志愿者。志愿者们走进了我在纽约州立大学帕切斯分校的实验室,我告诉他们这是一项关于大脑和情绪的实验,我们会请他们观看一些视频片段,与此同时会对他们的脑电活动进行测量。我为每位实验参与者戴上了一顶共有 16 只电极的电极帽(今天的电极帽电极多达 256 只),然后请他们在电视前面坐下。然后,我们播放了四段两三分钟长的视频——我们事先已经证明,其中的两段视频会引起积极的情绪,如欢乐与开心(一段是小狗在花丛中嬉戏,另一段是动物园中的大猩猩泡澡),而另两段视频则会引起消极的情绪,如厌恶与恐惧(我们从护理学院找来了小腿截肢手术和三级烧伤患者的视频)。在参与者观看这些视频时,我监测了他们头上的电极采集到的大脑信号。

　　参与者们所不知道的是,在一个看似扬声器的东西后面,有一个秘密摄像头。这正是我一位最重要的合作者大显身手的地方。保罗·艾克曼(Paul Ekman)是加州大学旧金山分校的一位心理学家,他对情绪的研究可能在当时的科学家中首屈一指。只有少数几位师长和同事对我的职业发展产生了关键的影响,而保罗正是他们中的一位。我第一次碰到他是在 1974 年。当时,国际神经心理学会(International Neuropsychological Society)的年会在旧金山举行。作为一名研究生,我被安排在会议期间做一个简短的报告。在那之前的两年里,我读过很多保罗的重要文章。我从这些文章中了解到,几种基本情绪的面部表情是全人类所共有的。换言之,来自不同文化背景的人们——可以是新几内亚和婆罗洲、日本、巴西(这些地方保罗都去过)及美国那样迥异的文化背景——在感到快乐(happiness)、悲伤(sadness)、愤怒(anger)、恐惧(fear)、厌恶(disgust)和惊讶(surprise)这六种基本情绪的时候(情绪风格也正好是六种,这纯属巧合),会出现同样的面部表情。这就是为什么新几内亚土著能够从巴黎人的脸上读出厌恶,秘鲁人能够从因纽特人的脸上读出快乐,非洲南部的昆桑族(!Kung San)人可以在东京人的脸上读出恐惧、惊讶、悲伤或者愤怒。

根据这些发现,保罗(他是我认识的人当中最善于表达情绪的人之一,这恐怕不足为奇)为构成面部情绪符号的各种肌肉运动提出了一个非常详细的编码系统。要提出这样一个编码系统,首先要能够对44种独立的肌肉运动做出度量。现代人类的每一种面部表情,都可以分解为这44种运动的某种组合。为了提出这个编码系统,保罗学会了单独运动自己的每一块面部肌肉的本领。保罗不仅是一位了不起的科学家,他可能也是世界上最厉害的脸部运动员!为了从面部表情读出人们的情绪——往往是在生死攸关的问题上——公安部门、执法机构等都采用了这个编码系统。福克斯电视网在2009年1月推出的电视剧《别对我撒谎》(Lie to Me)让保罗的工作一下子进入了流行文化的视野。这部电视剧的灵感正是来自保罗的研究成果,剧组还聘请保罗担任该剧顾问。

保罗和我在旧金山初次见面的时候,我们聊了好几个小时,话题涉及情绪、神经科学在情绪研究上的应用前景,以及心理学的总体发展状况等。我们之间的合作始于20世纪80年代初的这项关于大猩猩和截肢手术视频的研究。我们用隐藏的摄像头把每位实验参与者的面部反应拍了下来并存在录影带上,同时用头皮上的脑电波传感器记录下了他们的脑电活动。保罗为实验参与者的面部动作进行了编码,记录下了不同的面部情绪符号出现和消失的精确时间。从这些表情则可以看出志愿者经历情绪峰值的时间。因此，根据脑电波输出结果上的时间标记（time stamp），我们就可以判断，与每一种面部动作同时出现的是哪一种脑电信号。通过这种方法，我们就可以了解快乐、恐惧与厌恶——那些视频会产生的情绪主要就是这三种——会引起怎样的神经机制（neural correlate）。

我们出师不利。看了小狗和大猩猩的视频他们肯定会露出微笑，这是不容置疑的。因此，我们起初关注的是与这些笑容同时出现的脑电活动。不过在微笑出现的那几秒钟，脑电活动水平与基准水平——也就是当实验参与者观看彩色电视测试图，情绪处于零唤起状态时的脑电活动水平——并无明显不同。这个结果令我错愕。视频观看者面带微笑、感到快乐和愉悦时的大脑活动水平，怎么会与他们没有任何情绪反应时一样？我当时以为这可能是因为我们从头皮处记录大脑活动的方法还不够成熟。抑或是有其他原因：一些冷嘲热讽的学界前辈已经对我的整个研究方法表示过怀疑，难道他们真的是对的？以为将电极贴在头皮上我就可以窥探到大脑情绪机器的奥秘，这真的只是南柯一梦？

后来我记起了 19 世纪法国解剖学家杜兴·德·布伦（Guillaume Benjamin Armand Duchenne de Boulogne）的一些经典研究。杜兴发现，当人们真正因为感到快乐而微笑的时候，除了嘴部和颊部肌肉会动之外，眼部肌肉也会动。这会在微笑者的眼角形成皱纹。在你下次跟人聊天的时候，可以尤其注意一下这些地方。如果一个人微笑的时候他的眼角没有出现皱纹，那他的微笑就并非发自内心，而是出于礼貌。眼角出现了皱纹则说明这个人的微笑不是硬挤出来的，而是真正感到了高兴和愉悦。正如杜兴在他 1862 年的杰作《人类面相机制》(*Mécanisme de la Physionomie Humaine*)中所写的那样:"眼部附近的肌肉是不受意志控制的,只有真正的情感才能让它发挥作用。"

保罗之前对微笑的编码工作完全是基于颊部(颧部)肌肉的变化。微笑时,颧肌收缩,从而将唇角向耳朵方向牵引。与这些肌肉运动相伴随的大脑活动毫无规律可言。一些实验参与者在颧部提起,发出真心的微笑时,他们的左前额区活动水平出现了尖峰脉冲(spike),而另一些参与者微笑时却并没有呈现出任何可识别的模式。

然而,杜兴已经告诉我们,要判断一个人是不是真正感到快乐,你应该去看他的眼睛,而不是去看他的嘴或者面颊。因此,我们开始重新研究记录志愿者面部反应的录影带。这次,保罗同时依据眼部肌肉与颧部肌肉——两者同时运动才能产生我们接下来所谓的"杜兴微笑"——对微笑进行了编码。果然,这次数据终于规矩了起来,变得靠谱了。将面部表情与脑电波活动进行比对,我们发现:与出现非杜兴微笑或者毫无面部表情(此即基准状态)时相比,当志愿者出现杜兴微笑时,他们的脑电波活动模式呈现出更明显的左前额激活(较之右前额)。在一项后续研究中,我们请实验参与者在不看视频的情况下微笑,既可以仅仅动用颊部肌肉,也可以颊肌、眼肌并用。只有当两处肌群同时工作时,我们才能观察到更明显的左脑激活模式。[⑩]依照常情,只要主动地发出会心的微笑,一个人就会感觉更快乐。而我们的发现为此提供了支持,而且还有大脑数据作为证据。

终于发现了积极情绪和消极情绪的大脑机制,当时的兴奋现在仍记忆犹新。这些活动不是发生在脑干和边缘系统(不具备认知机能的原始区域)中,而是在高贵的前额皮质中发生的,这让我隐约感到我们将引起科学界的轰动。心理学对大脑与情绪的思考非常有限,而且心理学已经得出结论:下丘脑等边缘系统结构对情绪的产生起着主要作用。(当科学家把小白鼠的下丘脑摘除之后,小白鼠出现了情绪异常。这个实验各位想必还记得。)然而我们指认的却是前额皮质。科学家过去认为,前额皮质是人类理性的所在地,将我们与较"低等"的动物区别开来的认知机能,如筹划、智慧、理性等,即由前额皮质控制。但我们却认为,前额皮质还掌管着我们人类的情绪——心理学在理性与情绪之间构筑的壁垒其实毫无根据。

婴孩的大脑

　　我立即开始思考这样一个问题:右前额区支持消极情绪,而左前额区支持积极情绪,这种偏侧化是长年累月形成的,还是从我们一出生就已经存在的? 要回答这个问题,我们就必须对婴儿进行研究。宝宝的年龄越小越好,只要能够安静坐着就成。说来也巧,1978 年我去了一趟哈佛,在哈佛我碰到了之前的研究生同学内森·福克斯(Nathan Fox)。内森的导师杰罗姆·凯根(Jerome Kagan)是世界上最杰出的发展心理学家(developmental psychologist)之一。内森当时刚搬到纽约,他就在纽约的罗斯福医院(Roosevelt Hospital)工作。我跟内森在哈佛园(Harvard Yard)小聊了一会儿,然后跟他约好等我们回纽约之后再碰面。内森对儿童气质与情绪发展感兴趣,但没有神经学研究的经验,也从未接触过神经学的研究手段;而我从来没有对婴儿或者儿童进行过研究。于是我们一拍即合。

　　我们在纽约当地的报纸上为这项"情绪发展的心理生理学"研究刊登了广告,招募到了 38 个 10 个月大的婴儿。婴儿 10 个月大时就能够清楚地辨认出面孔。为了让婴儿产生我们所需要的情绪,我没有继续使用之前的视频。(只有在滑稽鉴别力得到一定的开发之后,才能看出大猩猩泡澡的笑点所在。)我决定来点尽可能简单的:一位女演员哭和笑的视频。与我最开始的那项情绪偏侧化研究一样,我给每个婴儿戴上了微型电极帽。每一顶微型电极帽只有 8 个电极,而不是成人版的 16 个。我告诉妈妈们,我们感兴趣的是与不同情绪相联系的大脑变化。然后,我请她们在电视监视器前面坐下,保持放松,将宝宝安静地抱在大腿上。之后就开始播放视频。

你也许会想:"要在 10 个月大的婴儿身上唤起特定的情绪,您这是在开玩笑吧?"毕竟,宝宝喜怒无常,总是让初为人父、初为人母的人摸不着头脑。不过,对于我们这样的实验来说,婴儿作为受试者,其实比之前的成年人更理想,原因有二。首先,婴儿的情绪表达非常明显。不管是吃吃地笑、放声大哭,还是因为害怕和厌恶而畏缩,他们的反应都是如此强烈,你不会对他们的感受有丝毫怀疑。此外,他们对社会约束一无所知。如果觉得视频里的幽默虽然搞笑但格调低下,成年人可能会试图忍住不笑;如果认为流露出厌恶会显得自己不够爷们儿,一个男人也可能会压抑自己的痛苦表情。而婴儿永远将情绪挂在脸上,不加任何掩饰。

孩子们没让我们失望。看到视频中的女演员大笑,他们也露出了微笑,左额区的脑电活动也随之井喷。看到视频中的女演员哭泣,宝宝们的脸色立刻阴沉(一些宝宝还嚎啕大哭起来,让妈妈们也吓了一跳),右前额区的脑电活动也出现了尖峰脉冲。似乎决定积极情绪与消极情绪的左右脑活动模式其实在生命的早期就已存在。这项研究发表在了《科学》杂志上,这也宣告情绪神经科学这门新学科的诞生,它研究影响情绪的大脑机制。[11]

　　在 10 个月大的婴儿身上观察到"左脑活动等于积极情绪,右脑活动等于消极情绪"的模式之后,我们开始思考这样一个问题:这种对应关系是生下来就有,还是在生命最初的 10 个月里逐渐形成的?只有在新生儿身上做测试才能彻底回答这个问题。幸运的是,内森在罗斯福医院的实验室距离产房只有 25 步之遥(绝无夸张)。于是我们就在走廊上蹲点,准备对那些刚刚升级为爸爸、妈妈的人展开"伏击"。当然我们不会忘了礼貌和风度:遇到一位来看望妻儿的爸爸,或者出来活动身体的妈妈,我会慢慢地走过去,询问对方对我们的研究是否感兴趣。我们很快就得到了 33 个家庭的支持,没有遇上任何困难,这出乎我的意料。

　　我们不可能给新生儿播放视频,他们还无法享受观看视频的乐趣,视力与专注力都不允许。要在他们身上引起积极或者消极的情绪反应,我们还得另想办法。这时我又想到了达尔文。在《人与动物的情绪表达》这本书里,达尔文提出了这样的假设:我们之所以会感到恶心,是为了把有毒的物质从嘴里吐出来。我意识到我们应该求助于味道。于是,等一个宝宝在婴儿室喂过奶(当时医院里的新生儿会被送进一间婴儿室。这间婴儿室的墙上有一扇大窗,家长可以隔着玻璃看到自己的孩子,就像你从老电影里面可以看到的那样),安静了下来但仍然保持警觉后,我们就会把他送到附近的内森的实验室。在那里,我们会帮宝宝们一个个地戴上新生儿尺码的电极帽,然后在宝宝们的舌头上先后滴上几滴蒸馏水、糖水和柠檬汁。

　　结果让人忍俊不禁。婴儿对白水几乎没有反应;不过糖水却可以将宝宝们的脸点亮,让他们露出或许平生第一次的笑容;尝了柠檬汁,宝宝会愁眉苦脸,眯着眼睛,龇牙咧嘴。让我们高兴的是,脑电波信号也对上了:糖水造成了更明显的左前额激活,而柠檬汁造成了更明显的右前额激活。即便前额皮质在人刚出生时还很不成熟,但积极情绪与消极情绪所造成的功能差异却已初见端倪。[12]

在同一个人身上,左脑和右脑的前额区活动水平存在差异;就左脑(或者右脑)前额区的活动水平而言,不同的人之间也存在差异。你也许会问:大脑活动水平的这些差异与人们在真实世界中的行为真的有关系吗?问得好。在实验室进行心理学实验的时候,你总是会担心实验情境是人为制造的,跟人们在真实生活中的行为是两码事。另外,研究者试图度量什么有可能已经被志愿者猜到了,你还会怀疑他们是否会操纵实验结果。打个比方,如果志愿者认为你想弄清楚的是乐善好施者(Good Samaritan)具备怎样的个性特征,他们就可能会表现得像为苦难者献身的特蕾莎修女(Mother Theresa)。此外,志愿者还可能会说谎。看完你为他们播放的马丁·路德·金的演讲《我有一个梦想》(I Have a Dream),志愿者可能会说这段演讲让他们深受鼓舞,于是你将他们的大脑活动与被鼓舞的感受相联系——但实际上他们对那段视频可能并不感兴趣。你得到的是厌倦情绪的神经机制,却错以为是激励的神经机制,而你对此情况一无所知。

感谢上帝,幸好我们还有婴儿。婴儿弄不明白实验的真实意图,他们又是那么纯真无邪,绝不会掩饰自己的感受。前面提到,在我们首次对婴儿进行的实验中,内森·福克斯和我发现,婴儿看到演员笑的时候左前额活动会提高,看到演员哭的时候右前额活动会提高。我假设孩子们当时真的感觉到了高兴或者悲伤。不过当然,他们自己没法说话。为了验证自己的推断是否正确,我决定观察婴儿实际的行为。

这次实验是在威斯康星大学麦迪逊分校进行的(关于这次工作调动,下文很快会有详述),它标志着我的研究进入了一个新阶段。我已经不再关注情绪出现时大脑活动的一般模式,而是开始评估造成个体差异的神经基础。之前的研究里,我一直在寻找所有人共有的大脑活动模式。但正如我在第 1 章中所指出的那样,人们对情绪的感知和表达可以是大相径庭的。我试图从婴儿着手,为这些个体差异在大脑中找到解释。

为了招募到 10 个月大的婴儿,我们查阅了当地的报纸上刊登的新生儿出生公告。受试婴儿一个接一个地来到了我的实验室。在向婴儿的母亲解释了实验安排之后,我会依照惯例,将布满电极的帽子戴在婴儿的头上,测量基准水平的大脑活动。接下来,我会要求母亲将婴儿抱进一个婴儿椅,并在旁边坐下。他们坐好之后,我告诉这位母亲:在实验开始大概 10 分钟后,我会给她一个只有她能看到的信号(发出闪光),这时就请她起身离开房间。我们会拍摄这位被妈妈抛下的婴儿会有怎样的反应。我希望搞清楚这样一个问题:我们记录下的基准水平的大脑活动,是否能够预测母亲离开后婴儿的反应?

我们运气不错,看到妈妈的离去,婴儿们的反应果然不出我们所料:他们要么立即开始哭泣,要么非常好奇地在房间四处张望,并未显得痛苦。基准的大脑活动水平完美预测了婴儿的反应。[13]与被妈妈抛下后仍然保持淡定的婴儿相比,焦躁、哭泣的婴儿显示出更高基准水平的右前额激活。这促使我相信,大脑的基准活动水平反映了某种真实的、足以解释行为差异的东西。

抑郁症患者的大脑

前面提到,盖诺提在病人身上发现,左前额区遭受损伤的人会出现病态的哭泣,并伴随着抑郁症的典型症状。这自然会让人提出这样一个问题:抑郁症患者的左前额皮质活动水平是否会减弱?为了找到答案,我开始着手研究,这也开启了日后我对抑郁症和大脑进行的一系列实验。20世纪80年代初,当我还在纽约州立大学帕切斯分校任职的时候,我招募到6位抑郁症患者与9位健康的志愿者,进行了一项小规模的试点研究。我决定记录下基准水平的大脑活动(所谓"基准",是指当受试者没有受到任何刺激的时候),在此期间志愿者什么也不用做,研究人员不会要求他们做什么具体的事情,比如观看视频,他们只要在那儿"休息",一段时间让眼睛睁着,另一段时间让眼睛闭着,就行了。奇怪的事情出现了:与没有抑郁症的实验参与者相比,有抑郁症的人的左额区激活水平显著较低。[14]

没错,你有理由质疑一项仅有15名受试者的研究,如果研究结论让人匪夷所思,不符合已有的生理学知识(比方说,如果有人告诉你抑郁症会导致视觉皮质的活动水平大幅降低的话),那么你的质疑将是非常有道理的。然而,尽管存在这些局限性,这项研究仍然具有重要意义。首先,它证明了,在脑损伤病人(盖诺提的中风病人)身上的发现,同样可以适用于解剖学意义上健康的人(无脑损伤)。其次,这项研究也告诉我们,左前额区对我们的情绪生活起着某种特定的作用:(1)它帮助我们产生积极的情绪;(2)它让我们能够在心里形成一个期望的目标,并为这个目标的实现制订一个行动计划。缺乏这两方面的能力是抑郁症患者的显著特征：很多抑郁症患者都表示，感觉不到愉快甚至比悲伤更令人痛苦；而无法参与到目标导向的活动之中正是抑郁症最大的危害之一。

让我来把目前为止的结论总结一下。第一，当健康的成年人经历积极情绪时，左前额皮质会变得活跃，经历消极情绪时，右前额皮质则会变得活跃。第二，在婴儿身上，我们可以观察到同样的大脑活动模式。第三，抑郁症患者或者左前额皮质活动不足，或者右前额活动增加，或者两者兼而有之。

我不禁思考，在这三棵"树"的不远处，是否藏有一片"森林"。具体来讲，我猜想，我们发现的前额皮质的活动模式，也许正是当人类产生趋向情绪与回避情绪时所发生的神经机制。"趋向"（approach）和"回避"（avoidance）之类的词听上去多少有些装模作样，不过我必须向各位读者说明，我们所经历的每一种情绪都至少在一定程度上可以划归于这两类情绪中的一种。实际上，伟大的比较心理学家 T.C. 施奈拉（T. C. Schneirla）正好也指出了这一点：趋向还是回避是每个生物体对环境做出的基本心理决策。[15]施奈拉是我通过凯根认识的。就我们的讨论来说，强趋向性的积极情绪可能与左前额区的激活相关。比如，等候你心爱的人走出登机道，再跑去给她一个拥抱。这在过去是可以的，不过"9·11"事件之后，机场已经加强了安保措施。而回避行为则可能与右前额区的激活相关。比如，不愿直视惨烈的事故现场，或者听到家里进来了一个强盗，害怕得蜷成一团。

为什么进化过程将趋向与回避的功能分别置于人的左脑和右脑？这也许是为了减少左右脑之间的竞争和混乱，让它们之间的分工尽可能清楚。如果我们必须回避一种有害或者危险的刺激，比如从山体滑坡或者洞熊那里逃生,就不能让任何东西碍事。进化过程似乎给出了这样的解决方案:让大脑完全不同的另一半来掌管与回避相反的趋向行为,这样趋向行为被错误激活的情况几乎不可能发生。

个体差异

前面介绍了我为了理解影响情绪的大脑机制而进行的几项关键的研究:让健康的成年人想象会唤起积极情绪或消极情绪的情境;婴儿观看女演员微笑或者哭泣;让新生婴儿品尝甜味或者苦味。你或许已经留意到,在这几项研究中我都比较了两种以上的情绪状态,研究了它们之间的神经差异。其中的第一次实验于1976年发表。不过直到1989年,当我为了写一本新书而重新整理这些研究的原始数据时[16],我才发现我错过了某种至关重要的东西。数据的分析方式可以有无数种。在我写的那一章中,我需要表达观看能唤起积极情绪与消极情绪的视频对健康志愿者大脑活动的不同影响。我当时决定用一张图表来呈现。初次研究时,我自始至终都只关注这样一个事实:当观看令人恐惧或者厌恶的视频时,人们右前额皮质的活动水平较高,而当观看引人发笑或者令人振奋的视频时,左前额活动水平较高。而这,是实验参与者的平均反应——他们有上百人之多,各自接受的研究测试也不尽相同。

现在,请各位想象,比如说,在纸上为一段好玩的视频绘制的许多对点。每一对点中都有一个点在坐标纸的上方,表示较高的左前额活动水平,而另一个点在纸的下方,表示较低的右前额活动水平。

再请你们想象这两个点中间有一根线把它们连接了起来。我分别用不同颜色的笔为实验的每一位参与者画出了这样的线。尽管最初我看到的是高点与低点之间的缺口，不过这一次我有了新的发现。所有人的高点，并非处于同一个水平。即便观看的是同一段欢快的视频，一个人的左前额皮质活动水平可能比另一个人的要高得多。同样，观看同一段令人厌恶的视频，一个人的右前额皮质活动水平也可能比另一个人要低得多。观看一段欢快的视频，同一个人的左脑活动水平也许会比右脑高出 30%，不过个体之间的差异可能高达 3 000% 之多。一些人显得异常快乐，如果我们可以用左前额区的活动水平来对"快乐"进行量化的话。

这是我第一次发现人们对各种生活经验的反应可以有很大的差异。这些差异通过不同的大脑活动模式反映了出来。情绪风格的思想就在这个时候诞生了。

---

① H.A.Simon, "Motivational and Emotional Controls of Cognition," *Psychology Review* 74(1967):29 – 39.

② C.A.Darwin, *The Expression of the Emotions in Man and Animals* (London: Murray, 1872).

③ P.Ekman, E.R.Sorenson, and W.V.Friesen, "Pan-Cultural Elements in Facial Displays of Emotion," *Science* 164(1969):86 – 88; S.W.Hiatt, J.J.Campos, and R.N.Emde, "Facial Patterning and Infant Emotional Expression: Happiness, Surprise, and Fear," *Child Development* 50(1979):1020 – 1035.

④ S.Schachter and J.E.Singer, "Cognitive, Social, and Physiological Determinants of Emotional State," *Psychological Review* 69(1962):379 – 399.

⑤ H.Damasio, T.Grabowski, R.Frank, A.M.Galaburda, and A.R.Damasio, "The Return of Phineas Gage: Clues About the Brain from the Skull of a Famous Patient," *Science* 264(1994):1102 – 1105.

⑥ G.Gainotti, "Emotional Behavior and Hemispheric Side of the Lesion," *Cortex* 8

(1972):41 – 55.

⑦ G.E.Schwartz, R.J.Davidson, and F.Maer, "Right Hemisphere Lateralization for Emotion in the Human Brain: Interactions with Cognition," *Science* 190(1975):286 – 288.

⑧ R.J.Davidson, G.E.Schwartz, and L.P.Rothman, "Attentional Style and the Self-Regulation of Mode-Specific Attention: An EEG Study," *Journal of Abnormal Psychology* 85(1976):611 – 621.

⑨ R.J.Davidson and G.E.Schwartz, "Patterns of Cerebral Lateralization During Cardiac Biofeedback Versus the Self-Regulation of Emotion: Sex Differences," *Psychophysiology* 13(1976):62 – 68.

⑩ P. Ekman, R. J. Davidson, and W. V. Friesen, "The Duchenne Smile: Emotional Expression and Brain Physiology II," *Journal of Personality and Social Psychology* 58 (1990):342 – 353.

⑪ R.J.Davidson and N.A.Fox, "Asymmetrical Brain Activity Discriminates Between Positive Versus Negative Affective Stimuli in Human Infants," *Science* 218(1982):1235 – 1237.

⑫ N.A Fox and R.J.Davidson, "Taste-Elicited Changes in Facial Signs of Emotion and the Asymmetry of Brain Electrical Activity in Human Newborns," *Neuropsychologia* 24 (1986):417 – 422.

⑬ R.J.Davidson and N.A.Fox, "Frontal Brain Asymmetry Predicts Infants' Response to Maternal Separation," *Journal of Abnormal Psychology* 98(1989):127 – 131.

⑭ C.E.Schaffer, R.J.Davidson, and C.Saron, "Frontal and Parietal Electroencephalogram Asymmetry in Depressed and Nondepressed Subjects," *Biological Psychiatry* 18 (1983): 753 – 762.

⑮ T. C. Schneirla, "An Evolutionary and Developmental Theory of Biphasic Processes Underlying Approach and Withdrawal," in *Nebraska Symposium on Motivation*, 1959, M. R.Jones, ed.(Oxford:University of Nebraska Press, 1959), 1 – 42.

⑯ R. J. Davidson and A. J. Tomarken, "Laterality and Emotion: An Electrophysiological Approach," in *Handbook of Neuropsychology*, F.Boller and J.Grafman, eds.(Amsteradam, Netherlands: Elsevier, 1989), 419 – 441.

第 3 章

找出自己的情绪风格

在本书的序言中,我已经简要介绍了构成情绪风格的六大要素或者维度。我问过读者这样一些问题:跟你的伴侣拌嘴是否会影响你的心情?你是否清楚了解自己的情绪状态?你是否能够保持注意力的集中?等等。看到这些问题的时候,我猜你曾试图在每一个情绪风格的变化区间上找到自己的位置。现在,我想更系统地展开,更深入地解释每一个维度,并向诸位介绍如何对你们的总体情绪风格进行自我评估。所谓总体情绪风格,无非是你在这六个维度上的坐标的"乘积"。一些维度的评估只要求你在洞察自己的行为和感受的时候保持诚实。而另一些维度的评估则不像自我评价那么简单,但也不是非要去心理学实验室或者神经成像中心才能进行。我会为大家提供一些次优的办法,来对付这些难以评估的维度。你也可以用这些评估方法来判断你身边的人都处于各个维度中的什么位置。你对这个人越了解,你的评价也就越准确。类似地,当你回答完关于自己的问卷之后,再请你身边的某个人来为你回答一遍。这可以帮你认清现实：如果对"一次争执可以让你不愉快多久？"这个问题，身边熟悉你的某个人给出的回答与你自己的非常不同，这或许就意味着你本人的答案可能是不正确或者不诚实的。在介绍每一种情绪风格维度的时候，我都会先给出有关日常生活情境的问题或者描述，来帮助你开始思考。

情绪调整能力维度

如果跟朋友发生了争吵，你的心情会不会在那一天里都蒙上阴影？如果你去机场发现自己的航班被取消，你会不会对登机口的工作人员恶语相向，冲你的伴侣发脾气，感觉自己总是会碰上这些倒霉事儿——而且在之后的数小时中都无法保持沉着和镇静？如果自动售货机吞了你的钱，却没有吐出你要的那袋薯片，你会不会一拳砸在这台弱智机器上，破口大骂，在接下来的一整天都带着火气，下次经过时还会偷偷踹它一脚？如果与你亲近的某个人去世，你是否不但会像一般人一样感到难过，还会长期陷于一种深深的绝望之中，几个月甚至几年都无法重新开始正常的生活？如果上面这些听上去说的就是你，那么你在情绪调整能力维度上就处于"缓慢恢复"的一极。"缓慢恢复"的人很难摆脱由失却、麻烦、挫折等令人不快的情况所带来的愤怒、悲伤等消极情绪。

或者，挫折是否不会让你太在意，因此不如人意的事情不会影响你的工作和生活？如果在出门上班之前你跟你的另一半吵了一架，你能不能把这个事情置之脑后，相信问题自然会解决？处于这一极的人我们称之为"迅速恢复"的人，或者情绪调整能力强的人。

处于情绪调整能力维度的任何一端都有可能会栽跟头。情绪调整能力极强的人可能缺乏克服困难的动力，他们永远怀着一种"没问题，放轻松"的心态，对任何挫折都无所谓，似乎只会耸耸肩，一笑了之。另一方面，"缓慢恢复"则会让你纠结于一个挫折之中，对一件已经无法改变的事情念念不忘。

上面所有这些例子——从自动售货机吞钱不吐东西那样的小麻烦，到配偶亡故那样巨大的精神打击——都有一个所谓的标准恢复时间，也就是一个平均的恢复时期。从亲人的离世恢复到你的基准情绪状态，显然比遇上机器没吐薯片再恢复到情绪均衡所需的时间更长。但是不管这些具体的挫折是大是小，不同的人从同一件事情中恢复的时间有长有短，差异很大。也许听上去有点奇怪，其实我们不一定清楚自己情绪恢复的快慢，即便一次挫折长时间地影响着我们的压力水平和心境。也许早上跟同事吵架之后，你一整天都带着火气，但你却没有意识到你这天的臭脾气是因为你是一个"缓慢恢复"的人。这种通过内省了解自己情绪的能力是情绪风格在自我觉察能力维度上的特征，详见下文。

生活中遇到挫折时，你恢复的过程，无论快慢，在某种程度上是自动进行的。当消极情绪如潮水般涌起时，你的大脑和身体会立刻激活相应的机制，帮助你平复情绪，恢复到基准的心境。积极情绪情况同样如此：如果那台自动售货机吐出来了两袋薯片，你心里会暗爽，但是这点小小的兴奋最终也会散尽。事实上，我们可以在实验室中度量这段恢复时间的长度。在进行实验时，我们一般会让志愿者看一些会让大多数人都感到悲伤、厌恶或者其他消极情绪的东西，比如在一个男人的葬礼上流泪的妻女的照片，或者车祸惨烈现场的照片。或者,我们也可以向志愿者施以生理上的痛觉刺激,通常是通过一个发热体——一个长得像魔杖的装置,里面注有热水,当接触皮肤的时候感觉就像摸到了一个电炉,但不会对人体造成伤害。

我们随后仔细考察了在消极感受或者灼热感觉逐渐消失的那段"恢复期"里,究竟发生了什么。比方说,我们测量了眨眼反射(eyeblink reflex)。突然听到一声尖利的巨响,如汽车逆火声或者枪声,人会被惊吓得跳起来,这叫做惊跳反射(startle reflex)。而眨眼反射是惊跳反射的一个温和版本。遇到较温和的刺激——我们使用的是白噪声,听上去就像是收音机里的静电干扰声——的时候,大多数人会不自觉地眨一下眼睛。只要用电极测量眨眼所产生的肌肉收缩的力度,我们就能够对眨眼反射的大小进行量化。我们可以用眨眼反射来测量人们从情绪挫折中的恢复①:当一个人经历某种消极情绪,比如看到车祸现场血肉模糊的尸体而感到恶心的时候,再突然听到噪声,眨眼的力度会增强。

我们可以根据这一点,来追踪一个人在看到令人不安的照片之后所发生的事情。②我们可以分别在这个人看过照片几秒钟、30秒钟及一分钟之后,向他发出令他惊觉的噪声,测量他听到每次噪声时的眨眼反射。这个人的眨眼反射需要多久才能恢复到看见照片之前的状态,就反映了他从消极情绪中恢复得有多快。恢复得越快的人,面对逆境时的情绪调整能力也就越强。我们后来发现,在很短的时间范围内进行的实验室实验,同现实生活中的事件对人们的影响也是有关系的,尽管后者适用的时间范围要长得多。实验中的恢复期以秒计,但它可以预测现实生活中恢复期的长度,后者长达几分钟、几个小时,甚至更久。

我并不推荐各位在家里尝试这个,原因很简单,测量眼肌收缩力度的设备可不是你们在附近的五金店能够买到的。但如果你仍然希望了解自己的情绪调整能力,次优的选择就是问问你自己下面这些问题。每一个问题需要你回答"是"或者"否"。如果哪个问题让你觉得回答起来比较费力,需要想很久,或者如果你感觉有太多复杂和例外的情况,那就尽量克制这些想法。只有当你可以干脆利落地判断一个问题的答案是"是"还是"否"时,你的回答才是最准确的。如果你不想在书上涂写或者如果你看的是电子书,甚至是音频的有声读物,那就找张废纸,在纸的上方写上"情绪调整能力",然后在下面从上到下依次写上从 1 到 10 的数字,在数字的右边写上每一个问题的答案,"是"或者"否"。在问卷的最后,我会告诉你们如何为你的回答计分。对其他的五个问卷,处理方式也大致类似。

1. 如果你跟你的好朋友或者配偶小吵了一架,其严重程度差不多相当于"少来,明明该你刷碗了"而不是"你居然干了对不起我的事?!",这会让你在之后的几小时甚至更久的时间里都高兴不起来吗?

2. 堵车排长队时,如果有人从路肩超车,一下子抄到了长龙的最前面,这时你会不爽,但是过会儿就忘了,不会一直为这个事情恼火。

3. 如果你经历了让人非常难过的事情,比如身边一位重要的人的去世,这会让你在几个月的时间里都无法正常地工作和生活。

4. 如果你在单位因为工作出错而挨训,你会把它当成一次学习的机会,而不会太在意。

5. 如果你去一家从没去过的餐馆吃饭，却发现那里的菜品和服务都很烂，这会毁掉你整晚的好心情。

6. 如果你因为前方道路上出现了交通事故而堵在路上，当你最后总算开出拥堵瓶颈时，你一般会发泄似地猛踩油门，不过心里还是一肚子火。

7. 如果家里的热水器坏了，你的情绪并不会受太大影响，因为你知道，一个电话就可以解决问题。

8. 如果碰到了一个很不错的男人（或女人），当你约他（或她）下次再出来的时候却被拒绝，这会让你几小时甚至几天都很难受。

9. 如果你原本是获得一个重要的专业奖项或者升迁机会的热门人选，但结果却输给了一个你认为不如自己的人，这通常不会让你纠结太久。

10. 如果在派对上你跟一个有意思的陌生人聊了起来，但是当对方问起你的情况时，你却张口结舌，不知道该说些什么，那么你在之后的几小时甚至几天里都会回想起这次谈话，琢磨当时到底应该说些什么。

你可能已经注意到，这些问题包含了各种各样的挫败感，从小事（比如第5问）到大事（比如第3问）。这并非偶然。我的研究不断表明，从我们实验制造的那些小挑战中恢复，比如触摸发热体，或者观看那些让人不快的照片，与人们会如何面对现实生活中的逆境以及从这些逆境中恢复需要多久，是密切相关的，前者可以对后者做出预测。一个人在小事面前的情绪调整能力，可以作为遭遇大事时的情绪调整能力的衡量指标。有些人喜欢为小事斤斤计较，不过当真正的紧急情况出现的时候,他们也能够站出来采取行动。这样的人的确存在。不过更有可能的是,人们在这两种情况下的情绪调整能力是一致的:如果他们能够从小问题中很快恢复过来,遇到大问题的时候他们也会善于调整自己的情绪;如果小事情就能够让他们纠结不已甚至无能为力,大事情往往也会让他们在很长的时间里都一蹶不振。

第 1、3、5、6、8、10 问,回答"是"得 1 分,回答"否"得 0 分;第 2、4、7、9 问,回答"是"得 0 分,回答"否"得 1 分。如果你的得分在 7 分以上,那么你是"缓慢恢复"的人;如果你的得分在 3 分以下,那么你是"迅速恢复"的人,有较强的情绪调整能力。

为了更好地了解身边的人,你也可以想想他们会如何回答这 10 个问题。同样,你也可以请了解你的人来替你回答这些问题。有时还真是旁观者清。在被问及你会不会让一件小事毁掉一天的好心情时,你也许会坚决地回答"否",但你的另一半却可能持相反意见。

生活态度维度

我们都认识这样的人:就算一群人当中他一个也不认识,他也能够轻松地跟他们打成一片,与这些完全陌生的人自如地交谈;他的生活态度永远阳光,不会受到消极情绪的影响;即便面对的是最艰苦的环境,他仍然可以积极参与,活力四射;任何社交场合都让他乐在其中,而不会被他当成麻烦事;他觉得自己跟周遭的自然环境和社会是相互联系的;他可以从生活中找到简单的快乐,不过客观地说,他过得并不如意,换个人的话可能会一直生活在烦恼和焦虑之中。他们那样的人似乎可以在任何事情上看到积极的一面。有时候我们甚至恨不得拽着他们的衣领冲他们喊:"你没发现这个世界快完蛋了吗?"他们当然没有发现,他们的大脑就是这样工作的。他们遇到任何事情都只会看到积极的一面,这会让他们对个人生活和职业生涯中的报警信号视而不见。他们就是在生活态度维度上处于乐观的"积极"一端的人。他们保持积极情绪的能力简直不可思议。这里的关键词是"保持",那正是生活态度维度的关键特征:不在于你是不是能够感受到快乐,而在于你能不能将这种感受长久保持下去。

对生活态度区间另一端的人来说,快乐是转瞬即逝的,消失得比太阳底下的雪片还快。他们是能够从任何事情中挑出毛病的悲观主义者。即便一开始他们感到了一阵快乐,或者因为某种际遇也好、成就也好而自鸣得意,这种快乐的感受也是无法持续的。有时候,因为保持积极情绪的能力极低,他们甚至都无法感觉到积极情绪的存在——"一眨眼就没了"。因此,在生活态度维度上处于"消极"一极的人,难以感受到哪怕短暂的快乐,他们有罹患临床抑郁症和依赖症的风险。我们可以把他们描述为愁眉不展的"消极"型人群。

在较长的时段内保持乐观心态与积极情绪的能力,是衡量情绪风格中生活态度维度的关键指标。可以认为,生活态度维度与情绪调整能力维度是互补的,后者反映的是你从逆境中恢复的速度有多快,而前者反映的是你能够将积极情绪保持多久以及保持得多好——这里的积极情绪可以是因为发生了什么好事情而引起的,也可以是因为你在脑子里刻意地去想那些能带来积极情绪的事物而引起的,比如想念你所爱的人。持续的积极感受会对你的总体生活态度(所以才叫做"生活态度维度")产生强烈的延滞效应(carryover effect）：经常保持积极心境的人往往是乐观的，而快乐情绪转瞬即逝的人则是悲观的，会长期陷入情绪低迷。

　　在实验室里，我们会给参与者展示会唤起积极情绪的照片，比如一位抱着宝宝的容光焕发的母亲，或者是一位向苦难者伸出援手的好心人。此时，我们会观察产生积极情绪的大脑回路以及人微笑时会用到的面部肌肉能够在多长的一段时间里保持活跃。与处于生活态度维度"消极"一端的人相比，"积极"一端的人身上产生积极情绪的大脑回路保持活跃的时间要长得多[③]，他们的笑肌保持活跃的时间也更长。你们在家里也没法做这个实验，但你们可以通过回答下面这些问题，来了解自己在生活态度维度上离"积极"一端更近，还是离"消极"一端更近。跟前面一样，这些问题要求你用"是"或者"否"来回答。回答的时候不要想太久，不要去考虑所有那些例外情况，也不要为自己找借口，以你的第一印象为准。

1. 当你受邀去与不认识的人见面时，你会很期待，心想你又会多几个新朋友了，而不会把应酬当做一个麻烦事，认为这帮人根本不值一见。

2. 当你评价某位同事的时候，你会关注他那些还有待提高的细节，而不是他值得肯定的总体工作表现。

3. 你相信未来十年你会比过去十年过得更好。

4. 对你而言，去另一座城市生活是令人畏惧的，那是迈向未知的一步。

5. 如果早上你意外碰到了一些令人愉快的小事，比如跟一个陌生人很聊得来，这种积极情绪几分钟之后就会消失。

6. 参加派对的时候，如果你一开始玩得挺开心，这样的积极感受就可能会持续一整晚。

7. 你发现那些美丽的景色,比如绚丽的日落,只能持续很短的时间,因此你很快就兴趣索然。

8. 早上醒来的时候,你会想起你今天计划要做的一件开心的事情,而且只要一想到它,你一整天都会心情舒畅。

9. 不管是参观博物馆还是出席音乐会,最开始的几分钟的确是享受,但久了就没意思了。

10. 忙起来的时候你可以马不停蹄地从一个地方赶到另一个地方,根本不会觉得累。

如果上面这些问题既反映了你看待未来的态度,也反映了你保持由过去的事情所引起的积极情绪的能力,这并非偶然:情绪风格的生活态度维度描述的正是这两方面的内容。与情绪调整能力维度类似,你的生活态度在小事上的表现与在大事上的表现是相关的,前者可以对后者做出预测。虽然你本人的具体情况会影响你对这些问题的回答——跟 20 多岁的单身贵族相比,40 多岁上有老下有小的人要去一座陌生的城市生活显然不容易,他还得考虑子女能否适应新的学校——但是这些问题抓住了生活态度维度的核心。

第 1、3、6、8、10 问,回答"是"得 1 分,回答"否"得 0 分;第 2、4、5、7、9 问,回答"是"得 0 分,回答"否"得 1 分。你的得分越高,你离生活态度维度"积极"的一端就越近,如果你的得分在 7 分以上,你就是"积极"的人;如果你的得分在 3 分以下,你就是"消极"的人。

社交直觉维度

你恐怕见过这样的场面:一个男的跟一个女的说着话,男的眼睛看着别处,身体向后靠,脚也挪走了半步……但女的完全没意识到这男的对她没有丝毫的兴趣。或者你有过这样的经历:你跑出家门的时候碰上了一位朋友,他抓住你滔滔不绝地跟你讲起了发生在他身上的一件事,这个故事没完没了、枝节横生,他之所以要讲给你听是希望你能给出自己的看法——而自始至终你都在慢慢地挪向你的车,还不停地看表。即便是这样,他都不肯让你走。处于社交直觉维度这一端的是"社交直觉迟钝"的人。

而处于另一端的是"社交直觉敏锐"的人。他们具有神奇的能力,能够破译别人语言之外的细微信号,从肢体语言、语音语调和面部表情就可以读懂对方的心思。如果身边有人正难过,他们知道她是希望谈起自己的伤心事,还是希望闲聊八卦来分分心。看到同事被领导批评了,他们知道他是希望得到建议和安慰,还是希望一个人待着。他们的子女人生第一次表白遭拒之后,他们知道是应该在恋爱方面给出自己的建议,还是装作什么事情都没发生。

人与人之间,理解非语言社交信号的能力可谓天差地别。对这些信号极端不敏感是泛自闭症(autism spectrum disorder,或译"自闭症谱系障碍")人群的典型特征,他们难以读懂别人的面部表情等社交线索。另一些人虽然远没有到需要临床诊断的地步,但是对社交信号也是视而不见,听而不闻,这给他们人际关系和职业人脉的发展带来了毁灭性的影响。相反,对他人的情绪状态感觉敏锐是同理心和慈悲心的关键,毕竟只有在破译和理解了对方的社交信号之后,我们才能做出正确的回应。

的确,最优秀的教师、理疗师等以照顾他人为业的人,都具有良好的社交直觉。高僧的社交直觉也相当敏锐。几年前他拜访了美国马萨诸塞州西部的一所禅修中心。当高僧将驾到的消息传开后，那里所有的人都非常高兴，尤其是该中心的一位创始人。这位创始人运气欠佳，一周前她刚刚摔断了腿，只有靠拄着拐杖才能四处走动。高僧到的时候，有上百人在中心的主楼外面迎接他，而这位创始人因为行动不便，远远地站在人群的后面。她之前从来没有见过高僧，所以她非常失望，以为因为腿的原因，她这次还是没法见高僧一面了。当高僧走出车门的时候，他向人群中看了一眼，正好看到了后面的那个女士。高僧似乎晃动了一下自己的社交"触须"，随即穿过人群，径直来到了这位摔断腿的女士身边，问："你怎么了？还好吧？"这话让她感觉——至少在当时的那一刻——自己简直就是宇宙的中心。

高僧的社交直觉经常让我有幸蒙受恩惠。2010年，在他邀请科学家和佛教学者参加的一次会议结束之后，他过来跟我道别，忽然给了我一个拥抱。"我相信我们前世有缘。"他这样对我说。高僧身为他所属佛教分支的精神领袖，可以想象那是他所能给出的最高的赞美了。再往前几个月，当高僧出席威斯康星大学健康心灵研究中心（我任该中心主任）的挂牌仪式时，好几位大人物受邀参加威大校长举办的午宴。我们本以为高僧会更希望与随行的佛教僧侣一起吃他们的家乡菜。但是，当高僧看到餐桌上只有寥寥几人，他问道："其他人呢？"得知在不远处的一幢楼里校长正在举办盛大的派对，他跟自己的秘书说："我们也去那边。"要知道，高僧在美国随便去哪里都不是一件简单的事情，特别是当他的行程与预先商定的计划相左时。当赶赴校长午宴的高僧快要走出大楼时，门口那些头戴耳麦一脸凶相的家伙（美国政府总是会派这些特工来负责安保）似乎心脏病都要发作了。这些人立即冲着耳麦大声地叫嚷，重新部署了埋伏在周围房顶上的联邦调查局的狙击手。我们则扬长而去。高僧走进校长午宴会场之后,我试图领他到一张清静的餐桌,再让服务员来为他上菜,不过高僧自有安排。他把栗色的僧袍往身上一裹,径直走向了自助餐桌,拿起一个餐盘,就跟别人一样去排队取餐了。这吸引了很多人的目光,但更多的是钦佩的微笑:高僧居然也会亲自排队去取水煮三文鱼、肉拌饭和甜点(跟所有人一样,高僧也会拿许多甜点,多得让一位节食者尖叫)。这不是社交直觉是什么?

在实验室里,我们对社交直觉的测量包括大脑功能与行为两个方面。[④]当我们向某个人展示一个人脸部的照片时,我们会用激光眼动追踪仪来测量他的眼睛到底看的是哪里。一些人会看着照片中人的嘴,另一些人则会看着眼部区域,后者的社交直觉往往比前者更敏锐。还有一些人会将视线从照片上移开,这样的人社交直觉往往比较迟钝。如果在用激光眼动追踪仪测试受试者的同时,还用核磁共振对他进行脑扫描,我们就可以同时测量他的大脑活动。我们希望看到梭状回(视觉皮质的一部分)和杏仁核(在决定社交认知能力的大脑回路中它是一个关键结构)被激活。(杏仁核呈杏仁状,左右脑的颞叶中各有一个。下文中的"杏仁核",其实是这一对杏仁核的总称。)当你处理另一个人的面部信息,尤其是当你看这个人的眼睛时——人的眼睛总是能够传达大量的情绪信息——梭状回和杏仁核一般都会被激活。

为了判断你在社交直觉维度上所处的位置,可以看看你对下面这些问题的回答是"是"还是"否"。

1. 跟别人谈话时,你常能捕获对方的社交信号,留意到对方情绪的细微变化——比如不安或生气——而不用等到对方亲口承认。

2. 你经常会注意别人的面部表情和肢体语言。

3. 你觉得在电话里谈跟面谈区别不大,因为就算谈话对象就坐在你对面,也不会给你带来更多的信息。

4. 你总是很了解别人的感受,你经常会觉得你了解他们甚至胜过了他们本人。

5. 当跟你交谈的人因为你说的话而生气或者不悦时,你经常会感觉摸不着头脑。

6. 去餐馆吃饭时,你更愿意跟一起吃饭的人并排坐,这样你看着对方的侧脸就行了,而不必看着他或者她的整张脸。

7. 你经常能够凭着直觉对别人的不安和痛苦做出回应,而不用对方说出来。

8. 在公共场所打发时间的时候,你喜欢观察身边的人。

9. 如果一个跟你不熟的人在谈话的时候盯着你的眼睛看,你会觉得不太舒服。

10. 别人是不是有心事,你经常看一眼就知道。

第 1、2、4、7、8、10 问,回答"是"得 1 分,回答"否"得 0 分;第 3、5、6、9 问,回答"是"得 0 分,回答"否"得 1 分。你的得分越高(8 分以上),你的社交直觉越敏锐;如果你的得分较低(3 分以下),那么你就比较接近"社交直觉迟钝"的一端。

自我觉察能力维度

你的朋友中是不是有人从来不懂得内省,就好像"内省"

（introspection）这个词是外星语一样？你本人是不是也不理解自己出现某种行为或者反应的原因，就好像你的显意识对内在自我缺乏清楚的了解，后者似乎完全是个谜？跟你最亲近的人会不会问你怎么看上去那么焦虑、嫉妒、生气或者不耐烦——而当你意识到这一点之后，你会不会奇怪自己为什么会那样？我们身边都有对自己的情绪浑然不觉的人。他们并不是在自欺欺人，他们真的一点都没觉察到自己身体里出现的情绪线索。这部分是因为情绪信号的强度因人而异，但这也反映出不同的人识别和理解情绪信号的能力，以及对情绪信号的敏感度（也就是说，这些信号的强度要有多大才会被你注意到）存在差异。对一些人来说，要"感觉"到自己的感受，是非常困难的：他们可能需要好几天才能意识到自己在生气、悲伤、嫉妒或者害怕。处于自我觉察能力维度这一端的是"自我觉察能力迟钝"的人。

处于另一端的则是"自我觉察能力敏锐"的人，他们能够敏锐地意识到自己的思想和感受，对自己身体发出的讯息非常敏感。他们知道自己之所以会冲着孩子大叫，并不是因为不吃蔬菜是多大的错，而是因为自己在回家路上堵车耽搁了一个小时，整晚上的安排都被打乱，一肚子火无处发泄。对自己身体传递的讯息他们可说是非常敏感，情绪状态只要让身体稍有反应他们就能有所觉察，有时候这甚至会干扰他们的正常工作和生活。这种高度敏感可以有几方面的好处。高度敏感对于同理心（与别人感同身受的能力）来说似乎非常关键。另外，当你跟另一半争吵的时候，认识到自己的情绪状态也有助于避免误会：如果知道了是自己把烦心事带回了家，你就能更容易地意识到饭没做好其实并非自己大发雷霆的真实原因。

另一方面，自我觉察能力过强也可能会带来负面影响。一些人的情绪触须异常敏感,对自己的感受有敏锐的觉察,但是当观察到别人的痛苦时,他们的身心也能够感受到对方的焦虑或悲伤。比方说,他们的压力荷尔蒙(stress hormone)——皮质醇(cortisol)——会出现飙升,同时伴随着心率和血压的激增。这样的极端敏感可能正是造成一些护士、顾问、理疗师和社会工作者精疲力尽的原因之一。

在实验室里,我们可以通过观察人们是否能够察觉他们本人的心跳,来测量人们对自己体内生理信号的敏感度。[5]首先,我们测量一个人在休息放松时的心率。然后,我们会用计算机构造由10声电子音组成的序列,这些声音须和受试者的心跳完全同步,每个电子音响起的时间正好与心跳的时间吻合。然后我们会在时间上稍作偏移,构造另一个声音序列,使得每个电子音会在心跳的稍前或者稍后响起。为了评估一个人对自己体内信号的敏感度,我们会(通过耳麦)播放这两个各由10声电子音构成的声音序列,然后请受试者回答哪一个序列是与他们的心跳同步的。每次我们会将同步与不同步的序列分别播放约100次,顺序打乱,交替播放。在这个测试中,得分属于前25%的人就是自我觉察能力较强的人。

要评估你对自己身体信号的敏感度,仅靠我们为其他五种情绪风格维度设计的那种问卷是不够的,因此我除了列出问题,还给出了一个小练习。后者需要一个同伴才能完成,你不妨一试。

1. 当别人问你为什么要生气或难过,你经常会回答说(或者心里暗想):"我哪儿有啊!"

2. 当你最亲近的人问你,为什么要那么无礼或者刻薄地对待某人的时候,你往往会矢口否认。

3. 你经常(一月两三次以上)发现自己心跳加速,脉搏猛跳,但却不知道为什么会这样。

4. 看到别人处于痛苦之中,你自己在情绪上和生理上也会感到痛苦。

5. 一般来说,你对自己的感受有清楚的了解,可以用语言表达出来。

6. 有时候,你会莫名其妙地感觉到生理上或者心理上的痛苦。

7. 你喜欢放松下来,一个人静处,更多地关注自己的内心。

8. 你感觉身体就是你的家园,身体让你感到舒服和自在。

9. 你生活的重心放在外部世界上,甚少注意自己身体的变化。

10. 你能敏锐地感觉到自己在锻炼时身体出现的变化。

第 4、5、7、8、10 问,回答"是"得 1 分,回答"否"得 0 分;第 1、2、3、6、9 问,回答"是"得 0 分,回答"否"得 1 分。8 分以上的得分意味着你的"自我觉察能力敏锐";3 分以下意味着你的"自我觉察能力迟钝"。

前面提到的练习是这样:请一位同伴为你把脉 30 秒,在此期间,你将注意力引向自己的身体内部,试着去感觉你自己的心跳。将意识集中在身体内部的感觉上,尽自己最大的努力去察觉心跳,去数心跳的次数(但是不能触碰自己的手腕等可以感觉到脉搏的地方)。这个练习做完之后,再重复三遍——也就是说,尝试 4 次,每次 30 秒钟。将你自己数的心跳次数与同伴为你数的心跳次数做一个比较。两者越接近,你的自我觉察能力就越敏锐。

情境敏感性维度

你会跟你的老板讲起头天晚上你跟朋友们分享的荤段子吗？你是否曾为自己在葬礼上的所见而感到震惊：居然有人在那种场合掏出 iPhone 玩《愤怒的小鸟》？出席婚礼的时候，听到同桌一女宾大方谈起她跟新郎多年前的情事，你会作何感想？别人跟你说你的举止不得体的时候，你是否会感到不知所措？

大多数人都知道，带有一定感情色彩的谈话不是在所有的场合都适合的。对周遭的社交环境非常留意的人处于情境敏感性维度的"情境敏感"一端。而对社交环境不在意的人处于"情境迟钝"的一极：对左右社会交往的那些我们心照不宣的规则，他们丝毫不以为意，而正是这些规则决定了在一种情境之下完全可以接受的行为，如果放到了另一种情境之中，却可能会显得失礼。因为情境敏感性在很大程度上是一种直觉，我们难以有意识地加以控制，又因为社交情境与我们的行为往往包含着一些情绪潜台词（婚礼一般来说是喜庆、庄重的，而谈及与新郎的旧情则显得庸俗、轻浮），我将情境敏感性视为情绪风格中的一个重要因素。

在不同的场合，与不同的对象交往的时候，我们会遵循不同的规则，对对方的言行形成不同的期待——不管跟我们打交道的是我们的密友、了解不多的人、家人、同事，还是领导。把你的老板当做一个孩子来对待，或者把在路上将你拦下的警察当成一个醉汉来应付，都不会有什么好结果。对同事的态度如果好得像对待爱人一样，当然就更会招致难堪。对社交规则的敏感度以及相应地对情绪和行为做出调整的能力,在不同的人之间存在巨大差异。你可以将情绪风格中的情境敏感性视为指向外部的"自我觉察能力":后者反映的是你对自身的生理信号和情绪信号的敏感度,而前者反映的是你对社交环境的敏感度。

　　在实验室里,我们通过判断情绪行为如何随着社交情境而变化,来对情境敏感性维度进行度量。[⑥] 比如,刚开始学步的小孩在不熟悉的环境(比如实验室)中会保持警觉,但在熟悉的环境中则不会。如果一个小孩在家里仍然表现出持续的警觉,他可能对情境就不敏感。在为成年人测试情境敏感性时,我们会先在一个房间里进行第一轮的测试,然后再在另一个房间里进行第二轮的测试。通过观察情绪反应在多大程度上随着测试环境的变化而变化,我们就能够推断一个人对情境的觉知和感受有多敏锐。我们同时还会测量大脑:海马回似乎对情境领会起着特别重要的作用,因此我们用核磁共振成像技术测量海马回的功能和结构。

　　为了了解自己在情境敏感性维度上所处的位置,你可以看看你对以下 10 个问题的回答是"是"还是"否"。

1. 身边有人曾经跟你说过,你对别人的感受异常敏感。

2. 偶尔会有人指出你的行为举止在一些社交场合不够得体,这让你很意外。

3. 有时候你会在工作中遭遇挫折,因为你对上司的态度过于亲密,或者你会把跟朋友的关系搞僵,因为在他急得要死的时候你还一脸的快活。

4. 你跟别人说话的时候,对方有时候会退后一步,来增加你们之间的距离。

5. 你经常会反复斟酌自己要说的话,因为你感觉在当时的情境下,一些话说出来不一定合适。比方说,在你对下面这个问题做出回答之前:"亲爱的,我穿这条牛仔裤显胖吗?"

6. 在公共场合,你会尤其注意控制自己说话不要太大声。

7. 经常有人提醒你,在公共场合不要随便提起别人的名字,因为那个人可能就在附近。

8. 你几乎总是很清楚一个地方你是否曾去过,即便是你多年以前开车去过的一条马路。

9. 如果有人的行为显得与环境格格不入,比如在办公室里举止太过随便,你能够注意得到。

10. 身边有人曾对你说过,在陌生人或者陌生环境面前,你的举止很得体。

第1、5、6、8、9、10问,回答"是"得1分,回答"否"得0分;第2、3、4、7问,回答"是"得0分,回答"否"得1分。如果你的得分低于3分,你在情境敏感性维度上处于"情境迟钝"的一端;如果你的得分在8分以上,则表明你"情境敏感"。

专注力维度

你能够屏蔽掉情绪干扰,保持注意力的集中,还是说,你会经常走神,忘掉了手边的事情,开始心不在焉:或者想起早上跟你的另一半吵了一架;或者因为即将要为老板或客户做报告而紧张;或者因为明天要去医院复诊而担心? 如果你正在赶一个急活,而你的老板每半个小时就会在你旁边出现来检查你的进度如何,在他离开之后你是不是要花好一阵子才能重新找回思路? 如果你未成年的儿子打电话过来,跟你讲了他申请大学过程中的种种不顺利,你的注意力还能保持集中吗?

专注力也是构成情绪风格的维度之一,这听起来似乎有些奇怪,因为集中注意力一般被视为构成认知能力的要素之一。我将专注力纳入的理由是:即便我们所熟悉的环境中的形形色色已足够令人分神,如果再有一些情绪掺杂其间就更是如此。打个比方,在一个嘈杂的餐馆里,如果我们听到了几桌之外的吼声,或者听到有人情绪激动地大喊一声,接着就是玻璃杯摔碎的声音,还要保持注意力集中恐怕会很难;而如果周围人的声音没那么情绪化,不受干扰地继续谈话则会更容易。

情绪线索在我们的生活和环境中无所不在,它们很容易让我们分神,往往让我们无法完成任务或者保持镇定。研究人员已经发现,屏蔽情绪干扰的能力与屏蔽感官干扰的能力相关。注意力集中的人能够在一个喧闹的派对之中,专注于和一个人的对话;而注意力分散的人的关注点和眼神会不断游移,被最容易捕获注意力的刺激所吸引。一些人即便深陷情绪漩涡,仍然可以坚持不懈地努力工作,他们在专注力维度上处于"注意力集中"的一端;而另一些人则不断受到与手边工作完全无关的情绪冲动的摆布,他们在专注力维度上处于"注意力分散"的一端。注意力集中的人能够保持全神贯注,无视情绪干扰的闯入,对周遭气氛中所负载的焦虑情绪不予理会,这正是注意力分散的人无法做到的。简言之,专注力与情绪是亲密的伴侣。情绪刺激总是向我们索求过多的注意力,因此保持稳定的内在方向感,平静从容地抵制干扰而集中注意力,也是情绪风格的一个方面。

从很多方面来看,屏蔽情绪干扰都是我们情绪生活中其他方面的基石,因为注意力集中会对情绪风格的其他维度产生影响——比方说,自我觉察能力要求我们留心身体内部的信号,而社交直觉则需要我们专注于社交信号。

在实验室里,我们有多种方法来测量专注力,这是因为相关研究已经发现,人的注意力有多种不同的形式。选择性注意是其中之一。⑦所谓选择性注意(selective attention),是指当我们被周围不断出现的无数刺激所淹没的时候,还能够奇迹般地仅仅注意到其中的一个事物。我之所以用了"奇迹般"这样的字眼,那是因为在任何一个时刻我们所接触到的信息量都是无比巨大的。就在你现在读到这行字的时候,你的周边视觉(peripheral vision)已经看到了正捧着书的你的双手。你的耳朵也在不断地接收到声音——如果你觉得房间里现在很安静,合上书,集中注意力,看看你能听到什么。你的脚现在正踩在地上,你的臀部正坐在椅子上——同样地,合上书,集中注意力,看看你身体的触觉能感觉到什么。可能你已经明白我的意思了。如果你过去从不曾注意到这些细微感知的存在,那么我就要恭喜你刚刚通过集中注意力完成了一件不易做到的事。然而,尽管存在所有这些争抢我们注意力的外在刺激,我们经常能够只关注于一件事情,而忽略其他。如果不是这样,我们只会无可救药地被感官世界的汪洋抛来掷去。这样的注意力集中通过两方面实现:一方面,我们增加了我们所关注"频道"(就此刻来说,就是你正在读的这句话)的输入;另一方面,我们抑制了那些我们希望忽视的"频道"(比如,你的臀部现在感受到的触觉,等等)的输入。

另一种形式的注意力是指开放的、不予评判的觉察能力（open，nonjudgmental awareness），指的是对进入思想、视觉、听觉、触觉的任何信息都不加批判地进行接收的能力。比如，如果你感觉到后背下方有轻微疼痛，但只是感觉到痛而已，那并没有占据你的整个思想，那么这时候起作用的，就是你的开放的、不予评判的觉察能力。如果电梯坏了，你担心自己开会迟到而心急如焚，你甚至还自言自语地说"哎，真是急死人"，但同时你已经开始去找楼梯，并没有惊慌失措，这时候起作用的，也是开放的、不予评判的觉察能力。如果开放的、不予评判的觉察能力很强，一个人往往可以将自己的关注点保持在自己的目标上，不会被各种事件所牵引和干扰，就好像内心有一块磁铁一样。

这正是各种形式的禅修所致力于培养的，在第 9 章中我们还会谈到。开放的、不予评判的觉察能力可以产生一种情绪平衡和满足感。（这也是专注力成为情绪风格构成要素的另一大理由。）在专注力维度上处于"注意力集中"一端的人往往宠辱不惊，不会受到情绪持续起伏的影响。开放的、不予评判的觉察能力还决定了我们对周遭环境以及对我们自己的思想和情绪的敏感度，因而在我们的社交直觉与自我觉察能力中也起到了重要作用。如果缺乏开放的、不予评判的觉察能力，那么对身心内部和社交环境中出现的微妙信号，我们都无法有清楚的体察。

为了在实验室中对开放的、不予评判的觉察能力进行测量，我们将这样一个事实作为研究的出发点：如果我们的注意力被一个刺激所"绑架"[8]，那么我们就无法注意到在一秒之内紧接着出现的另一个刺激。这种对相继出现的刺激视而不见或者听而不闻的现象，被称为"注意力暂失"（attentional blink，又译"注意瞬脱"）。注意力暂失可以用一个简单的测试来度量。比方说，在受试者观看的屏幕上一个接一个地闪现出一连串的字母，每秒 10 个：C、P、Q、D、K、L、T、B、X、V……但在这个过程中，不时会插进一些数字，比如像这样：C、P、Q、D、3、K、L、7、T、B、X、V。当一个数字在字母流中间出现的时候，要求受试者指出来。如果在第一个数字出现之后不到半秒第二个数字就出现，那么大多数人虽然能够注意到第一个数字 3，但就是无法看到第二个数字 7。他们的注意力暂时消失了。这可能是因为数字很少会出现，而且数字正是你找寻的目标，所以当数字一旦出现，你可能会兴奋得颤栗，因而在大脑恢复到正常状态之前，你无法感知到下一个目标的出现。你注意力暂失的时间越长——换言之，为了能够在一连串的字母中认出下一个数字，你需要等待的时间越长——要被你的大脑留意到，相继出现的刺激需要间隔的时间也就越长，从而，你在周遭世界中错过的信息也就越多。

如果你需要注意到的对象中还含有一些情绪性的因素，那么注意力暂失持续的时间还会更长。可以对前面的实验进行修改，不再要求受试者在一系列的字母中留意不时会插进的数字，而是换成，比方说，让他们在一连串的户外风景照片中间，留意小孩哭泣的照片。在这样的实验中，为了让受试者观察到下一张小孩哭泣的照片，中间也需要间隔一段时间，而且这个时间比要在字母中间认出下一个数字而需要等待的时间更长。这告诉我们，注意力中含有一些情绪性的因素，或者更准确地说，注意力受到情绪的影响。

不过，在有些人身上几乎观察不到注意力暂失现象。他们的觉察能力是非反应性的（nonreactive），在感知到刺激的时候，仍然能够保持镇定——我们大多数人在字母串中间发现数字时会感受到的些许兴奋在他们那里要么根本就不存在,要么虽然存在但不足以造成注意力暂失。因此,跟我们大多数人比起来,这样的人错过的刺激往往更少。一个人在多大程度上会出现注意力暂失的现象——尤其是在接触到情绪性的刺激时——可以反映出这个人在情绪平衡和沉着镇静方面的品质。

在实验室里,我们通过注意力暂失测试来对开放的、不予评判的觉察能力做出评估,具体来讲,用前述的字母加数字的版本或者情绪因素加自然风光的变体都可以。我们测量专注力的办法是用耳麦来向受试者播放不同音高的简单电子音,通常是一高一低。首先请受试者仅仅注意高音,要求他们每次听见高音就按下一个按钮,但在听到低音的时候不能按。为了增加难度,我们只用一边耳朵的耳麦来播放电子音,要么左边要么右边,一秒钟播放一个音,左右交替。受试者的得分——按对的次数减去按错的次数之差——即是衡量他们专注力强弱的指标。为了进一步增加难度,我们有时候会请受试者仅在当左耳听到高音,或者右耳听到低音,或者两者同时出现的时候才可以按按钮。结果往往是当高音在应该被忽略的那只耳朵里响起的时候,受试者会错按按钮,这意味着受试者的注意力过于粗略,还不够专注。有时候,高音会被受试者直接遗漏。在所有这些情况下,我们会用核磁共振或者脑电图监测受试者的大脑活动,具体的选择取决于我们是希望测量大脑活动的时间(脑电图对此更擅长)还是位置(这时我们会选择核磁共振)。

即便没有这些装备,你也可以借助于我们下面的问卷来估计自己的专注力风格。用"是"或者"否"来回答下面这 10 个问题。

1. 你在嘈杂的环境下仍然可以集中注意力。

2. 如果你所处的环境中存在大量感官刺激，而且你周围有很多人来来去去，比如正在参加一个派对或者身处机场的人流之中，你不会因为看见了什么而浮想联翩，忘记自己身在何处。

3. 如果你决定要把注意力集中在一项具体的工作上，你一般都可以做到。

4. 如果你希望在家办公，电视或者其他人的吵闹声很容易让你分神。

5. 如果你安静地坐几分钟，各种思想会如潮水般涌入你的脑海，你会发现自己同时展开了好几条思绪，你甚至都不知道自己是如何想到它们的。

6. 如果你被意料之外的事情打断，你能够很快重新把注意力集中在之前所做的事情上。

7. 在相对安静的时间段，比如当你在乘坐火车或汽车，或者在排队买东西的时候，你会注意到身边的很多事物。

8. 如果一项重要的任务只能由你单独完成，而且要求你百分之百的专注，你会找一个最安静的环境来处理它。

9. 你的注意力容易被环境中的刺激和事件所捕获，而且那一旦发生，你难以重新集中注意力。

10. 在鸡尾酒派对或者办公室的小隔间那样人来人往的环境中，与别人交谈对你来说并无困难——你能够对环境中其他人的活动不予理会，即便只需稍加留意你就能听清他们在说什么。

第 1、2、3、6、7、10 问,回答"是"得 1 分,回答"否"得 0 分;第 4、5、8、9 问,回答"是"得 0 分,回答"否"得 1 分。如果你的得分在 8 分以上,那么你在专注力维度上处于"注意力集中"的一端;如果你的得分在 3 分以下,那么你可能就属于"注意力分散"的阵营。

既然你已经估计好了自己在情绪风格的六个维度上分别处于怎样的位置,现在拿一张纸出来,从上到下画六条等距的水平线:

- 从上到下将这六条线分别标注为"情绪调整能力""生活态度""社交直觉""自我觉察能力""情境敏感性"和"专注力"。

- 从左到右为每个维度的两端做出标注。"情绪调整能力"的两端分别是"迅速恢复"和"缓慢恢复";"生活态度"的两端分别是"消极"和"积极";"社交直觉"的两端分别是"社交直觉迟钝"和"社交直觉敏锐";"自我觉察能力"的两端分别是"自我觉察能力迟钝"和"自我觉察能力敏锐";"情境敏感性"的两端分别是"情境迟钝"和"情境敏感";"专注力"的两端分别是"注意力分散"和"注意力集中"。

- 现在,根据你自己在上面六个问卷中的得分,为自己在每条线上做出标记。

现在你可以一眼看出自己的总体情绪风格。也许你生活态度积极,能够迅速恢复情绪,社交直觉敏锐,自我觉察能力迟钝,对情境敏感,注意力集中。也许你生活态度消极但是能够迅速恢复情绪,社交直觉迟钝,自我觉察能力迟钝,注意力分散。无论你的情绪风格如何,在理解它如何影响了你的健康和人际关系,乃至做出你是否需要在某个维度上向左或向右移动的决定之前,你首先都必须了解它。

我本人的情绪风格如图所示。

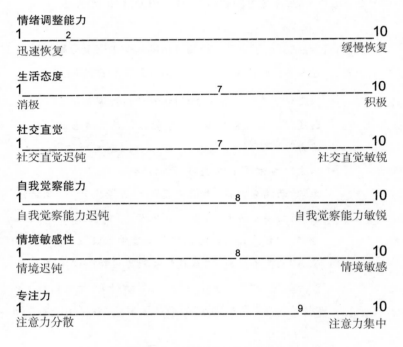

情绪调整能力
1_____2_____10
迅速恢复   缓慢恢复

生活态度
1_____7_____10
消极   积极

社交直觉
1_____7_____10
社交直觉迟钝   社交直觉敏锐

自我觉察能力
1_____8_____10
自我觉察能力迟钝   自我觉察能力敏锐

情境敏感性
1_____8_____10
情境迟钝   情境敏感

专注力
1_____9_____10
注意力分散   注意力集中

戴维森在六个情绪风格问卷中的得分。

我在本书序言中已经解释过,我之所以关注情绪风格的六个维度,而不是更为人知的个性类型划分,是因为这六个维度是建立在大脑活动模式的坚实基础之上的。下一章中,我将会回答以下三个问题:我们是如何发现情绪风格六维度背后的大脑活动模式的?大脑活动模式具体有哪些?为什么不管我们是要理解情绪风格,还是要设法在其中的某个维度上移动,大脑活动模式都非常关键?

---

① S.K.Sutton, R.J.Davidson, B.Donzella, W.Irwin, and D.A.Dottl, "Manipulating Affective State Using Extended Picture Presentation," *Psychophysiology* 34 (1997): 217 – 226.

② D.C.Jackson, C.J.Mueller, I.V.Dolski, K.M.Dalton, J.B.Nitschke, H.L.Urry, M.A. Rosenkranz, C.D.Ryff, B.H.Singer, and R.J.Davidson, "Now You Feel It, Now You Don't: Frontal Brain Electrical Asymmetry and Individual Differences in Emotion Regulation," *Psychological Science* 14(2003):612 – 617.

③ A.S.Heller, T.Johnstone, A.J.Shackman, S.Light.M.Peterson, G.Kolden, N.Kalin, and R.J.Davidson, "Reduced Capacity to Sustain Positive Emotion in Major Depression Reflects Diminished Maintenance of Fronto-Striatal Brain Activation," *Proceedings of the National Academy of Sciences* 106(2009):22445 – 22450.

④ K.M.Dalton, B.M.Nacewicz.T.Johnstone, H.S.Shaefer.M.A.Gernsbacher.H.H. Goldsmith, A.L.Alexander.and R.J.Davidson, "Gaze Fixation and the Neural Circuitry of Face Processing in Autism," *Nature Neuroscience* 8(2005):519 – 526.

⑤ R.J.Davidson, M.E.Horowitz.G.E.Schwartz.and D.M.Goodman, "Lateral Differences in the Latency Between Finger Tapping and the Heartbeat," *Psychophysiology* 18(1981): 36 – 41;S.S.Khalsa, D.Rudrauf, A.R.Damasio, R.J.Davidson, A.Lutz, and D.Tranel, "Interoceptive Awareness in Experienced Meditators." *Psychophysiology* 45 (2008): 671 – 677.

⑥ R.J.Davidson, D.C.Jackson, and N.H.Kalin, "Emotion, Plasticity, Context, and Regulation:Perspectives from Affective Neuroscience," *Psychological Bulletin* 126(2000): 890 – 909.

⑦ A.Lutz, H.Slagter, N.Rawlings, A.Francis.L.L.Greischar, and R.J.Davidson, "Mental Training Enhances Attentional Stability:Neural and Behavioral Evidence," *Journal of Neuroscience* 29(2009):13418 – 13427.

⑧ H.A.Slagter, A.Lutz, L.L.Greischar, A.D.Francis, S.Nieuwenhuis.J.M.Davis, and R.J. Davidson, "Mental Training Affects Distribution of Limited Brain Resources," *PLoS Biology* 5(2007):e138.

第 4 章

情绪风格的大脑机制

在今天这个"大脑时代",甚至连广告公司都希望了解消费者的杏仁核会如何对广告做出回应,这已经让我们感觉到我们的思想和情绪取决于大脑活动模式是显而易见的。当我们在头脑中想象出自己家的一幅画面时,我们能够通过心灵之眼来"看到"邮箱在相对于房门的哪个位置,这种能力要拜视觉皮质的活动所赐;当我们听到并理解一个复杂的句子时,颞叶中的回路与前额皮质回路发生了互动,让我们得以从听觉信号中获取意义;当我们规划假期,在头脑中想象大家一起去机场登机的情景时,我们会调动前额皮质的广大区域,后者正如一台时间机器,能够将我们的思想送至未来。

情绪风格的六个维度也同样如此:它们反映了特定大脑回路中的活动。每一个维度的两种极端情况——正如"积极"与"消极"之于生活态度维度——通常都是由于相关回路活跃水平的过高或者过低。我们在上一章中将自己在各个问卷中的得分绘制在一张图上之后,认识自己的下一步就是了解决定每一个情绪风格维度及其极端情形的大脑机制。这也是你在任何一个情绪风格维度上向任何方向移动的第一步。毋庸讳言，我也是有偏见的——可是我相信，如果你试图改变如情绪风格那样基本的性格特征，那么你的工作最好是建立在神经科学的基础之上，这样会更令人信服。

你在每个情绪风格维度上的位置取决于你大脑活动的具体模式，这毫不奇怪，因为我们的一切心理活动都是由大脑决定的。决定这六个维度的大脑回路大部分都位于通常所认为的情绪区域（边缘系统与下丘脑）之外，这才是真正令人惊讶的地方。所有这些都发端于这样一个发现：控制着计划、判断等执行机能（executive function）的前额皮质决定了人们的情绪调整能力是强还是弱。

我在纽约州立大学帕切斯分校的时候发现了这一点，第 2 章已经有过介绍。但我很快发现，帕切斯分校太小了，而且缺乏必要的基础设施来完成我的研究。于是我将"触须"伸向了规模更大、更重视科研的大学，看看有没有更适合我的工作机会。不久我听说，为了跟他的太太在一起，著名的心理生理学家彼得·兰（Peter Lang）离开了威斯康星大学麦迪逊分校。威大决定找一个研究方向与他大致类似的人来顶替他，他们于是找到了我。威大的教员招募策略值得称道。他们会将橄榄枝伸向那些成长中的学界新人，而不是去追求那些已经羽翼丰满的学术明星。后者往往是哈佛这类学校的做法。他们给了我一个职位，我欣然接受。这很大程度上是因为该校心理学系星光熠熠的学术声誉。

1985 年 9 月我搬到了麦迪逊市，在另一个州开始了在新东家的工作。而事实上，当时要迈出这样一步，我在个人生活上还做出了一些牺牲：我的太太苏珊（Susan）和当时只有三岁大的女儿仍在纽约，因为苏珊要继续在爱因斯坦医学院（Albert Einstein College of Medicine）的妇产科完成她的医生实习。我租了一套很小的公寓，里面配有一张破旧的沙发床，算是为自己找到了一个落脚处。头一年里，我上下班都要在不同的时区之间穿越：周四到周日住在纽约的家里，每周一大清早再飞回麦迪逊。这样的折腾并没有将我压垮，我情绪风格中较强的情绪调整能力以及积极的生活态度无疑帮了大忙。

情绪调整能力的大脑机制

在情绪调整能力维度一端的人会被困难轻易击倒，他们的情绪恢复缓慢，甚至根本无法恢复；而处于另一端的人面对挫折则能一笑而过，继续自己生活的步伐，甚至会主动迎难而上，因此他们能够非常快地从逆境中恢复过来。我在第 2 章中已经提到，较强的情绪调整能力意味着左脑前额皮质相对于右脑更高的激活水平；而较弱的情绪调整能力则是因为右脑前额的激活水平更高。在情绪调整能力较强的人身上，左前额区的激活水平可以强于较弱者 30 倍之多。

这个发现让我第一次意识到，一个人在情绪风格维度中处于哪个位置可能取决于大脑特定区域活跃水平的高低。这无疑激起了我极大的兴趣，但我并没有迫不及待地声称自己发现了个体差异的大脑基础。当时我对自己的发现还没有百分之百的信心，不希望自己的结论最后被证明是错误的，让初出茅庐的自己蒙羞。发现左右脑前额区活动水平差异的那项研究其实规模很小（只有几十位受试者参加），而且为了揭示出这些差异，我们所使用的实验方法（protocol）也只有一种——通过播放视频来唤起人们的情绪。显然，我需要更可靠的证据。因此,一到麦迪逊,我就开始更加深入地思考这样一个问题:前额功能模式的差异究竟意味着什么?[①]或者更具体地说,前额皮质在情绪产生的过程中究竟发挥了怎样的作用? 毕竟,一直以来,人们都认为前额皮质是最高级的认知活动的发生地,判断、计划等执行机能的中枢。它怎么可能还会对"情绪"风格的一个维度产生影响呢?

首先,前额皮质某些区域与杏仁核之间的那一大束神经元给了我启发。消极与痛苦的情绪中总是有杏仁核的参与。当我们感到焦虑、恐惧或者危险的时候,杏仁核会被迅速激活。我想,左前额皮质也许对杏仁核有抑制作用,从而有助于人们从困境中迅速恢复。

为了验证这个想法,我与研究生达伦·杰克逊(Daren Jackson)一共招募了 47 位成年人,他们的平均年龄为 58 岁。[②]他们都是"威斯康星追踪研究项目"(Wisconsin Longitudinal Study)的参与者。威大麦迪逊分校的社会学家在 1957 年发起了威斯康星追踪研究项目。当年威斯康星全州 1/3 的高中毕业生都参与了这个项目。在之后的数十年中,威斯康星追踪研究项目会对所有这些人的工作经历、社会经济地位、家庭生活、心灵创伤以及身体健康等进行追踪。这 47 位参与者来到我在布罗格登心理学大楼(Brogden Psychology Building)中的实验室。布罗格登心理学大楼建于 20 世纪 60 年代中期,位于校园的中心,并不显眼。在科研辅楼的三楼,整层楼一扇窗户都没有,这也是布罗格登心理学大楼最显著的特征。当时的设计初衷,是为了让楼内进行的严肃实验与外部世界彻底隔离。不过,身处这样一具"石棺"之中对人们的科研效率有何影响,还有待考证。

达伦会接待每一位参与者,向他们解释实验的安排和目的,然后再请他们签署一份知情同意书(所有在人身上进行的实验都必须征得受试者的书面同意）。他告诉实验参与者,希望测量他们的脑电活动,以便帮助我们判断左前额激活水平高的人是不是比右前额激活水平高的人有更强的情绪调整能力。然后,我们会将一个嵌满电极的发网戴到志愿者的头皮上——事先会将每个传感器末梢的海绵浸在盐水中,增加其对电脉冲的传导能力。在隔壁的控制室里,另一名助手会监控电接触是否正常。如果发现某个接触点出现了问题,他会冲着通话设备喊叫:"右额区的87号!右顶叶区(parietal region)36号!"这个时候,我们会用注射器在电极的海绵上再多滴上一点盐溶液。每名实验参与者都披着一层塑料披肩,这样水滴就不会滴到他们的衣服上。头戴嵌满电极的发网,身着塑料披风,你仿佛置身于一间未来主义的美容院。

一旦传感器开始正常工作,我们首先会测量基准水平的大脑活动,总共时长8分钟,实验参与者睁眼、闭眼各测4分钟。然后,我们会在视频显示器上播放51张照片,每张照片持续6秒钟。这51张照片中,有17张描绘的是令人不快的画面,比如眼睛里长着一个瘤子的婴儿;17张显示的是令人愉快的画面,如一个容光焕发的妈妈抱着自己的宝宝;另外17张显示的是中性的场面,比如一个普普通通的房间。在照片显示的同时或者之后,参与者时不时地会听到"咔嗒"的一声短促的白噪声,这会让他们不自觉地眨眼——此即所谓的"惊跳探测"(startle probe),我们前面曾有介绍。最后,我们会将传感器附着在一只眼睛正下方的眼轮匝肌(orbicularis oculi)上。人在眨眼的时候,眼轮匝肌会发生收缩。先前相当大一部分的研究已经证明,当人们处于消极的情绪状态时,他们在惊跳刺激下的眨眼反射要比在中性的情绪状态下更强;跟中性的情绪状态比起来,积极的情绪状态则会让惊跳刺激下眨眼反射的力度进一步减弱。这些传感器会告诉我们眨眼的力度，从而让我们能够在人们观看情绪性照片的同时以及之后的整个过程中，追踪他们的情绪状态。这样我们就能够测量人们从令人不安的照片所带来的消极情绪中恢复的速度有多快。

　　简言之，我们发现，在基准时期左前额皮质激活水平更高的人，从那些图片所引起的厌恶、惊骇、愤怒、恐怖等强烈情感中恢复的速度要快得多。据此我们推测，左前额皮质会向杏仁核发送抑制信号，授意后者消停下来，如下图所示。这样的推断与其他研究人员的下面这个发现是一致的：前额皮质某些区域的激活水平较低的人，在经历了消极情绪之后更容易显示出持久的杏仁核活动——消极情绪一旦出现，他们就难以摆脱。我们的研究发现正好是硬币的另一面：左前额皮质的活动缩短了杏仁核激活的持续时间，从而让大脑得以从令人不快的经历之中恢复过来。

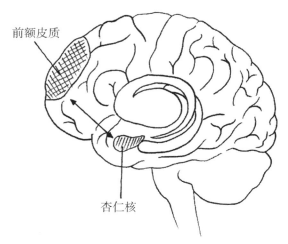

前额皮质

杏仁核

情绪调整能力：在前额皮质与杏仁核之间传递的信号决定了大脑从令人不快的经历之中恢复的快慢。

让我们按下"快进"键，来到 2012 年。今天，利用核磁共振成像技术，我们已经知道，前额皮质与杏仁核之间的脑白质（white matter）——神经元之间相互连接的轴突（axon）——越多[3]，一个人的情绪调整能力越强；脑白质越少，即前额皮质与杏仁核之间的通路越少，一个人的情绪调整能力越弱。

我必须马上指出，看到上面这句话很多人心里会想："糟糕，我的前额皮质与杏仁核之间的联系肯定很少，因此，一遇到困难，我准会陷入神经质的泥淖。"在第 8 章中，我们会介绍大脑不同区域之间的联系是完全可以加强的；在第 11 章中，我会告诉各位如何才能够增强前额皮质与杏仁核之间的联系。同样，提高你左脑前额皮质的基准活跃水平也是完全可行的。

我们来总结一下情绪调整能力维度上的两种极端情形。"缓慢恢复"的人很难从困境中恢复，他们的前额皮质与杏仁核之间的信号交流较少。这可能是因为前额皮质本身的活跃水平较低，也可能是因为左前额与杏仁核之间交流不足。能够从困境中"迅速恢复"、因而有很强的情绪调整能力的人，他们在遭遇挫折时左前额皮质会被有力地激活；此外，他们的前额皮质与杏仁核之间的联系纽带也异常强劲。通过抑制杏仁核的活动，前额皮质能够平息与消极情绪相关的脑信号，从而确保大脑有效工作，免受消极情绪的干扰——不妨把这当做情绪调整能力的一个实用定义吧。

社交直觉的大脑机制

社交直觉是情绪风格中的关键维度之一，社交直觉维度上的两种极端情形——"社交直觉迟钝"与"社交直觉敏锐"——反映了人与人之间在大脑的活动水平与各脑区之间的联系水平上的显著差异。我是在蒂莫西（Timothy）的帮助下，才意识到这一点的。蒂莫西是一名高功能自闭症（high-functioning autism）患者。当我在一项研究中认识他的时候，他只有 13 岁。蒂莫西很聪明，讲话没有问题，也能够理解人们的语言。不过，他的话语具有明显的单音调的特征，缺乏被称为"语调升降曲线"（intonation contour）的音高起伏，没有声调、音高、节奏的轻重变化，因此听者从他的话语中感受不到情绪的传递。打个比方，如果你的交谈对象说话的音量与音高同时上升，你就可以相当肯定地判断对方已经发火了。如果语速下降，音量减弱，音高趋缓，说话的人可能正情绪低落。而蒂莫西说话听起来就像是一个机器人。

不过更值得注意的是，当他在跟别人说话的时候，他不会与对方发生目光接触，不管对方是谁。在跟我说话的时候，他偶尔会向我投来短暂的一瞥，但大多数时候，他的目光都停留在别处，不管看哪里就是不看我的眼睛。在我们把蒂莫西带到实验室后，眼动追踪软件也确认了这一点：当我们在视频显示器上播放人脸的照片时，他几乎不会去看人们的眼部，而成长中的儿童一般都会目不转睛地盯着对方的眼睛。在另一个测试中，我们首先把蒂莫西送入核磁共振扫描仪，以监测他的大脑激活模式，然后我们让他观看具有中性或者情绪性表情的人脸照片，我们发现蒂莫西的梭状回面孔区——专门用于辨认脸孔的区域——的激活水平远低于同龄儿童的平均水平。蒂莫西的梭状回激活水平越低，他就越无法判断一张脸孔所传递的是何种情绪。在这个测试中，蒂莫西还显示出了过高的杏仁核激活水平。

不过,一旦他将视线从面孔的眼部移开,杏仁核激活水平就会出现下降——与别人的双目对视会令蒂莫西焦虑不安,于是他悄悄地找到了一个办法来缓解这种焦虑。

人类是视觉高度发达的动物,能够通过眼睛从同类那里获取社交信号。通过对蒂莫西那样的儿童、青少年以及成年人的研究,我得出结论:缺乏社交直觉——从而无法判断言行在社交上是否得体——是由低水平的梭状回激活与高水平的杏仁核激活所造成的,参见下图。

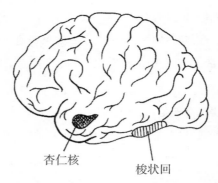

杏仁核   梭状回

社交直觉:较低的梭状回活跃水平与较高的杏仁核活跃水平,是"社交直觉迟钝"一端上的典型特征;较高的梭状回活跃水平与中低水平的杏仁核激活,则是"社交直觉敏锐"者的大脑特征。

这正是处于该维度"社交直觉迟钝"一端的人所具有的大脑模式特征。相较而言,如果梭状回的激活水平较高,而杏仁核的活动处于中低水平,那么就是"社交直觉敏锐"的人,他们对社交信号异常敏感,即便是蛛丝马迹也能够被他们捕捉到。

自 2005 年我们将这项关于自闭症患者的研究发表以来[④],杏仁核的活跃水平对人们社交敏感性的影响在一些同行的研究中得到了进一步确证。比方说,有几项实验关注了一种能够降低杏仁核激活水平的分子。20 世纪 90 年代,科学家在小型哺乳动物田鼠身上进行了研究,让这种被称为"催产素"(oxytocin)的荷尔蒙点燃了公众的想象力。坚守"至死不渝"的一夫一妻制、对配偶从一而终的哺乳动物很少,草原田鼠(prairie vole)是其中的一种;而其近亲山区田鼠(montane vole)则热衷于动物界中更常见的"一夜情"式的伴侣关系。这两种田鼠在基因上的相似度高达 99%。它们性行为上的差异正是由荷尔蒙引起的。在爱情的关键时刻,或者说在交配的时候,草原田鼠体内会分泌大量的催产素,而山区田鼠则不会。另外,对爱情忠贞的草原田鼠在大脑中还有大量催产素荷尔蒙的受体(receptor),而热衷于"一夜情"的山区田鼠的大脑中则没有。[5] 同样,在人身上,催产素与母性行为(生产和哺乳的时候会分泌催产素)、爱恋感,以及从容淡定、心满意足的感受之间,存在联系。[6]

　　当然,人类行为非常复杂,不仅仅是脑荷尔蒙水平就能够解释的。比方说,有确凿的证据表明,男女之间的好感本身能够提高催产素水平(反过来是否成立,还有待进一步研究)。但无论如何,对催产素的实验已经证明了杏仁核在社交中的作用[7]:当催产素被喷入实验志愿者的鼻孔,直接进入大脑的时候,他们的杏仁核激活水平会降低。这说明了催产素可能是通过抑制杏仁核来产生忠贞与爱恋的感受的,还说明了用其他办法抑制杏仁核也能达到同样的目的,也能让你的社交直觉变得更敏锐。

情境敏感性的大脑机制

　　我前面提到过,六个情绪风格维度是我在研究情绪的过程中偶然发现的。其中的情境敏感性还是猴子"帮忙"发现的。

在 1995 年的一项研究中,我开始了与我的朋友兼同事内德·卡林(Ned Kalin)的合作。我们研究的是造成恒河猴(rhesus monkey)焦虑气质的神经基础。为了开展这项研究,我们显然需要找到能够甄别焦虑气质的方法,来判断猴子中的哪些是神经过敏、思维混乱的家伙,哪些是心理健康、毛发柔顺的萌物。当处于一个陌生的环境时,猴子与蹒跚学步的小孩都会一动不动,这是一种被称为"行为抑制"(behavioral inhibition)的焦虑形式。内德对研究的设计正是以这个著名现象为出发点:他把人类的侧面像置于恒河猴的面前。当猴子看到人类头部的剪影时,即便仅仅是从视频显示器上看到,它们通常也会变得一动不动。不过,这种动作僵硬会持续多久,在不同的猴子之间差别很大——短的只有 10 秒钟,而久的则长达 1 分钟以上。

我们让 100 只猴子看了人类头部的侧面剪影,发现其中有 15 只猴子保持动作僵硬的时间比其他猴子要长得多。[8]令人好奇的是,这 15 只猴子中又有 3 只在独处看不到人像的时候,也会时不时地出现动作僵硬的现象。也就是说,这 3 只猴子不但对一个通常会引起反应的情境——看到人类的侧面像——有极端反应,它们还对一个在大多数猴子身上都不会引起反应的情境——身处猴群,坐在熟悉的家里,眼前一个人影都没有——有极端的反应。这说明这 3 只猴子没有觉察情境的能力:它们将一个安全而熟悉的情境当成了一个陌生、可能存在危险的情境,在前者之中做出了在后者之中才会出现的反应。

我们的大脑是通过海马回在熟悉与不熟悉的情境之间做出区分,如下页图所示。

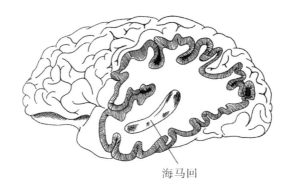

海马回

情境敏感性:虽然海马回更为人知的功能是形成长期记忆,但其实海马回还有调整行为以适应特定情境的作用。"情境迟钝"的人的海马回活跃水平较低,而"情境敏感"的人的海马回活跃水平较高。

　　海马回更为人知的功能是处理记忆:海马回似乎是一个短期记忆的临时文件夹,短期记忆转为长期记忆之前的中转站。不过在卡林与我最近的一个对恒河猴的研究中[⑨],我们发现离杏仁核最近的前海马回(anterior hippocampus)对不同情境所引起的行为抑制也存在影响。

　　这与另一个发现不谋而合:创伤后应激障碍(posttraumatic stress disorder,简称 PTSD)患者往往会出现海马回功能失常。你可能已经听说过创伤后应激障碍,它是一种严重的心理疾病,对其患者来说,即使是普通经验也会触发对过往心理创伤的痛苦记忆。比方说,一声汽车回火声可能就会让从伊拉克战场回国的退伍老兵感觉自己又重新在战后的提克里特(Tikrit)动乱的街道上巡逻。不过,你也可以认为,从根本上来说,创伤后应激障碍其实是一种情境紊乱障碍:患者感到的焦虑甚至恐惧在一定的情境下是合理的,比如在战场上,但问题在于患者在普通情境下经历了这些本该出现在创伤情境中的感受。作为一个奔赴战场的海军战士，听到爆炸声会令你的肾上腺素井喷、杏仁核狂飙，这不足为奇，也有助于你适应新的环境；但如果听到你们家附近的建筑工地上传来了《Boom! Shake the Room》这首歌的歌声，你也如是反应，恐怕就不太正常了。

我之所以能够对创伤后应激障碍有深入理解，还要感谢2010年的一项研究。当时我试图弄明白，由各种静观传统（contemplative tradition）所倡导的禅修等灵修形式，是否能够帮助退伍军人减轻痛苦。当我在威斯康星向归国部队的指挥官介绍这项研究的时候，他跟我讲起了几天前发生在一位部下身上的事情。这名退伍军人刚从阿富汗回来，就去买了自己心仪已久的摩托，然后带着自己的老婆去兜风。这时候一辆救护车鸣叫着呼啸而来，这名老兵一下子变得惊慌失措。他猛踩油门，摩托就像子弹一样地冲了出去，失去控制，最后撞上了另一辆车。这名老兵当场毙命，他的妻子身负重伤。这个悲剧告诉我们，如果大脑失去了对情境的正确判断，会带来怎样严重的后果。在本例中就是判断：同是突如其来的一声巨响，出现在相对安全的田园风情的乡村，与出现在战场上，究竟有何区别？

已有无数研究表明，创伤后应激障碍与海马回体积缩小有关。这是有道理的：体积缩小之后，海马回在对创伤事件的情境形成记忆的时候可能会出现困难，从而将危险的阿富汗街道与安全的威州公路相混淆。至此，我得出结论：如果海马回的活跃程度低于正常水平，会让一个人在情境敏感性维度上处于"情境迟钝"一端。而在"情境敏感"的一端，海马回的极度活跃可能会导致对情境的过度关注，从而妨碍情绪的自然流露。在这种情况下，一个人会对社交情境极其注意，从而使得自己的情绪能力瘫痪。他或她会如此专注地分析社交环境中的细微之处——就好像一位宾客在精心布置的餐桌旁落座后,居然发现自己的餐盘旁边摆放了六把叉子——以致动弹不得,生怕自己言行不当。类似地,对情境极其敏感的人会根据自己的理解,依照不同场合的要求而采取行动——在爱人面前是一个样,在老板面前是另一个样,在朋友面前又是一个样——很快,连他们自己都会怀疑自己是否真诚可信。

海马回与其他的大脑区域(如前额皮质)之间联系的强度影响着一个人的情境敏感性。海马回与位于前额皮质的大脑执行机能区之间,以及与位于大脑皮质别处的长期记忆存储区之间,经常会有信息交流。海马回与这些区域之间的联系越强,一个人的情境敏感性也就越强。

在人类和实验室动物身上进行的大量研究都已经表明:不管是对情境进行信息编码,还是在记忆存储中进行信息提取,海马回以及与之交流的大脑结构都发挥了重要作用。[10]比如,在对实验室小白鼠的研究中,"情境"指的是鼠笼底盘的材料或者鼠笼大小等基本的情况。为了测试小白鼠对情境的感知,研究人员搭配使用了两种不同的刺激:一种是中性的,比如一个铃声;另一种则是令它们厌恶的,比如轻微的电击,那会让老鼠在笼子里窜来窜去,试图逃离。如果每次小白鼠在听到铃声之后就会遭遇电击,它们很快就会将两者相联系,只要声音一响它们就开始抓狂,不必等到电击真的到来。这个实验范式可以一直追溯到巴甫洛夫(Pavlov)。巴甫洛夫在实验中先后对狗施以两种刺激:铃声与食物。在获得足够多"铃声等于食物"的经验之后,狗只要一听到铃声就会开始分泌唾液,等待食物的到来。但是如果铃声反复响起,之后却没有出现电击,老鼠就会慢慢发现这个警报声并不会带来痛苦,它再听到铃声响起的时候就会无动于衷了——这就是所谓的"消退学习"(extinction learning)现象。现在该情境出场了:如果小白鼠在铁丝网底盘的小笼子里面学会了不再将声音与电击相联系,那么一旦被放进一个实心底盘的大笼子中,它又会重新相信铃声等于电击,听到铃声就开溜。但出现上面这种情况有一个条件:小白鼠的海马回必须是完好无损的。如果海马回受到损坏,老鼠将无法识别这两种情境之间的差异,在任何一个笼子中都不会出现消退学习现象。海马回对情境学习的重要性得到了此类研究成果的强烈支持。既然学习有赖于感知,那么我们可以认为海马回的活动决定着我们对情境的感知。

自我觉察能力的大脑机制

在念研究生的时候,我开始了对一种特定个性类型的研究,该个性类型的特征在当时被称为"压抑的防御性"(repressive defensiveness)。[1] 具有这种个性的人否认自己感受到了强烈的焦虑或者压力,但是他们的身体却提供了一份完全不同的证言,这正是我们在一项实验中所看到的。我们请实验参与者进行了一项所谓的情绪语句联想练习:在读到一个语句之后,要他们说出他们头脑中首先想到的东西。这些语句有的是中性的,如"床头柜上摆着一盏灯";有的跟性沾边,如"妓女跟学生上床了";有的富有侵略性,如"室友往他肚子上踹了一脚"。"压抑的防御性"水平较高的受试者表示自己完全不受那些情绪性语句的影响,然而他们的心率和皮肤导电性——测量的是一个人出汗的多少,因而是衡量一个人焦虑程度的指标——却远远超标。这些人的自我觉察能力显然不够理想。后续的研究表明,具有"压抑的防御性"个性特征的人,并未有意压制自己的反应,也没有对自己的感受撒谎。他们是真的没有觉察到自己身体内部的反应。正是因为他们对自己的内在状态没有一个准确的感知,他们对自己感受的描述与仪器的客观测量相去甚远。

对于这种自我觉察能力严重缺乏的个性类型,我当时的了解也就仅限于此了——直到神经成像技术的出现。大脑中决定一个人自我觉察能力的关键区域是脑岛(insula)[12],参见下图。

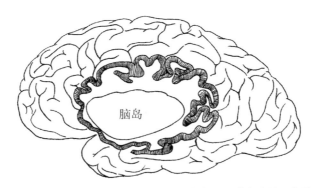

自我觉察能力:脑岛接受来自内脏器官的信号,因此内脏神经越活跃,自我觉察能力越强,反之则相反。

脑岛位于颞叶与额叶之间,脑岛之中含有身体的内脏"地图"。也就是说,人体的内脏器官,包括心、肝、结肠、性器官、肺、胃、肾等,都各自映射到脑岛中的一个特定的点。所谓"映射"(mapping)指的是,这种对应关系就跟皮肤上的每一个点都能够映射到躯体感觉皮质上一样。我们身体表面从头到脚的每一个点所发出的神经信号,在躯体感觉皮质中由各簇不同的神经元来负责接收。皮肤表面的每一个区域所发出的信号最终只会送到躯体感觉皮质上的一个点上,从这个意义上讲,身体表面"映射"到了躯体感觉皮质上。以类似的方式,脑岛会收到来自我们身体内脏的信号,通过这些信号,脑岛与内脏会形成一种映射关系——来自特定器官的信号将由脑岛中的特定区域接收。所以,脑岛可以说是大脑的监控站,密切追踪脖子以下身体内部的动向。脑岛也会向器官发送信号,比方说,它会给心脏发送信号,让心跳得更快,或者给肺发送信号,让肺呼吸加速。最近的研究表明,除了脑岛,躯体感觉皮质也能觉察到身体内部的感觉。下次不管你是因为害怕而心跳加速,还是在盛怒之下脸红脖子粗,脑岛和躯体感觉皮质都应该进入你的答谢清单。

因此,毫不奇怪,当收到来自大脑其他区域的信号,要求其监测心率的时候,脑岛会立刻被激活。一旦脑岛变得更加活跃——可以是通过调动更多的神经元来接收心脏发出的信号,也可以是通过征用更多的神经元来将这些数据传输到大脑的其他区域,由后者来负责心率计数——人们就会对自己的心率更加敏感。英国的研究人员通过神经成像技术发现,对自己的心率估计更准确的人,他们的脑岛也较大——脑岛越大,估计就越准确。[13]

有意思的是,脑岛活跃的人不仅对生理感觉的觉察能力较强,他们也有较强的情绪觉察能力。2010 年,英国科学家又进行了一项研究,要求实验参与者回答一系列问题,这些问题都经过了精心设计,用来评估回答者是否具有不同程度的述情障碍(alexithymia,指难以判断和描述自己的感受)。[14]实验参与者需要指出不同的陈述是否与他们的情况符合。这些陈述包括:"当别人受到伤害或者感到不快时,你难以想象他们当时的感受";"当别人问你情绪如何的时候,你经常不知道该如何回答";"有时候你对自己的感受有模糊的感觉,但又说不出具体是什么"等等。之后,科学家们测量了实验参与者的脑岛活跃水平。根据实验参与者对这些问题的回答,研究者得出结论:述情障碍越严重,脑岛活跃水平就越低。

综上所述,一个人的自我觉察能力越强,他的脑岛激活水平也就越高,反之则相反。在极端情形,超高的脑岛活跃程度似乎意味着对身体信号的过度觉察,后者可在一些惊慌性障碍(panic disorder)及疑病症(hypochondria,仅举两例)患者身上观察到。具有这些心理疾病的人对他们自己的脉搏、呼吸频率、体温等衡量焦虑的指标极度敏感,他们往往会高估这些指标的水平。因此,比方说,对于心率的略微上升,一般人可能都不会太过在意,只会觉得那不过是我们显意识之外的什么事情触发了我们的应激反应(stress reaction);但是,自我觉察能力过高的人可能就会把它看作是心脏病发作的前兆。

生活态度的大脑机制

我在 1982 年的那项发现——左脑的前额皮质更活跃,会让人产生积极情绪;而右脑的前额皮质更活跃,则意味着消极情绪——只是一声开市钟响,从此拉开了一系列研究的序幕,这些研究都是为了回答这样一个问题:情绪风格中的生活态度维度产生于怎样的大脑机制? 早先的研究发现利用了脑电图技术——将传感器附着在人的头皮上,来探测大脑功能的脑电反射。在相当长的一段时间里,这是在不实施开颅手术的情况下对人类大脑进行研究的唯一办法。不过,自从功能核磁共振成像技术在 1995 年左右问世以来,它已经很快成为了研究大脑功能的首选方法。与脑电图相比,功能核磁共振成像技术不仅有更高的空间分辨率，它还有别的优点。脑电图只能测量皮质表面的活动，而功能核磁共振成像技术除了能够测量皮质表面，还能测量皮质下区域的活动，比如杏仁核。（这里需要说明的是：功能核磁共振成像技术使用的仪器与标准的核磁共振成像技术相同，后者用于检测腹部肿瘤和脑出血，当然首先需要将患者送入带有强磁场的管道内。功能核磁共振成像技术前面之所以加上了"功能"两个字，是因为它能够通过软件将脑血氧含量变化的原始数据转化为一目了然的图像，这样的图像在今天的媒体上已经随处可见。）

　　抑郁症患者究竟缺乏哪些具体的积极情绪？为了回答这个问题，2007 年，我跟阿伦·赫勒（Aaron Heller）坐下来展开了讨论。阿伦·赫勒是一名天分极高的研究生，2005 年进入我的实验室。[15]上面这个问题似乎简单得可笑——抑郁的人并不快乐，不是吗？但实际上，抑郁症患者同时还缺乏其他的积极情绪。比方说，抑郁症患者缺乏实现目标的动力（如果他们是实验室中的小白鼠，我们会把这种情况称为"趋向行为缺乏"）。另外，新鲜事物往往无法吸引他们的注意，更无法令他们打起精神来——这些人丝毫没有一般人看到邻居家花园里的花开了，或者街那头新开了一家咖啡馆时的那种兴奋之情。抑郁症患者往往还缺乏毅力：许多抑郁症患者完全清楚自己的计划和待办事项清单（即便这些计划是由别人做出的，比如一个家庭远足计划），但他们缺乏完成计划所需要的坚定不移的决心，他们的动力似乎发生了短路。阿伦和我当时就是希望发现造成这些倾向的大脑机制。

　　在我们着手准备实验的时候，我记起了自己 15 年前曾经进行的一项研究，这项研究当时并没有发表。我向抑郁症患者播放了电影片段,包括喜剧明星史蒂夫·马丁(Steve Martin)片子中的一场戏,来唤起他们的积极情绪,比如快乐。在观看了这些电影片段之后,抑郁症患者也表现出了积极情绪,而且丝毫不比心理健康的人少。这个结果反驳了这样一种观点:抑郁症患者无法体会到快乐或者其他积极情绪。如果与心理健康的人相比,抑郁症患者对积极情绪的体验存在某种差异的话,那肯定没有体现在他们对这些喜剧片段的反应之中。但是,抑郁症患者保持积极情绪的能力如何呢?(我们这里谈论的不是他们感受到的积极情绪的多少。)我提到的这项研究并没有针对这个问题做出测试,而我认为,只有回答了这个问题,我们才能真正找出抑郁症患者与心理健康者的差异所在。

为了检验我的猜想,我们在当地的报纸和天气频道上发布了招募志愿者的广告——天气频道是接触到抑郁症患者的好地方,因为抑郁症患者总是对环境中的不良变化保持警觉,而天气频道则经常会对此加以着重报道,麦迪逊当地的天气频道尤其如此。我们最后招募到了 27 名临床抑郁症患者,以及 19 名健康的志愿者。我们希望测量人们在看到情绪性的照片时的大脑活动,于是我们临时搭起了一个放映装置,这个放映装置能够将图片投影到核磁共振成像仪的管道顶部,这样人躺在里面就能够看到这些图片。

走进我们位于威大魏斯曼研究中心(Waisman Center)的实验室之后,志愿者们被送到了一个房间。这个房间里有一台模拟核磁共振扫描仪,志愿者们可以借助这台模拟扫描仪来体验被送入核磁共振管道时的感受。这可以让他们适应整个实验流程。于是那些对实验内容感到万分紧张的人可以尝试平息自己的焦虑情绪,以达到实验的要求;如果实在受不了,也可以干脆直接退出。真正的核磁共振扫描仪在工作的时候,听上去就像是离你脑袋不到一米远的地方有一台手持式风钻正在打眼。我们也用数字模拟了真实扫描仪的声音,让模拟扫描仪播放出来,这样志愿者们就会知道在做真正的核磁共振时,他们会听到什么。如果那声音会让他们崩溃,在模拟体验时崩溃也比在正式实验中崩溃好,这样就不用浪费宝贵的扫描时间。

经过模拟体验之后仍然愿意参与的志愿者,会被送入核磁共振扫描仪的管道,头部先送入,在管道里面保持仰卧的姿势。只要志愿者告诉我们他们已经准备好了(每名志愿者都戴着一副耳机和一个麦克风,因此我们在控制室说的话他们都能听见,而且他们也可以跟我们通话),就会将照片投影到他们头部上方的屏幕上。所有这些照片都是欢快的,让人看了之后至少都会露出浅浅的微笑——兴致勃勃地玩耍的儿童、翩翩起舞的成年人、正在享用美馔的食客,等等。

在放映每一张照片的时候,志愿者们会收到以下两种指示中的一种:或者就像平常那样观看照片,不必刻意地控制自己的情绪反应,或者在照片消失之后,试着加强或者维持照片所引起的积极情绪,使其能够持续尽可能长的时间(或者持续 20 秒钟以上)。阿伦教给了志愿者们一些可以将情绪时间延长的认知策略,比如,可以想象自己置身于照片中的欢乐场景中,或者想象照片中的人是自己的家人或者好朋友,或者想象这些照片带给自己的快乐可以一直持续下去。我们相信,这些策略能够加强甚至延长人们最初在看到这些照片时所感到的快乐。交代完这些之后,我们就会在 45 分钟的时间里向躺在核磁共振扫描仪中的志愿者们播放 72 张照片。阿伦和我坐在控制室里监控实验操作流程,确保播放照片与收集核磁共振数据的计算机都正常工作。我们同时还会监控脑部扫描图,确保实验参与者躺着不动。如果他们动来动去,显示器上的图像会跳动不稳。

从所有这些志愿者(包括抑郁症患者和心理健康的人)的数据中,我们都可以观察到一种清晰的模式。当志愿者们首次看到那些描绘欢乐场景的照片时,在我们所认为的大脑的奖赏回路(reward circuit,如下页图所示),激活水平出现了激增。奖赏回路集中在腹侧纹状体(ventral striatum)中的一个区域。腹侧纹状体位于大脑中部皮质表面的下方。其他研究已经表明,当人们预期将会收到某种奖赏或者令人愉快的事物时,腹侧纹状体将会变得活跃。更具体地来说,当时变得活跃的是腹侧纹状体中的一簇被称为"伏隔核"(nucleus accumbens)的神经元,这一区域对动机与奖赏感的产生非常关键。也许不算是巧合,在这里聚集的神经元能够释放与捕捉两种神经递质(neurotransmitter),即多巴胺(dopamine)与内源性阿片(endogenous opiate)——前者有助于积极情绪、动机与欲望的产生;而跑步之所以能让人兴奋起来,则要拜后者所赐。在看这些令人微笑的照片时,伏隔核的活跃程度在抑郁症患者与非抑郁症患者之间几乎没有差异。在这些照片的感染下,所有人的情绪都会一下子得到提升。但时间一久就会出现差别。心理健康的人能够将这种愉快的情绪贯穿整个实验的始终,而在抑郁症患者身上,积极的感受在几分钟之内就消失了。

为什么会这样? 这是因为伏隔核收到了来自前额皮质的信号——后者是更高级的大脑区域,负责传递指令,让快乐的感受得以强化和维持。这告诉我们,我们可以通过想象——我甚至愿意说是"通过意志"——而让自己感觉获得了奖赏。源源不断地来自前额皮质的信号相当于是在对伏隔核说:"哥们儿加把劲! 你可得坚持啊!"

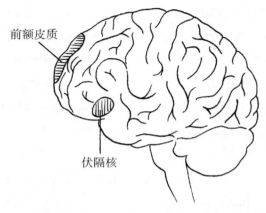

前额皮质

伏隔核

生活态度:前额皮质与腹侧纹状体中的伏隔核构成了大脑的奖赏回路。来自前额的信号可以让腹侧纹状体的活跃程度保持高水平,而这一区域对奖赏感与"积极"生活态度的产生非常关键。如果前额皮质的信号输入较少,将会导致腹侧纹状体较低的活跃水平,这是生活态度"消极"的人所具有的特征。

这正是健康志愿者大脑里的情形,但是在抑郁症患者那里则是另一番景象。随着时间的推移,在抑郁症患者的大脑中,由前额皮质发至伏隔核的"加油!"信号的火力将有所减退,因而奖赏处理回路的激活水平也随之减弱。似乎是这样:要么是前额皮质中止了讯息的传递,要么是讯息在传递途中丢失了,就好像是水滴从水管的裂缝中漏出一样。

我们希望了解奖赏处理回路活跃程度的下降对真实世界的行为有怎样的影响。因此,在做完核磁共振之后,我们请志愿者们填写了一份简单的问卷。这份问卷列出了不同的积极情绪,如快乐、感兴趣、受鼓舞、骄傲等,然后请志愿者们根据这些情绪描述与他们当时心境的吻合程度,用 1 到 5 之间的数字为每种情绪打分。奖赏处理回路保持激活的能力与人们在这份问卷中所报告的积极情绪的强度呈强相关。在看了儿童嬉戏的照片之后，人们维持神经热度的能力越强，他们就会感到越快乐。这对抑郁症患者以及作为对照组的健康人同样成立——这一点很重要。一般来说，抑郁症患者的奖赏回路与前额皮质能够被激活，但是这种激活状态难以维持。

最近对实验室啮齿类动物的研究表明：伏隔核中的多巴胺活动可能与奖赏的动机成分有关，后者是构成动力与毅力的基础；而伏隔核中的内源性阿片可能更多地是与愉悦的感受相关。[16]伏隔核中的阿片受体一旦被激活，就会刺激毗邻的大脑区域——腹侧苍白球（ventral pallidum）。[17]根据在动物身上的实验，腹侧苍白球可能可以直接对享乐进行编码，使之能够为大脑所接受。

这些发现告诉我们，伏隔核与前额皮质的活跃水平决定了一个人保持积极情绪的能力。伏隔核的活跃水平越高（其活跃水平由前额皮质发出的信号来维持），一个人在生活态度维度上离"积极"的一端就越近。如果这一区域的活动水平较低，则处在"消极"的一端。

专注力的大脑机制

无论何时，我们都置身于各种刺激的汪洋之中。任一时刻都有海量信息进入我们的大脑，更不用说意识里涌现的无数思绪，在这样的情况下我们居然还能够集中注意力，这无疑是个奇迹。即便只是在某些时间内集中注意力，对我们的专注力而言也是意义重大的胜利，这让我们得以挑选一些外在或者内在对象作为显意识的关注目标，而忽略其他。

人类能够通过两种相互关联的机制实现注意力的集中。[18]首先，我们可以增加所关注频道的信号强度。具体来讲,你所收到的视觉信号中有的是关于你正在阅读的这些文字的信息,而有的则是关于,比如说,正捧着这本书的你的手。你可以让前者的强度相对于后者增加。其次,我们可以抑制来自被忽略频道的信号。我们通常会同时使用这两种策略。只要想想你上次在一个喧闹的饭馆里跟同伴聊天时的情形你就明白了。为了听清楚他说的话,你的专注力调高了他说话声音的音量,同时抑制了邻桌传来的声音。就连婴儿都具有选择性注意的能力,他们可以专注于妈妈的面孔,而忽略来自其他感觉刺激源的干扰。

就情绪风格而言,我们需要区分两种形式的注意力:选择性注意与开放的、不予评判的觉察能力。在第 3 章中我们已经介绍过,所谓选择性注意,是指有意识地挑选周遭环境中的某些特征加以关注,而忽略其他。这种能力是构成情绪风格中其他维度的基石,因为一个人如果没有选择性注意的能力,那也无法获得敏锐的自我觉察能力或者较高的情境敏感性。开放的、不予评判的觉察能力反映的则是这样一种能力:在摄取外在环境信号的同时,对我们头脑中冒出来的思想和感受同样来者不拒,从而拓宽我们的注意力,敏锐地留意到那些不断出现、往往细微的暗示和线索。但在这个过程中,并不在任何一个刺激上停留,以免妨碍了你对其他刺激的捕获。

我还在读研究生的时候,我就猜测在选择性注意上的个体差异是产生情绪差异的基础(这是在我提出情绪风格模型之前)。当时我进行了一项实验,其中利用了明尼苏达大学的心理学家奥克·特勒根(Auke Tellegen)提出的一份问卷。这份问卷的设计初衷是为了度量一个人全神贯注于一项活动之中而对周遭环境浑然不觉的倾向。

（一位完全沉浸在数学测验之中、居然连火灾警报声都没听见的学生？在特勒根量表中，该生可得高分。）问卷要求答卷者为不同的陈述与他们本人实际情况的契合程度打分。这些陈述包括："生动或者诗意的语言可以深深地打动你"；"在看电影或者电视剧的时候，你会非常投入而忘我，感觉故事如此真实，就好像你自己就是身临其境的剧中人"；"听音乐的时候，你会深深地被旋律所感染，似乎整个世界都消失了"。

恐怕你会认为我们请来回答特勒根问卷的人是注意力能够高度集中的一个人群，他们是 150 名哈佛大学的本科生。[19] 在他们做完问卷之后，我们分别选取了在这个专注力测试中得分最高的 10 人和得分最低的 10 人——用我们情绪风格分类体系的术语来说，他们分别是"注意力集中"的人和"注意力分散"的人。然后我们对这 20 个人施以视觉和触觉刺激——让他们看闪烁的灯光；还用一台我自制的仪器轻轻敲击他们的前臂——然后请他们数灯亮以及敲击的次数。与此同时，我们测量了这 20 名得分极高或极低者的脑电图数据，记录了他们视觉皮质与躯体感觉皮质的活动。

你也许不会猜到一个人在音乐中投入忘我的程度与大脑对灯光闪烁的反应强度相关，不过事实就是如此：实验参与者为灯亮与敲击计数时视觉皮质与躯体感觉皮质的活跃程度，与他在特勒根专注力量表中的得分是相关的。与那些对周遭事物无动于衷的人相比，能够完全沉浸在环境中的人显示出了更强的选择性注意——在相应的活动发生时，视觉皮质与躯体感觉皮质的活跃程度更高。这让我开始意识到专注力差异的重要性。

不过，要判断一个人的专注力风格取决于哪个大脑回路，必须依靠现代的大脑记录手段。其他的研究者已经发现,前额皮质对选择性注意的控制起到了重要作用,它可以增强希望关注的信号(比如相对于旁桌的噪声,跟你共进晚餐者说话的声音),而减弱希望忽略的信号(旁人的说话声)。我们以该结论为指导,进行了一项实验:我们请实验参与者戴上耳麦[20],然后给他们播放两种不同音高的电子音,每次持续 1 秒,或者对左耳播放,或者对右耳播放。在特定的耳朵听到特定音高的声音的时候,我们请参与者按下按钮,比方说,在 5 分钟的时间里,要求他们当左耳听到高音时按下按钮,然后在下一段时间,当右耳听到低音时按下按钮……直到四种排列组合中的每一种都轮换一遍。与此同时,实验参与者头皮上贴着的密密麻麻的脑电图传感器会记录下他们的脑电活动。

借助现代的脑电信号分析手段,我们得出了令人吃惊的结论。实验参与者越善于将注意力稳定地集中于正确的刺激——也就是说能够当且仅当(比方说)右耳听到低音时才按下按钮——脑前额区发出的电信号与电子音的出现也就越同步。这种"相位锁定"(phase-locking)现象意味着大脑活动可以由外在刺激所触发。此时,人的专注力会变得非常集中和稳定,这可以从两方面看出:实验参与者能够准确地按下按钮;同一名参与者在不同测试中的响应时间能够保持大致一致。我们这里发现的"相位锁定"现象只涉及来自脑前额区的信号,与大脑的其他区域无关。这进一步凸显出前额皮质对控制选择性注意的重要性。

开放的、不予评判的觉察能力同样取决于特定的大脑活动模式[20],这已在我们 2007 年关于注意力暂失的研究中被发现。我们在第 3 章中已经指出,所谓"注意力暂失"是指这样一个现象:心灵仍在处理上一个关注对象,而对环境暂时性地失去觉察能力。你并没有陷入昏迷,而只是对眼前发生的事情视而不见,比如在不断冒出来的一串字母中插入的一个数字。在注意力暂失实验中,通过对大脑功能的测量我们发现,一个人对第一个数字(T、J、H、3、I、P、9、M……中的3)给予的关注越多,那么他注意到第二个数字9的可能性也就越大。换言之,开放的、不予评判的觉察能力较强的人容易注意到第二个数字,而较弱的人则几乎总会漏掉。脑电图数据解释了这一现象背后的大脑机制:这里出现了一种被称为"P300"的事件相关电位。所谓"事件相关电位"(event-related potential)是指由特定的外在事件或刺激所引起的一种电信号。"P300"中的"P"指的是正(positive)电位,"300"指的是该电位会在事件发生约300微秒后出现。如果P300信号过强,那么受试者对第一个数字的关注过多,而忽略了第二个数字;P300信号过弱则表示受试者对第一个数字的关注过少,因而忽略了第一个数字。开放的、不予评判的觉察能力意味着一种平衡:你不会纠结于任何一个刺激,即便它非常引人关注,因而你能够对所有的刺激都保持开放。

综上所述,在专注力维度上处于"注意力集中"一端的人在面对外在刺激时,他们的前额皮质会显示出较强的相位锁定,以及P300信号的适度激活;在"注意力分散"的人身上,前额皮质很少会出现相位锁定现象,而他们的P300信号不是过强,就是过弱。

我在这一章里讲述了很多关于大脑的研究成果,不过读者只需要记住两点。第一,在情绪风格中的每一个维度背后,都有一种明白无误的神经活动模式与之对应。第二,这些活动所发生的大脑区域超出了20世纪七八十年代心理学家的想象。我在第2章中已经谈到,当时的心理学家对情绪并不重视,认为情绪不过是一些恼人的噪音,它妨碍了大脑行使认知、理性、判断和计划等庄严的使命。

事实上,司职情绪的大脑回路与负责理性与思想的大脑回路存在重叠,而我认为这中间含有深意:情绪的运行与认知的运行是无缝融合的,正是通过两者协作,我们才能够驾驭人际关系、日常工作与精神成长给我们带来的挑战。当我们受到积极情绪的鼓舞时,我们能够更好地集中注意力,更好地揣测新单位或者新学校中的人际关系,更好地拓展自己的思维,从而将各种不同的信息加以创造性地组合,更好地保持我们对一项工作的兴趣以坚持到底。在上面这些情形中,情绪并非如20世纪70年代的观点所认为的那样,是干扰或者妨碍——恰恰相反,情绪其实是一种促进。作为一种感受,情绪几乎伴随着我们所做的一切事情。因此,控制和管理情绪的大脑回路与掌管所谓纯粹认知机能的大脑回路之间存在重叠,这并不足怪。在情绪与其他心理过程之间,并无清楚的、非此即彼的分界线,中间其实存在一个模糊地带。因此,可以说所有的大脑区域都影响着情绪或者受情绪影响,甚至连视觉皮质与听觉皮质(auditory cortex)都是如此。

关于情绪在神经层次上的组织方式,我们上面已经说了很多。了解了这些就不难理解,为什么我们的知觉与思想会因为情绪而改变。这些知识也告诉了我们如何利用我们的认知机器,有意识地管理与改造自己的情绪(下文很快将会论及)。但了解了这些,我们又会有新的问题。大脑在每一个情绪风格维度上的独特特征似乎是我们生命的一个基本事实,我们很容易假设:情绪风格是与生俱来的,正如一个人的指纹或者眼睛颜色,因而也同样难以改变。至少我曾经就做出了这样的假设,诸位在下一章将会看到。

① R.J.Davidson, "What Does the Prefrontal Cortex 'Do' in Affect: Perspectives in Frontal EEG Asymmetry Research," *Biological Psychology* 67(2004):219 – 234.

② Jackson et.al., "Now You Feel It. Now You Don't."

③ M.J.Kim and P.J.Whalen, "The Structural Integrity of an Amygdala-Prefrontal Pathway Predicts Trait Anxiety," *Journal of Neuroscience* 29(2009):11614 – 11618.

④ Dalton et al., "Gaze Fixation."

⑤ L.J.Young, Z.Wang, and T.R.Insel, "Neuroendocrine Bases of Monogamy," *Trends in Neurosciences* 21(1998):71 – 75.

⑥ T.R.Insel, "The Challenge of Translation in Social Neuroscience: A Review of Oxytocin, Vasopressin, and Affiliative Behavior," *Neuron* 65(2010):768 – 779.

⑦ I.Labuschagne, K.L.Phan, A.Wood, M.Angstadt, P.Chua, M.Heinrichs, J.C.Stout, and P.J.Nathan, "Oxytocin Attenuates Amygdala Reactivity to Fear in Generalized Social Anxiety Disorder," *Neuropsychopharmacology* 35(2010):2403 – 2413.

⑧ Davidson et al., "Emotion, Plasticity, Context, and Regulation."

⑨ J.A.Oler, A.S.Fox, S.E.Shelton, J.Rogers, T.D.Dyer, R.J.Davidson, W.Shelledy, T.R.Oakes, J.Blangero, and N.H.Kalin, "Amygdalar and Hippocampal Substrates of Anxious Temperament Differ in Their Heritability," *Nature* 466(2010):864 – 868.

⑩ C.Ranganath, "A Unified Framework for the Functional Organization of the Medial Temporal Lobes and the Phenomenology of Episodic Memory," *Hippocampus* 20(2010): 1263 – 1290.

⑪ D.A.Weinberger, G.E.Schwartz, and R.J.Davidson, "Low-Anxious, High-Anxious, and Repressive Coping Styles: Psychometric Patterns and Behavioral and Physiological Responses to Styles," *Journal of Abnormal Psychology* 88(1979):369 – 380.

⑫ A.D.Craig, "Human Feelings: Why Are Some More Aware Than Others?" *Trends in Cognitive Sciences* 8(2004):239 – 241; A.D.Craig, "How Do You Feel? Interoception: The Sense of the Physiological Condition of the Body," *Nature Reviews Neuroscience* 3 (2002):655 – 666.

⑬ H.D.Critchley, S.Wiens, P.Rotshtein, A Ohman, and R.J.Dolan, "Neural Systems Supporting Interoceptive Awareness," *Nature Neuroscience* 7(2004):189 – 195.

⑭ G.Bird, G.Silani, R.Brindley, S.White, U.Frith, and T.Singer, "Empathic Brain Responses in Insula Are Modulated by Levels of Alexithymia but Not Autism," *Brain* 133(2010):1515 – 1525.

⑮ Heller et al., "Reduced Capacity to Sustain Positive Emotion."

⑯ M.L.Kringelbach and K.C.Berridge, "Towards a Functional Neuroanatomy of Pleasure and Happiness," *Trends in Cognitive Sciences* 13(2009):479 – 487.

⑰ K.S.Smith, K.C.Berridge, and J.W.Aldridge, "Disentangling Pleasure from Incentive Salience and Learning Signals in Brain Reward Circuitry," *Proceedings of the National Academy of Sciences* 108(2011):E255 – 264.

⑱ A.Lutz, H.A.Slagter, J.D.Dunne, and R.J.Davidson, "Attention Regulation and Monitoring in Meditation." *Trends in Cognitive Sciences* 12(2008):163 – 169.

⑲ R.J.Davidson, G.E.Schwartz, and L.P.Rothman. "Attentional Style and the Self-Regulation of Mode-Specific Attention: An Electroencephalographic Study," *Journal of Abnormal Psychology* 85(1976):611 – 621.

⑳ Lutz et al., "Mental Training Enhances Attentional Stability."

㉑ Ibid.

第 5 章

情绪风格的发展

在我最开始发现情绪风格六维度的神经生物学基础的时候,我还以为它是我们一出生就与生俱来、无法改变的。跟别的科学家以及为人父母者——我的女儿阿梅利(Amelie)与儿子塞思(Seth)分别生于 1981 与 1987 年——一样,我也留意到了新生儿的性格特点,并对此感到惊讶。尤其是,如果你有不止一个子女的话,体会会更深。有些婴儿安静、放松,对世界充满好奇,另一些婴儿则比较难伺候,总是焦躁不安。阿梅利从小就阳光、外向,很早就开始说话,而且一旦学会了说话,她就讲个没完。当她还在婴儿车里的时候,就已经开始唧唧歪歪地对世界发表意见。到了 8 岁,她乘飞机都不愿跟爸妈坐一块儿。下飞机的时候,她就已经对邻座的人生经历了如指掌。比较而言,塞思虽然同样亲切、讨人喜欢,但是他更谨慎,更内敛。

情绪 DNA

简单来说,早在降临人世之前,婴儿就具有了既定的气质和情绪风格,这显然会让我们认为性格是由遗传自父母的基因所塑造的。毕竟,新生儿的人生经验为零,他们情绪风格还没有受到任何后天经历的影响。[①]这样看来,性格的唯一决定因素只能是基因了。* 的确,一些研究将同卵双胞胎(identical twins)与异卵双胞胎(fraternal twins)进行了比较,得出了令人信服的证据支持这样的观点:我们是害羞还是大胆,是谨慎还是冒失,是快乐还是阴郁,是不安还是沉稳,是一心一意还是三心二意,都是由基因推动的。[③]该研究的理论依据是,同卵双胞胎由同一个受精卵产生,因而具有相同的基因序列——基因链由被标记为 A、T、C、G 的化学"字母"所构成,相当于是基因的行动指令(具体来讲,它控制着蛋白质的合成)。异卵双胞胎来自两个不同的受精卵,由两个不同的精子分别授精,因而异卵双胞胎之间的基因近似程度与普通的同胞兄弟姐妹之间没有区别,共享大约一半的不同形式的基因。(人类的许多基因只有一种形式,所以不管两个人在生物学上的远近亲疏如何,他们的那些基因必然是相同的。)因此,同卵双胞胎之间的基因相似度是普通同胞兄弟姐妹之间的两倍,因而在任何受到基因影响的特质上,同卵双胞胎之间的相似度也应该是异卵双胞胎的两倍。换言之,如果就某项特质而言,同卵双胞胎之间的相似度大于异卵双胞胎之间的相似度,那么很有可能该项特质就是由基因所决定的。

正是基于上面这些原因,双胞胎研究一直以来就好像是一座金矿,为我们认识气质、个性及情绪风格的基因基础提供了大量的线索

---

* 新的研究表明,子宫内环境对婴儿的身体健康也有影响,包括小孩长大后患心脏病等成人疾病的概率。子宫内环境对情绪、个性、气质也可能存在影响,但这一点还有待证明。[②]——原注

和证据。是否害羞、交际能力强弱、情绪化程度、是否容易苦恼、适应性的强弱、冲动程度，以及积极情绪与消极情绪之间的平衡等性格特质，都可以划归我们前面提到的那一类：在同卵双胞胎之间的相似度大于异卵双胞胎，因而很大程度上取决于基因。这些性格特质看上去是一个奇怪的组合，不过我在这里把它们列出来是因为它们中的每一个都反映了一个情绪风格维度：

- 一个人是否害羞、交际能力如何，与他在社交直觉维度上的位置有关；
- 情绪化程度与情绪调整能力以及生活态度相关；
- 是否容易苦恼取决于一个人的情绪调整能力；
- 适应性主要反映了一个人的情境敏感性；
- 冲动程度与一个人在专注力维度上的位置有关（注意力分散的人往往都比较冲动）；
- 一般来说，积极的情绪与消极的情绪是情绪调整能力与生活态度这两个维度的产物。

基因对上面这些性格特质有 20% 至 60% 的影响，也就是说，人与人之间在这些性格特质上大约有 1/5 到 3/5 的差异。这算是高还是低，取决于你自己的看法。一位基因决定论的强烈支持者会认为任何低于 100% 的基因影响都是可疑的；而如果认为婴儿降生到世上时心灵是一张白板，你恐怕会觉得 20% 也是高得难以置信。作为参照，镰状细胞病（sickle-cell disease）的遗传率（heritability）达到了 100%，而信仰某一特定宗教的遗传率接近于 0。

尽管在这个遗传学（genetics）的时代，很多人都以为每一项性格特质都是 DNA 遗传的产物，但事实显然并非如此。以精神分裂症为例,尽管精神分裂症的遗传性很强,但是如果同卵双胞胎中的一方是精神分裂症病人,另一方也罹患此病症的概率只有 50%。因此,我们说精神分裂症在同卵双胞胎之间的"一致性"为 50%(50%"concordant")。抑郁症受遗传的影响更小,而且还取决于男女性别的差异:对女性来说,抑郁症的遗传率约为 40%,而对男性来说仅为 30%。有趣的是,婴儿是否容易安抚几乎不取决于遗传因素。我本人对双胞胎的研究表明,焦虑症的遗传性甚至还不如抑郁症。即便是对那些具有遗传性的性格特质来说,也存在基因之外的影响因素。[④]基因对性格倾向的影响可以将儿童置于通往特定情绪风格的路径之上,但某些环境和经历可以使其偏离该路径,走向新的方向。

天生害羞?

哈佛大学的杰罗姆·凯根一直是研究气质的遗传基础的先驱。我认识他的时候,还在念研究生一年级。凯根是一位优秀的科学家,对研究儿童气质的发展充满热情,过去如此,现在仍然如此。不管在什么时候,只要他在心理楼的走廊里碰到了我们这些研究生,他都会开玩笑地问一句:"今天,大自然可曾向你们揭开自己的面纱?"之所以这样说,是因为他一直都鼓励和鞭策我们去发现儿童性格发展的决定因素。在那个年代,在办公室里抽烟还未被禁止。杰罗姆的烟斗为他的办公室留下了他独一无二的嗅觉印记。

行为抑制从根本上来讲是焦虑的一种,而凯根是行为抑制研究的先驱。[⑤]所谓行为抑制,是指在遇到不熟悉的新事物时,出现动作僵硬的倾向。我们此前在第 4 章中介绍那项针对猴子的研究时,对行为抑制曾有论及。在日常情况下,行为抑制的表现和害羞非常相近。在低龄儿童身上展开系统研究,探索行为抑制与个体行为及其生物学特征之间的相关性,这样的科学家凯根是第一人。

　　他的发现主要来自一项长达多年的研究。这项研究首先在儿童年龄很小的时候评估他们的行为抑制倾向①,将他们划分为有行为抑制倾向与无行为抑制倾向两类,若干年后,等当年的儿童已经二十出头,再对他们的行为抑制倾向重新做一次评估,然后比较他们在两次评估中的得分。凯根请儿童的父母为自己孩子的行为抑制程度打分,他本人也会亲身观察,还会对儿童的大脑做核磁共振测试。后者表明,那些在学步时期被划归为具有强烈行为抑制倾向的人,与无行为抑制倾向的人相比,在成年之后会表现出更高的杏仁核激活水平。环境中的危险事件会引起我们的恐惧与焦虑,在这个过程中,杏仁核扮演了关键角色。杏仁核激活水平过高是具有行为抑制倾向的儿童与成人的共同特征:他们对环境保持高度警觉,总是试图发现潜在的威胁或者危险。一般人觉得无关痛痒的轻微噪音可能就会让他们吓一大跳。凯根的结论可以简单概括为:行为抑制是一种非常稳定的气质特征。9 岁时害羞的人,到了 16 岁还会害羞,成年之后仍然害羞。凯根显然发现了行为抑制的大脑机制——过于活跃的杏仁核,再加上在凯根进行这项研究的年代(20 世纪八九十年代),大多数科学家都认为大脑的结构和功能取决于遗传基因,于是,行为抑制的不可改变就成为了流行文化的一部分。当时的媒体上经常有"生而害羞,死犹害羞"(Born Shy, Always Shy)之类的标题。

　　直到几年前,称情绪风格乃至其他任何生理、心理特质受到基因影响,似乎都会有这样的弦外之音:该特质将会伴随我们终身。毕竟,除非受到外伤或者经历了整容手术,我们鼻子的形状以及眼睛的颜色都无法改变,而它们都是由基因决定的。在传统观点看来,情绪风格那样的由基因决定的心理特质同样是无法改变的。

但是后来,一场革命席卷了基因学,"受基因影响就等同于无法改变"的教条自此被彻底推翻,就像萨达姆·侯赛因在巴格达的雕像一样。科学家做出了两个令人吃惊同时相互关联的发现:第一,受基因影响的特质是否会显现出来取决于儿童成长的环境;第二,具体的基因,也就是我们体内每个细胞中 DNA 分子的双螺旋结构,就像装了开关一样,可以开启,也可以关闭,但究竟是开是关,取决于我们的生活经验。流行的说法是,情绪风格的差异受到基因和经验两方面因素的共同影响,不是其中的某一种可以单独解释的。不过这种说法就像是说太阳还挺热一样,是四平八稳的废话。真实情况比那要有意思得多。流行的看法认为,任何事情只要是由基因决定的,都将会与我们终身相伴。(我们具体的 DNA 如何能被改变呢?)其实恰恰相反——父母、老师、照料者对待儿童的方式以及儿童的生活经验可以极大地改变他们的性格特质,即便该特质受到基因的影响。

后天之于先天

受到基因影响的性格特质之所以可以改变,是因为基因本身并不足以令某一性格特质显现出来,即便基因已经制定了该性格特质的遗传密码。基因还需要被开启。在人和实验室动物身上的研究都表明,生活经验可以让基因开启或者关闭。借用老掉牙的所谓先天后天之争的术语,后天环境能够对先天因素产生影响。

科学家对一个基因的研究支持了这一点。那个基因在 20 世纪 80 年代后期变得声名狼藉。当时,科学家开始了对一个荷兰家庭的研究,这是一个由数代人组成的大家庭,其中有 14 个男性家庭成员曾经在冲动之下实施过攻击性的犯罪行为,比如纵火以及强奸未遂等。1993 年,科学家得出结论:这 14 个人的 X 染色体上有一个基因的形式完全相同。该基因能够产生单胺氧化酶(monoamine oxidase A,简称 MAOA),这种酶能够参与血清素(serotonin)、去甲肾上腺素(norepinephrine)以及多巴胺等神经递质的代谢。该基因有两种形态:在正常情况下,该基因是长型(long form),能够产生大量的单胺氧化酶;如果出现异常,该基因则是短型(short form),产生的单胺氧化酶也相应较少。大脑中的单胺氧化酶越多,神经递质降解的速度也就越快。

约有 1/3 的人的单胺氧化酶基因是短型,另外 2/3 的人是长型。在动物身上的研究表明,作为短型基因的典型特征,较低的单胺氧化酶水平与攻击性相关,这可能是因为当单胺氧化酶供应不足时,大脑中的神经化学物质含量将会保持在一个很高的水平,从而引致攻击性。的确如此,单胺氧化酶基因为短型的男性在遇到危险和威胁的时候往往会一触即发,这表现为看到别人摆出的一副臭脸时,杏仁核——司掌恐惧的大脑区域——活跃水平的飙升。这也许可以解释那个荷兰家庭中男人们的暴力倾向。单胺氧化酶基因又称"暴力基因"。媒体上的文章也告诫读者要"谨防血液中的暴力因素",甚至有人提议要对所有人进行筛查,以找出短型基因的携带者,从而在那些罪犯胚子还没学会走路之前就彻底将他们防患于未然。

但接下来又有一项引人瞩目的研究。[⑦]科学家们首先对新西兰的

442 名男性的单胺氧化酶状态——这些人的"暴力基因"究竟是良性的长型,还是不招人待见的短型——进行了测定。接下来,研究者详细查看了相关的犯罪档案和公共记录,了解这些人在 26 岁之前是否有过反社会行为或者犯罪行为,然后对他们每个人进行了心理测试,判断他们是否具有反社会个性障碍(antisocial personality disorder)、青春期品行障碍(adolescent conduct disorder)等心理疾病,最后还采访了每个受试者身边至少一个对他非常了解的人。这些男性当中,有 63% 的人的单胺氧化酶基因是活跃的长型,37% 的人则是不活跃的短型。令人惊异之处在于:单胺氧化酶基因的状态与反社会行为之间并未呈现出统计上的相关性。也就是说,在单胺氧化酶基因不活跃的男孩中,有一些长大后成为了罪犯或者有不良行为记录,而另一些则没有。如果我们再仔细考察究竟是哪些因素妨碍了"暴力基因"的携带者"从良",则会有令人大开眼界的发现。如果单胺氧化酶基因不活跃的人在儿童时期曾经遭受过虐待(占 8%),那么他日后就极有可能表现出反社会行为。同样是单胺氧化酶基因不活跃的人,如果是在关爱的环境中长大(这样的人在该研究中占到了 64%),他们日后表现出反社会行为的风险将不会比单胺氧化酶基因活跃的人更高。如果没有恶劣成长环境的推波助澜,短型基因本身并不会增加犯罪和行为不端的风险。

科学家对这项研究进行了跟进。他们重新找到这些新西兰的受试男性,试图考察在另一个与行为相关的基因上——血清素转运体基因(serotonin transporter gene)——先天因素与后天环境是否会再次"携手共舞"。[8]血清素转运体基因位于第 17 对染色体上,它能够产生一种酶,可将作为神经递质的血清素从神经元之间的突触

（synapse）上取走。因此，这种酶基本上能够起到和选择性血清素摄取抑制剂（selective serotonin reuptake inhibitor，简称 SSRI）正好相反的作用，后者是一种流行的抗抑郁剂（antidepressant），能够让血清素在突触上停留更长的时间。毫不奇怪，血清素转运体基因较短的情形——使得产生的血清素转运体不足——与抑郁症存在关联。同样，在这里，科学家的研究也已经表明：基因并非命运。除非在 20 岁出头的时候经历了某些造成巨大压力的生活事件（stressful life event，或译"应激性生活事件"），否则血清素转运体基因较短本身并不会增加男性日后患抑郁症的风险。虽然有"抑郁基因"，但几乎未被生活留下心理创伤的人，患抑郁症的风险并不会比没有"抑郁基因"的人更高。

正是看到了这些结论，我才开始猜测：我们的情绪与心理命运并非完全由相互环绕的双螺旋决定。潜伏在基因里的害羞、攻击性或者行为不端的倾向，能否在一个人的行为中体现出来，取决于这个人儿童时期的生活经历。我们不应该将 DNA 理解为操控我们细胞的电脑程序，或者是决定自动演奏的钢琴应该弹奏哪个音符的乐谱，而应该将 DNA 理解为一个乐曲库。不管你的音乐是装在 iPod 里，还是藏在一摞 CD（是不是有人被遗漏了？）或者黑胶唱片里，我们能听到什么音乐取决于播放的是哪一首。密纹唱片的音槽是一个微观世界，里面有千变万化的"峰峦"和"峡谷"。但是这些峰谷所记录的旋律并不会仅仅因为我们拥有这张唱片就自动进入我们的耳朵。现在我们已经知道，仅仅具有特定的基因并不意味着该基因所记录的乐曲会自动变成我们生活的一部分。或者，如果我们不用音乐来打比方，也可以这样来理解：基因给枪装上了子弹，但只有环境才能扣动扳机。

但具体地来讲,生活的经历究竟是如何进入我们细胞中的基因,并将其开启或者关闭的呢?跟往常一样,关于 DNA 如何能被我们的生活经历所抑制或者加强,我们也是首先从对实验室动物的研究那里获得的启示。早在 20 世纪 90 年代,生物学家迈克尔·米尼(Michael Meaney)就已经在一些他所研究的小白鼠身上发现了令人疑惑之处。一些老鼠的焦虑水平和行为抑制程度极高——这些小家伙在被抛入一个新环境时,动作会出现僵硬;受到惊吓时,会蹦一尺高。这些神经过敏的老鼠在遭遇有压力的情境时会极其惊慌,释放出大量被称为"糖皮质激素"(glucocorticoid)的压力荷尔蒙,会令它们心跳加速,肌肉紧绷,随时准备战斗或者逃跑。而另一些老鼠则比较放松和淡定——如果被放在一个从未去过的旷野里,它们会开心地在里面四处探索,就像是一个小姑娘走进了一家新商场。面对压力,它们仍然镇定自若——即便遭到电击,它们也仅仅会释放出极少的糖皮质激素压力荷尔蒙。一旦这些处变不惊的雌鼠产下了后代,它们会经常舔舐幼鼠,整理幼鼠的皮毛(这对啮齿类动物来说,就相当于亲吻和拥抱自己的宝宝),帮他盖好被子,再用一个故事哄他入睡。焦虑的老鼠则正好相反,它们因为神经过敏而无法恪尽母亲的职责。对舔舐和梳理后代皮毛的任务毫不上心,如果在老鼠的世界里也有叫做"儿童保护服务处"的政府机构的话,它们会被送进补习班去恶补为父母之道。

米尼和他的同事在 1989 年发现[①],一些小白鼠之所以若无其事地应对有压力的情境,是因为面对压力时它们产生的糖皮质激素较少。对那些听话的孩子,妈妈叫他收拾屋子的话说一遍就够了,这同样适用于对糖皮质激素敏感的老鼠：一丁点儿的压力荷尔蒙就能帮上大忙，因此在面对压力时，这些老鼠体内压力荷尔蒙的含量并不会飙升。老鼠血液中的压力荷尔蒙含量越少，它们就越沉着淡定，越不容易出现惊慌、害怕和神经过敏的情况。一些老鼠对压力荷尔蒙之所以更敏感，是因为在它们大脑的海马回中存在更多的压力荷尔蒙受体。顾名思义，所谓"受体"的作用就相当于是糖皮质激素的停泊"车位"。如果存在大量受体，身体就不必非要产生过多的压力荷尔蒙才能把消息发布出去——就好像是说，如果你们家的小孩长了三只耳朵，你不用冲着他吼就能让他明白，在房间里把吃剩的餐盘随处乱放是不对的（但愿如此）。

20 世纪 90 年代中期，米尼发现，一些老鼠具有更多的糖皮质激素受体[20]——因而抗压能力更强——是因为幼年的时候它们的母亲经常舔舐和梳理它们的皮毛。这样的经历会改变幼鼠的一生，它们的大脑将会被"装上程序"，此后在遇到陌生的环境时，它们就能够甩掉压力，而不是变成一团由蛋白质做成的颤栗的毛球。被母亲舔舐和梳理皮毛的幼鼠长大后会变得处变不惊，好奇心旺盛，渴望探索新的环境，遇到挫折时能够迅速地自我调整；而从小缺乏母爱的幼鼠长大后则缺乏安全感，神经总是紧绷，对惊吓极其敏感，遇到任何不熟悉或者意料之外的事物都会让它们感到恐惧，动作也随之出现僵硬。

因为焦虑、神经质的雌鼠会生出焦虑、神经质的幼鼠，于是所有人都认为焦虑与神经质是由基因遗传的，因此当然是无法改变的；因为处变不惊的雌鼠会生出处变不惊的幼鼠，所有人又都以为沉着淡定的品质也是基因遗传的，不可改变。焦虑还是镇定取决于基因遗传，就跟眼睛的颜色一样，对这样的教条，米尼一直都持怀疑态度。

因此,他设置了一个啮齿类动物的"领养机构"——让神经质的鼠妈妈与处变不惊的鼠妈妈相互交换子女来抚养。结果表明,后天的影响胜过了先天。焦虑、神经质、粗枝大叶的鼠妈妈产下的幼鼠,在养母的细心呵护之下长大之后,会变得镇定自若、活泼好动、好奇心旺盛,没有任何心理障碍(按照老鼠的标准),身处陌生环境时喜欢在里面探个究竟,面对新情况不会大失方寸——就跟它们的养母一样;懂得体贴照顾、遇事沉着冷静的鼠妈妈产下的幼鼠,在被粗线条的养母带大之后,就不那么幸运了:尽管从基因与出生来看,这些老鼠原本是前景光明的,但长大之后,它们只是长着胡须、紧张兮兮的小可怜,一受到惊吓就会崩溃,在陌生的环境中会畏缩不前。此外,还有一种变化。当被收养的老鼠长大成年之后,有了自己的后代,雌鼠的行为会变得像它们的养母而不是生母:如果生母粗枝大叶、责任心不强,而养母则尽了母亲的职责,会定期舔舐和梳理后代的皮毛,那么雌鼠长大后就会仿效养母的方式来养育后代;如果生母勤勉尽责而养母玩忽职守,那么雌鼠长大后对自己后代的关爱也将会大打折扣。老鼠从养母那里继承了一种行为,而它们之间并无基因交集。先天败给了后天。

你也许会得出这样的结论:鼠妈妈向收养的幼鼠传授了她们自认为合理的行为方式以及养育后代的方式,或者至少以身作则地向它们示范了焦虑或者镇定的行为。但米尼认为这里其实还有更深层的原因。据他所知,造成老鼠焦虑性格的那个基因能够在海马回中产生压力荷尔蒙受体——这玩意儿在镇定的老鼠身上有很多,而在焦虑的老鼠身上却很少。我们上文讲过,受体越多,看到(比方说)远处有只饿猫时身体产生的压力荷尔蒙就越少,而正是这些压力荷尔蒙让大脑变得紧张分分、神经过敏。相反,受体越少,压力荷尔蒙的产出与供给就越高,老鼠也就会变得越发焦虑和神经质。要解释我们这里讨论的现象——在幼鼠成长的转变过程中,后天的影响要胜过先天——显然应该考察荷尔蒙受体基因。

　　米尼与他的同事们发现,负责生产压力荷尔蒙受体的基因会因为生命早期的经验而改变。被母亲悉心照料的幼鼠与那些缺乏关爱的幼鼠相比,荷尔蒙受体基因在前者身上的活跃程度是后者的两倍。(记住,荷尔蒙受体基因越活跃,产生的糖皮质激素受体就越多,老鼠也就越能处变不惊。)米尼找出了这背后在分子层面上的具体机制:雌鼠的舔舐和梳理能够启动糖皮质激素受体基因。但如果雌鼠无心呵护幼鼠,压力荷尔蒙受体基因就会被抑制——被称作甲基(methyl group)的原子团会在受体基因上安家落户,从而将受体基因关闭。因此,米尼已经证明,生活经验的影响可以触及动物具体的 DNA,进一步增强或者减弱其功能。这个结论如此惊人,以至于米尼向一份全球顶尖的科学期刊投稿时竟遭退稿——认为基因能被环境所开启或者关闭,这样的思想过于前卫,无疑颠覆了许多理论信条。[米尼后来在《自然·神经科学》(*Nature Neuroscience*)[①]的编辑那里找到了知音:他的研究 2004 年在《自然·神经科学》期刊上发表。]

　　人不同于老鼠,但人类的 DNA 同样可以被甲基所抑制,这正是米尼另一项开创性研究得出的结论。米尼的团队受益于一个特殊的科学资源,它令人不安却相当珍贵,那就是魁北克自杀者脑库(Quebec Suicide Brain Bank)。顾名思义,该脑库收集了自杀者的脑组织样本。魁北克自杀者脑库是由蒙特利尔的道格拉斯心理健康研究中心(Douglas Mental Health Institute)设立的,脑库中所有标本都冷藏在百丽牌（Pyrex）贮藏皿里，并对死者生前的生理和心理病史进行备案。米尼研究了 36 个人的大脑[12]：其中有 12 人是在童年时期遭受过虐待的自杀者；12 人是未被虐待的自杀者；12 人并非死于自杀。通过将研究老鼠的办法照搬到人类大脑身上，米尼的团队发现：童年时期遭受过虐待的自杀者与非自杀者相比，前者大脑中有多得多的糖皮质激素受体基因因为甲基化作用（methylation）而处于"关"的状态。正是同一个基因，之前在缺乏母爱的老鼠身上，也出现了甲基化现象。这个基因一旦受到抑制，人类的应激反应（stress-response）系统就将处于一触即发的状态，这会极大地削弱人们处理困难局面的能力——在这一点上，人跟啮齿类动物一样。一直以来的研究告诉我们，应激反应系统的活动异常与自杀行为相关。而米尼在 2009 年的这项发现补全了因果链上的缺环：儿童时期遭受虐待会改变大脑中的基因表达（gene expression），损害人们应对困境的能力，从而增加了自杀的概率。

　　大家通常都以为我们所携带的基因是固定不变的。以米尼为代表的研究却表明，我们的 DNA 更像是一个人收藏的各种各样的CD：仅仅拥有一张 CD 并不意味着你就会播放它；同样，仅仅具有某个基因并不意味着这个基因就会被开启（或者用遗传学家的话来说，并不意味着基因的"表达"就会出现）。相反，基因的表达程度受到环境很大的影响。因此，打个比方，即便我们的基因具有焦虑的倾向，只要我们是在一个鼓励沉着镇定的环境中长大的，"焦虑 DNA"就将受到抑制，使得它无法对大脑乃至我们的行为和气质产生影响。这就好比我们从未将那张 CD 送入播放器。

　　一个甲基基团添加到 DNA 的一个片段上，这被称为表观遗传学特征的改变(epigenetic change)。表观遗传学特征的改变并不能更改基因序列——如我们所知,后者由 A、T、C、G 所组成的字符串来表示——却能够影响该基因的表达将会开启还是关闭。这可以帮助我们解释为什么精神分裂症在同卵双胞胎之间的一致性较低。在出生的时候,同卵双胞胎之间的表观遗传学特征是高度相似的——如果一个特定的基因在一方身上受到抑制,那么一般来说,它在另一方身上也是受到抑制的。但随着生活经验的增长,我们的表观遗传学特征会逐渐发生改变。不管是偶然因素还是生活经历——除了父母的抚养,还有很多经历能够对我们的 DNA 产生影响——都会给我们基因的表观遗传学特征留下越来越多的印记,一些一度活跃的基因将会被责令收声,而针对另一些基因的"禁言令"则会被宣布取消。

一项 2005 年的研究已经证明了生活经验有多么重要[13]:同卵双胞胎之间的生活方式越接近、彼此在一起的时间越长(这也许意味着他们彼此共享的生活经历也就越多),他们的表观遗传学特征也就越接近。如果一对双胞胎是在不同的环境中长大的,那么他们表观遗传学特征的差异在 50 岁的时候将会是 13 岁时——在这个年纪,两人的生活经历仍大同小异——的 4 倍,也就是说,开关状态在两个双胞胎之间存在差异的基因数量,会增加至 13 岁时的 4 倍。不同的环境之所以能够将基因组相同的双胞胎塑造为不同的人,原因即在此。

罗比出场

我一直幻想能够在儿童成长的过程中测量他们基因表达的变化——在我们将机器人罗比(Robie)引入研究之后,就更是如此。该研究是我们第一次正式对情绪风格进行追踪研究,它的分析对象是行为抑制。凯根的著名研究已经指出,行为抑制会从儿童时期一直持续到成年之后。我们可以通过行为抑制来追踪情绪风格中的情绪调整能力维度——也就是说,行为受到抑制的或者害羞的儿童情绪调整能力较弱。不管给他们带来烦恼的是怎样的情形——比如,身处一个陌生的环境,或者不得不与陌生人交流——他们从烦恼中恢复过来的时间都会比别人更长。行为未受抑制的儿童则会显示出较强的情绪调整能力——他们对这些局面应付自如,即便暂时因为焦虑而战栗,他们也能够迅速恢复,就好像什么都没有发生一样。的确,我认为情绪调整能力处于一个更为基础的地位,情绪调整能力不足甚至是造成害羞的原因:大胆而行为不受抑制地与陌生人交谈、在不熟悉的领域探索等,会让害羞的人在很长的一段时间里感到焦虑和烦恼,所以他们对那样的情形会尽量回避。他们的行为会表现出害羞的特征。(对那样的情形,自我觉察能力敏锐的人会有意识地回避,而自我觉察能力迟钝的人则会无意识地回避。后者会表示,他们碰巧更喜欢在家工作,或者喜欢每天晚上都待在家里。)当时我相信,儿童的情绪风格是天生的,而且这些情绪风格将会伴随他们一生。因此,我以为情绪调整能力从儿童时期开始就是永远无法改变的,我以为我们将会发现证据支持这一点。

在 20 世纪 80 年代,我们当地的报纸会刊登新生儿的出生公告,这对需要找到研究志愿者的科学家来说简直是一座信息"金矿"。在我们威斯康星大学的一个办公室里,专门有人会老老实实地将每个新生儿的信息录入,建立了一个庞大的新生儿数据库——某人在某年某月某日出生,一目了然。如果一位科学家想要找(比方说)几百个三周岁大的幼儿,他只需要调出三年前出生的儿童的名单,然后逐个地给小孩家长直接打电话就行了。我们当时就是这么做的:我们找到 1985 年出生的儿童的名单(当时是 1988 年),再过滤掉那些家庭住址在 25 英里之外的孩子,然后就开始逐一询问小孩家长是否有兴趣参加一项关于行为抑制(害羞)的科学研究。其中有 70% 的家长表示有兴趣,从这个比例可以看出威大的声望。于是我们接下来就开始为他们的来访安排时间。

除了少数几位父亲之外,将自己还在蹒跚学步的小孩带来我们实验室的都是母亲。参加我们实验的小孩一共有 368 名,我们一次会安排两个家庭同时来访。我的研究生罗娜·芬曼(Rona Finman)会将妈妈们带到一个宽敞的、四处摆满玩具的儿童游戏室里,安排她们在房间角落的椅子上坐下,然后请她们填写好几份问卷。这些问卷有些是基本的人口统计信息,有些是关于小孩以及她们本人的性情和气质(喜怒无常、焦虑、害羞)。妈妈们填写问卷的时候,小孩就在地上玩着玩具——积木、洋娃娃、卡车,等等。

几分钟之后,游戏室的门打开,遥控机器人罗比会借助脚下的轮子进入房间。罗比只比这些处于学步期的小孩稍微矮一点,他借助脚底下的三个轮子可以四处移动。罗比的“眼睛”其实是一对灯,灯光闪烁;他的头可以左右转动;当他说话的时候,他的机械嘴还会动。当他在我们的遥控下靠近每一个小孩的时候,他会用一种计算机模拟的机器人的声音讲话:“嗨,我是机器人罗比。我来是想跟你一起玩。你愿意陪我一起玩吗?”在罗娜的授意下,妈妈们此时正在专心填写问卷,她们没有抬头,跟自己的小孩也没有交流。

孩子们的反应可谓是五花八门。一些小孩会蹦蹦跳跳地走近罗比，伸手摸他，跟他说话；另一些小孩会一言不发地坐在那里，一动不动。就拿威尔（Will）来说（威尔是一名教师与一名政府官员的儿子），一些小孩在罗比出现后动作发生了僵硬，威尔就是其中的一个。罗比一进来，威尔就丢掉了手里的玩具，站在那里一动不动地瞪着机器人，一句话也不说。他显露出强烈的警惕，脸上出现了谨慎的表情，小心翼翼地盯着罗比看，似乎随时会出现危险。当机器人靠近时，威尔往后退了几步，然后又重新恢复了僵硬的姿态。罗比会接着向威尔提出一起玩耍的邀请，几番邀请之后罗比会向威尔道别，转过身，然后从他进来的那扇门离开。我们看到威尔长吁一口气，重新变得活跃起来，继续玩起了玩具。与之相反，罗比一进房间，萨姆（Sam）——一名建筑包工头与一名图书管理员的儿子——就径直向罗比跑去，笑着抓向罗比，然后没完没了说个不停。罗娜当时生怕萨姆弄坏罗比头上的天线，那样的话我们就无法通过控制杆对罗比进行遥控了。萨姆在罗比身边蹦蹦跳跳，还向他的妈妈大喊："快看，妈妈！快看机器人！"我们之前曾经吩咐妈妈们无论在任何情况下都要专心填写问卷，而萨姆的妈妈对这一指令的遵守堪称楷模。

分别将威尔和萨姆乘以 184，你就可以知道我们在那 25 分钟的时间里关于学步期的儿童与罗比的交流（或者根本没有交流）观察到了什么。我们会为威尔那样的小孩打分：害羞、沉默、警惕、情绪调整能力低下，他们无法克服自己对陌生"人"和陌生情形的恐惧；另外，我们也会对萨姆那样的小孩打分：极其外向、好交际、情绪调整能力强，看到一个会说话的机器人也不会惊惧，能够适应异常环境。用流行的行话来讲，一些孩子几乎没有显示出任何的行为抑制，而另一些孩子则显示出了程度较高的行为抑制——一些孩子的情绪调整能力很强,而另一些则很弱。此外,我们也观察到了很多介于两者之间的小孩。在这项行为测试完成 6 个月(对所有这 368 个小孩都做一遍罗比试验就要 6 个月之久)之后,我们请家长们带着孩子再次来到我们实验室,这样我们就能够获取孩子们的基准脑电图活跃水平。"基准"脑电图度量的是当一个人仅仅处于休息状态而没做任何具体事情时的大脑活跃水平——当然,在做测试的时候,孩子们也有可能在做白日梦,或者是在暗自哼唱儿童剧《芝麻街》(Sesame Street)的主题曲,这些都超出了我们的控制范围。

在害羞或者社交性方面,不同的幼儿之间存在巨大差异,这恐怕不是什么重大新闻。有空的时候到你们当地的儿童沙盘游戏理疗中心去逛逛,你就可以亲眼看到这一点。我们并不是要证明这一点。前文曾介绍,发展心理学中流行的研究范式认为气质会持续一生。我们试图对这一点进行检验。

根据 3 岁幼儿对罗比的反应,我们从那 368 个小孩中挑出了 70 个。我们会对这 70 个小孩进行更加密切的关注,于是将这项研究变成了追踪研究。我们将小孩分成了三组:威尔那样害羞的小孩,他们对罗比几乎什么话都没说,还把头藏在了妈妈的膝盖后面;萨姆那样大胆的小孩,他们不到 10 秒钟就从妈妈身边跑开了,很快罗比就成了他们最好的朋友;以及处于两者之间的小孩,他们的各项得分都处于平均值附近,不管是与罗比交往之前需要熟悉时间的长短,还是与罗比交谈的多少。从这三类中我们挑选出的每一类人数都大致相等。我们请这些小孩的家长分别在孩子 7 岁和 9 岁的时候将小孩重新带回实验室。

之前凯根的研究认为,气质可能是一种固定不变的特质,因此当时我的预期是:3岁时在罗比面前显示出害羞的儿童再次测试时仍会表现得害羞;蹒跚学步时就显得外向的儿童也同样会保持自己的外向性格。但是在科学中,即便是那些备受尊重的研究都渴望得到检验。另外我们发现,凯根研究中的一些方面也有值得商榷之处,这在莫琳·里克曼(Maureen Rickman)看来尤其如此。莫琳是我的同事,她在机器人罗比的研究中做出了不可估量的贡献。

莫琳本科是在威斯康星大学麦迪逊分校念的神经科学。那还是在20世纪80年代初,当时学校还没有为本科生开设神经科学这个专业,只有研究生才有这个专业。但是莫琳说服校方让她来设立一个神经科学专业,她于是被该专业深深吸引了。毕业之后,她花了5年时间去研究婴儿,尤其是研究婴儿听觉能力的发展。不过,正如最近她自己所说的那样:"我当时真是希望做点重要的事情。我听说有个家伙在真人身上做实验,还用脑电图来确定大脑特定区域的功能。这人希望搞清楚焦虑的人会有怎样的大脑。"那个家伙就是我,我后来成了莫琳的研究生导师。

我告诉莫琳,我们很大程度上跟凯根一样,试图弄明白幼儿在3岁时表现出的行为抑制特质是否会一直持续到童年时期的后半段,以及该特质背后的大脑活动模式是否也会持续下去。当莫琳加入我们这项追踪研究的时候,我们已经进入了第三阶段的测试——孩子们当时已经9岁了。在莫琳跟孩子们碰面之前,我让她重读了一遍凯根的研究论文——那些研究得出了"生而害羞,死犹害羞"的结论,也就是说,童年时期的行为抑制将会持续到青少年时期。莫琳这次需要关注的是其中繁复的方法论细节,而不是凯根得出的著名的结论。

　　一天下午,莫琳走进了我的办公室,她问我是否注意到了凯根研究中的一个细节:凯根对儿童害羞程度的衡量指标之一是请家长打分。你知道,莫琳说,那可能会造成问题:父母看待子女的方式几乎是难以改变的。这孩子"非常调皮";这孩子"很聪明";这孩子"怕生"……这种为自己的子女简单贴上标签的习惯难道不会让家长对子女气质的变化视而不见吗? 如果一位家长发现自己 3 岁大的小孩性格比较害羞,那她以后会不会一直那样看待自己的孩子? 这会不会让凯根的研究结论出现偏差呢? 家长对子女的评价虽然并非凯根使用的唯一指标,但也是其中之一,因此可能会带来问题。

　　凯根研究方法中还有一个问题也值得商榷。通过深入分析凯根的研究细节,莫琳发现,凯根对儿童进行分类的另一个指标是儿童第 9 次自然发语(spontaneous utterance)之前的语句长度。如果你看没明白那是什么意思,莫琳当时也一样。你恐怕没想到,那指的是:首先统计儿童会用多少个字去描述他们在不同实验室环境中首先提到的 8 个事物,然后将少言寡语等同于害羞,而话匣子关不上的儿童则被视为是缺乏行为抑制倾向。说"那是谁?"的小孩是否就要比说"妈妈,妈妈,坐那儿的人是谁?"的小孩更害羞? 莫琳认为,害羞会让一些人唠叨个没完来缓解自己的焦虑,同时它也会让另一些人沉默不语。"他怎么会提出这样一个指标来度量害羞呢?"莫琳问我,"不管选取怎样的度量指标,它都应该具有表面效度(face validity),能够言之成理,至少能够让受试者信服。否则,你必须为该指标的选用提出足够令人信服的理由。"

　　凯根对害羞的度量指标中有一些比较容易理解:小孩在陌生人面前会不会出现动作僵硬;此时他的压力荷尔蒙水平如何。但是凯根研究方法论中比较奇怪的两个方面——家长评价与儿童说话的句长——让我们不禁开始怀疑凯根关于害羞持续性的结论是否真如大家所以为的那样经得起推敲。

"唰"地一下，性情大变

我们不会用罗比来对付这么大的孩子，我们都知道 9 岁的儿童可能会对机器人感兴趣，也可能会把罗比直接弄翻在地。因此，为了测试这些儿童的行为抑制水平，我们决定将他们每个人置于三种不同的环境之中。首先，我们会在房间里安排一个陌生人（我带的一个研究生），当孩子们进来的时候，他正在读一本书。有的孩子直接连蹦带跳地跑过去问："你在读什么啊？"另一些小孩就不会去注意他，只顾玩着自己的玩具。在第二个环境中，一个戴着面目狰狞的狼脸面具的科学家会跟孩子们说话，然后他会把面具摘下来，请孩子们亲手去触摸和佩戴。有的小孩吓得往后退，而另一些孩子却急着想试。最后，我们把孩子们领进一间房间，屋里摆满了各种略微有些吓人的玩具，比如长逾两米的火车隧道、一台平衡木、挂在架子上的大猩猩面具等。我们对所有的数据都进行了度量：这小孩会不会主动去接近陌生人？他愿不愿意让陌生人坐在他旁边陪他玩？多少分钟之后小孩才会对陌生人说话？多久之后他才会走到距离陌生人一米的范围之内？小孩对狼脸面具有何反应？他会玩"冒险室"（risk room）中的道具吗？

除了观察儿童的行为，我们还度量了两方面的数据：跟他们 3 岁时一样，我们在 6 个月之后获取了这些 9 岁儿童的脑电图数据。不管是 3 岁还是 9 岁,胆子大的小孩(用实验的术语来讲,就是具有较少的行为抑制倾向)左脑的前额皮质要比右脑活跃,而害羞的小孩(具有较多的行为抑制倾向)右脑要比左脑活跃。

这种非对称的脑额部活动模式,之前我已经见过多次:在抑郁症患者身上(右脑比左脑活跃),在心满意足的婴儿身上(左脑比右脑活跃),在观看搞笑视频的人身上(左脑比右脑活跃),以及在观看令人不快的视频的观众身上(右脑比左脑活跃)。但脑额部活动的左右不一致与某种显然并非情绪的东西发生关联,这还是第一次;这次我们发现左右脑活动的左右不一致与性格是害羞还是大胆有关。在每个年龄段上,我们都发现了大脑活动与行为的高度相关性。左脑(而不是右脑)前额更活跃的儿童表现出了更少的行为抑制倾向;右脑前额最活跃的儿童所表现出的行为抑制倾向最为明显。胆大的儿童能够迅速从挫折中恢复,将手上的事情继续推进下去,困难不会让他们偏离正常的轨道;而在遭遇困难时,害羞的儿童反应时间要长得多,这就是为什么他们在陌生环境中会有一个较长的动作僵硬期。这个发现印证了我之前的猜测:情绪风格中的情绪调整能力维度可以在前额皮质左右不均的活动模式中得到反映。

收集各组儿童的行为和脑电图数据花去了我们一整年的时间,而分析这些数据又用去了我们一年。在好几个月的日子里我们都在消化这些数据,希望发现从 3 岁到 9 岁的这 6 年中,这些儿童的行为抑制倾向是否发生了变化。当莫琳跟我分享这些数据的时候,她难掩惊讶之情。为了计算这些儿童蹒跚学步时的数据与他们 7 岁和 9 岁时的数据存在怎样的关联,莫琳仔细检查了每一个指标:多久之后才会同机器人或者陌生人说话? 多久之后才会靠近机器人或者陌生人？小孩一共拿起了多少件让人害怕的玩具来玩？莫琳之所以会那么惊讶，与其说是因为她发现了什么，不如说是因为她没发现什么——在孩子们 3 岁、7 岁和 9 岁测得的数据之间，并不存在相关性。或者更准确地说，所有这些行为抑制指标在 3 岁和 9 岁之间的平均相关系数为 0.03。如果读者对统计学并不熟悉，那么我们这里可以略作解释。相关系数为 1 意味着两个变量之间的变化保持一致。对同一个人来说，以英寸为单位的身高与以厘米为单位的身高之间的相关系数为 1。相关系数为 0 意味着两个变量之间没有任何关系。美国职业棒球大联盟的纽约扬基队一个赛季中获胜的场数，与那一年里嫁人的、名字叫"维拉"（Vera）的女性人数之间的相关系数为 0。

行为抑制指标在 3 岁和 9 岁之间的相关系数为 0.03[13]，这只能有一个解释：行为抑制并非一个稳定、持续的性格特质。"在害羞、适中和大胆的三组儿童的数据之间出现了完全随机的重新排序！"莫琳兴奋地脱口而出，"每一组中约有 1/3 的儿童 6 年后仍保留在同一组内。但真正值得注意的是那些在各组之间转移的样本。"各组中都有整整 2/3 的儿童在 9 岁时已经不再归属于自己最初（3 岁时）的分组。

这个结果与凯根的结论相左，当时我们震惊了。于是我让莫琳请教了威大儿童发展的权威和统计奇才希尔·戈德史密斯（Hill Goldsmith），以确保我们没有出错。前文讲过，我们用了一些指标来将儿童分为害羞、适中和大胆三类：小孩多久之后才会开始同罗比玩？多久之后才会跟陌生人说话？等等。在把所有这些指标综合在一起的过程中，我们的方法可能有误。根据希尔的建议，莫琳将所有的分析重做了一遍，然后她又在我的办公室里找到我，用同样惊讶而确定的语气说："还是随机分布的！"如果一个小孩在蹒跚学步时被归为害羞的一类,那么他在 9 岁时仍然害羞、变得大胆,或者处于中间阵营的概率都是相等的。同样,对于在学步时就有大胆性格的儿童来说,用他 3 岁时的情况来预测他 10 年之后的气质,就跟用抛硬币来猜一样不靠谱。

为了确保我们的行为测试在各个方面都经得起推敲,我们还对这些儿童前额脑电图的活动模式进行了分析。也许在我们获取行为数据的过程中出了大错——这些数据很少是无懈可击的——但脑电图却是完全客观的。然而脑电图也向气质无法改变的教条"开炮"。一些儿童 3 岁与 9 岁时的脑电图模式保持一致,正如一些儿童身上的行为抑制倾向会有持续一样。但总的来说,3 岁与 9 岁时的脑电图模式之间的相关系数还不到0.1。同样的大脑功能模式持续了数年的儿童与行为抑制倾向保持不变的儿童,正好是同一拨人——看到这个结果让我们如释重负,这相当于是进一步验核了我们度量指标的效度(validity)。脑电图表明:大胆的儿童左脑前额区相对更活跃,而害羞的儿童右脑前额区相对更活跃。这也与行为数据相符,因为左脑更活跃的儿童恰好就是那些跟罗比交朋友、主动与陌生人聊天的孩子。

这些结果超出了我的预期。3 岁时的大脑和行为指标无法预测孩子们 9 岁时的情况。大多数人以及他们的大脑在 3 岁与 9 岁之间出现了非常明显的变化。在进行这项研究之前,关于受基因影响的那些特质的稳定性,我已经有了一些假设。但研究结果让我本人的那些假设开始受到了质疑。在这些结果的激发下,我也开始了对人类大脑可塑性的思考。

关于这些数据有一点最值得注意。当时盛行的儿童发展模型一直都告诉我们,如果一个婴儿出生时在性格区间上处于害羞和焦虑的最远端(那样的婴儿即便只是听到有人清清嗓子都会大声尖叫,然后大哭不止,无论怎么哄都没用),那么他日后将会是一个焦虑的儿童,有罹患焦虑症的风险;该模型还认为,如果一个儿童异常大胆,他就会在家具上玩攀岩,会在楼梯上玩极限(把上菜的托盘当做滑板),所以他会是急诊室的常客,到了青春期他会胡作非为,无法无天,等到他长大成人,恐怕就是当金融衍生品交易员或者毒贩的料了。"但我们的数据表明,孩子们的性情和气质体现出了更多的变化而不是稳定,"莫琳最近跟我回忆起了当时的情境,"不是说那些儿童长大后学会了一些社交技巧,因此会比小时候更善于跟陌生人打交道,但他们内心深处仍然焦虑不安。不是这样。只有陈旧的模型才会认为:人们可以通过学习在自己的基本气质之上加上一层文化规范,但他们内在的羞怯或者大胆是无法改变的。但我们的发现是,大脑发生了变化。一度害羞的小孩会变得不再害羞,甚至会加入大胆的阵营;而一度大胆的小孩也可能会变得不再大胆,甚至会走向害羞的一端。对2/3的儿童来说,整个体系——从大脑到生理机能,到气质,再到行为——全都改变了。这对气质恒定说提出了质疑。"

"我们已经表明,如果你让一个儿童学会跟别人交流,他的生理基础也会随之发生改变,因此害羞的小孩也可能会变得大胆,"莫琳接着说,"如果你把一个害羞的儿童置于一个让人焦虑的情形之中——不用走极端,带他到游乐场去跟别的孩子一起玩沙盘就行——并在该情形下给他以支持和鼓励,你就能让他学到该如何应对。对于大胆的孩子,你应该让他们学会在周遭环境中读出危险的信号。你要让他们学会停下来看看别的小孩在干什么,要让他们懂得没有必要事事争先,面对别人的激将也大可一笑了之。我们这项研究发现,一切都可以改变,甚至包括他们的惊跳反应(startle reaction)。改变不仅仅发生在表面。曾经害羞的儿童即便从行为上看已经不再害羞,但他们的内心深处永远'其实都害羞'——这样的看法是不对的。我们的研究已经表明,'内心深处'也是可以改变的,决定一个人是害羞还是大胆的大脑模式是可以改变的。"

为了在麦迪逊当地执业,将儿童心理学付诸实践,莫琳离开了学术圈,但她为我们的开创性发现所做出的贡献是永远不可磨灭的。"如果要问我这个发现对我现在作为精神病科医生的工作有怎样的帮助(我的病人是 3 岁以上的儿童),我的回答是:我会试图去帮助人们了解个体差异的存在,我会让他们知道个体差异并不一定就是问题。也许你就是神经过敏,听到噪声都会让你吓一跳。神经质风格的人感官非常敏感。但只要这种风格没有给你造成问题,它就不是个问题。没有必要将这些个体差异理解为是一种病理现象。对儿童来说,那只是一种类型,而不是一种缺陷。当我告诉那些把小孩送到我这里来的家长,他们的孩子其实并无大碍,不用求医问药,很多人都感到如释重负。他们应该理解自己的子女,应该站在孩子的一边。"

乖宝宝应该遗传到一些……勇气

蹒跚学步时性格大胆的小孩到了青春期可能会变得害羞,而幼时害羞的小孩到了长身体的时候却可能会变得大胆。为了让读者对上述现象发生的过程和原因有一个大致的概念,让我们来看看威尔和萨姆的故事。威尔在 3 岁的时候曾经因为害怕而出现动作僵硬。他有一个性格外向的亲妹妹,还幸运地遇到了几位好老师,在他们的帮助下威尔逐渐开始喜欢与人交往。尽管威尔 9 岁时的性格还谈不上非常外向,但他已经稳步迈进了性格区间分布的中间地带。萨姆的父亲患上了癌症,并因此分别在萨姆 5 岁和 7 岁的时候两次住进了医院。不言而喻,这样的不幸对萨姆的家庭造成了伤害。可能正是因为这个原因,一度是我们所有样本中最外向、最好交际的萨姆,后来却变成了那拨中间分子中的一员。

威尔和萨姆分别从行为抑制与行为非抑制的两个极端向中间区域靠拢,尽管他们都没有从一个极端走向另一个极端。有一半的儿童在性格区间上的移动方向相反,他们是从中间向两个极端迈进。有些儿童真的从一个极端走向了另一个极端。3 岁的时候,肖恩(Shawn)是我们样本中行为抑制倾向最少的儿童之一,他当时一看到罗比就径直走了过去,对着机器人喋喋不休,面带微笑,容光焕发。我觉得他甚至想把罗比当做自己最好的朋友带回家。但是当肖恩 8 岁的时候,他的父亲因为癌症突然去世。我们在一年之后重新看到肖恩的时候,他的性格已经改变了许多:在陌生人面前他的动作出现了僵硬;"冒险室"中也没有什么东西能让他提得起兴趣。他成了我们的研究对象中行为抑制倾向最强的人之一。

现在你应该明白为什么我对人们的基因表达如此关注的原因了:一些儿童蹒跚学步时曾在机器人罗比面前露怯,到了四年级却会兴致勃勃地跟头戴面具的陌生人打成一片,他们身上的"害羞基因"一定发生了值得注意的变化。另一些儿童,他们 3 岁时会径直走向罗比,但到了 9 岁的时候则会缩在角落里,不敢搭理在不远处坐着读书的陌生人——他们身上的"害羞基因"发生了什么,我同样非常感兴趣。跟能够在派对时活跃气氛的妹妹生活在一起,会如何影响威尔的 DNA? 循循善诱的老师们对威尔的鼓励会如何影响到基因,会如何将一些基因关闭,而将另一些基因开启? 看到住院的父亲身上插满了管子和电线让肖恩产生过多的压力荷尔蒙,加上父亲的过世给肖恩带来的情绪冲击以及此后数周甚至数月的焦虑("爸爸不在了,我该怎么办?"),这些因素具体会如何改变肖恩的 DNA? 我也非常想知道这些问题的答案。但是很遗憾,尽管我们知道在老鼠大脑中采集米尼所发现的压力荷尔蒙受体基因的准确位置,但我们并不知道该基因在人脑中藏于何处。而且即便我们知道它在人脑中的准确位置,人们恐怕也不愿意让别人从自己的大脑中挖出一勺组织样本。要进行这样的研究,只能求助于将大脑捐献给科学研究的人,米尼对自杀者大脑的分析就是最好的例子。

这项对儿童的研究为我早早地上了关于大脑可塑性的一课。在成长发育的过程中,最能够将人与人区分开的大脑特征,比如额皮质的脑电图活动模式,可能会经历剧烈的变化。

我们的研究表明,行为抑制特质从本质上来说不存在稳定性;而凯根的结论则正好相反。应该如何解释这个矛盾? 我们后来意识到,行为抑制那样的气质特征随着时间的推移所表现出的稳定性的高低,这本身也是一种稳定的个体差异。换言之,在一些人身上,该特质会从学步期一直持续到青春期的早期,而在另一些人身上则不会。因此,在全部儿童中似乎存在一个子群,在他们身上,行为抑制及其相关的大脑活动模式随着时间的推移能够保持稳定;而对另一个子群的成员来说,这种稳定性并不存在。凯根的研究可能无意中正好选取了来自第一个子群中的儿童：在这些儿童身上，害羞会持续整个青春期。但那样的儿童只占全部儿童的 15%。正如我们在威尔、萨姆和肖恩的身上所看到的，新的周遭环境（善于给学生鼓励的老师，以及一个能够影响他人的妹妹）与痛苦的人生经历（身边至爱亲朋的病故）会调整一个人的气质与情绪风格。如果生活环境保持稳定（这里所谓的"环境"，还包括我们的个人经历），我们的气质和情绪风格也同样会保持稳定；反之则相反。

情绪风格的一个关键方面可以后天改变，这同样适用于个性、气质以及其他受基因影响的特质。根据这个发现，家长和教师们可以判断并试图重塑儿童的情绪风格。即便一个儿童的基因类型（genotype）让他有焦虑的倾向，但只要他是在一个无忧无虑、充满关爱的环境中长大的，他就能够通过改变特定基因的表达程度，而名副其实地"调低"那些基因的作用。同样，如果一个儿童具有害羞的基因倾向，但只要他的父母给他以适度的鼓励，让他鼓起勇气去和别的小朋友交流，而不是给他过度的保护，纵容他的害羞，那么他到了青春期乃至成年的时候可能就会变得喜欢与人交流。环境能够塑造的不仅只有行为甚至大脑功能。环境还关系到基因的开启和关闭，从而关系到我们会表现出哪些遗传到的性格特质。

① K.J.Saudino, "Behavioral Genetics and Child Temperament," *Journal of Developmental and Behavioral Pediatrics* 26(2005):214-223.

② L. Thompson, J. Kemp, P. Wilson, R. Pritchett, H. Minnis, L. Toms-Whittle, C. Puckering, J.Law, and C.Gillberg, "What Have Birth Cohort Studies Asked About Genetic Pre- and Perinatal Exposures and Child and Adolescent Onset Mental Health Outcomes? A Systematic Review," *European Child and Adolescent Psychiatry* 19(2010):

1 - 15.

③ C.A.Van Hulle, K.S.Lemery, and H.H.Goldsmith, "Wisconsin Twin Panel," *Twin Research* 5(2002):502 - 550.

④ K.L.Kopnisky, W.M.Cowan, and S.E.Hyman, "Levels of Analysis in Psychiatric Research," *Development and Psychopathology* 14(2002):437 - 461.

⑤ J.Kagan, J.S.Reznick, and J.Gibbons, "Inhibited and Uninhibited Types of Children," *Child Development* 60(1989):838 - 845.

⑥ C.E.Schwartz, C.I.Wright, L.M.Shin, J.Kagan, and S.L.Rauch, "Inhibited and Uninhibited Infants'Grown Up':Adult Amygdalar Response to Novelty," *Science* 300 (2003):1952 - 1953.

⑦ A.Caspi, J.McClay, T.E.Moffitt, J.Mill, J.Martin, I.W.Craig, A.Taylor, and R. Poulton, "Role of Genotype in the Cycle of Violence in Maltreated Children," *Science* 297(2002):851 - 854.

⑧ A.Caspi, K.Sugden, T.E.Moffitt, A.Taylor, I.W.Craig, H.Harrington, J.McClay, et al., "Influence of Life Stress on Depression:Moderation by a Polymorphism in the 5-HTT Gene," *Science* 301(2003):386 - 389.This is a controversial finding, and there have been several failures to replicate it, including failures in large meta-analyses.For reviews on both sides of the debate, see M.R.Munafo, C.Durrant, G.Lewis, and J. Flint, "Gene X Environment Interactions at the Serotonin Transporter Locus," *Biological Psychiatry* 65(2009):211 - 219;N.Risch.R.Herrell, T.Lehner, K.Y.Liang, L.Eaves, J. Hoh, A.Griem, M.Kovacs, J.Ott, and K.R.Merikangas, "Interaction Between the Serotonin Transporter Gene (5-HTTLPR), Stressful Life Events, and Risk of Depression:A Meta-Analysis," *JAMA* 301(2009):2462 - 2471;A.Caspi, A.R.Hariri, A.Holmes, R.Uher, and T.E.Moffitt, "Genetic Sensitivity to the Environment:The Case of the Serotonin Transporter Gene and Its Implications for Studying Complex Diseases and Traits," *American Journal of Psychiatry* 167(2010):509 - 527.

⑨ M.J.Meaney, S.Bhatnagar, S.Larocque, C.McCormick, N.Shanks, S.Sharma, J. Smythe, V.Viau, and P.M.Plotsky, "Individual Differences in the Hypothalamic-Pituitary-Adrenal Stress Response and the Hypothalamic CRF System," *Annals of the New York Academy of Sciences* 697(1993):70 - 85.

⑩ T.Y.Zhang and M.J.Meaney, "Epigenetics and the Environmental Regulation of the Genome and Its Function," *Annual Review of Psychology* 61(2010):439 - 466.

⑪ I.C.Weaver, N.Cervoni.F.A.Champagne, A.C.D'Alessio, S.Sharma.J.R.Seckl, S. Dymov, M.Szyf, and M.J.Meaney, "Epigenetic Programming by Maternal Behavior," *Nature Neuroscience* 7(2004):847 - 854.

⑫ P.O.McGowan, A.Sasaki, A.C.D'Alessio, S.Dymov, B.Labonté, M.Szyf, G.Turecki, and M.J.Meaney, "Epigenetic Regulation of the Glucocorticoid Receptor in Human

Brain Associates with Childhood Abuse," *Nature Neuroscience* 12(2009):342 – 348.

⑬ M.F.Fraga, E.Ballestar, M.F.Paz, S.Popero, F.Setien, M.L.Ballestar, D.Heine-Suner, et al., "Epigenetic Differences Arise During the Lifetime of Monozygotic Twins," *Proceedings of the National Academy of Sciences* 102(2005):10604 – 10609.

⑭ R.J.Davidson and M.D.Rickman, "Behavioral Inhibition and the Emotional Circuitry of the Brain: Stability and Plasticity During the Early Childhood Years," in *Extreme Fear, Shyness, and Social Phobia: Origins, Biological Mechanisms, and Clinical Outcomes*, L. A. Schmidt and J.Schulkin, eds. (New York: Oxford University Press, 1999), 67 – 87.

第 6 章

身、心、脑之间的联系：情绪风格对健康的影响

指甲在黑板上划出刺耳的声音。一柄短剑刺入了你的眼球而且越刺越深。一把小刀的刀刃在你的脚底慢慢划过。等会儿，听到你背后的脚步声了吗？

我并不是刻意要让各位读者起鸡皮疙瘩。好吧，我的确想让你们起鸡皮疙瘩，但那是有理由的：我希望诸位对某种完全处于你们心灵内部的东西产生生理反应。也许听到（或者想到）指甲划过黑板的声音并不会让你面部肌肉抽搐，也不会让你捂上耳朵。也许在心里想到尖锐物体刺进你眼球的情景并不会让你的臀部产生刺痛感（我会）。但是我相当确信，肯定存在某种东西，只要你一看到或者想到它，就会触发你脖子以下某个部位的生理反应。产生自大脑的思想与感受的确可以从脑灰质（gray matter）跑到身体的其他部位。事实上，威廉·詹姆斯认为情绪仅仅是对身体活动的感知。虽然没有走那么远，但现代神经科学已经证明，情绪不仅仅充斥着心灵，还掌控

着身体:焦虑会让你血压升高,脉搏加速;而心满意足则可以加强你的免疫系统,让你比那些成天郁郁寡欢的人更不容易受到感染和传染性疾病的侵扰。

前文已经谈到,情绪风格影响着我们对自己以及身边人的感受、我们的行为方式、我们是否容易受到压力的影响、我们的认知机能(cognitive function),以及我们罹患某些精神障碍的概率。但情绪风格还关系到我们的身体健康。情绪风格会对生理机能产生影响,从而相应地影响到我们的呼吸、免疫、心血管、肠胃、内分泌等系统的功能——简言之,会影响到我们脖子以下部位的健康。事实上,我愿意大胆抛出这样一个论断:在各种形式的人类行为和心理状态中,对我们的身体健康影响最大的就是我们的情绪生活。

心身医学——该学科研究心理社会因素与疾病之间的关系——的创始人在几个世纪以前就有了这样的洞察。世界上最早出现的那些医生,包括公元前 3 世纪的古希腊解剖学家埃拉西斯特拉图斯(Erasistratus),公元 2 世纪的盖伦[Galen,古罗马帝国皇帝、哲学家马可·奥勒留(Marcus Aurelius)的御医]①,以及公元 10 世纪的波斯哲学家、宫廷御医阿维森纳(Avicenna),都通过脉搏频率来推断病人是否患有所谓的"相思病"(lovesickness),他们认为单相思会在人的生理机能(physiology)上留下印记。古罗马历史学家普鲁塔克(Plutarch)的作品中记载过一个著名的故事,希腊国王塞琉古(Seleucus)*曾请埃拉西斯特拉图斯来诊断他已经成年的儿子安条克(Antiochus)的病

---

* 塞琉古是塞琉古帝国的国王和创建者。塞琉古帝国是以叙利亚为中心,包括伊朗和亚美尼亚在内的希腊化国家。塞琉古并未统治过希腊本土。原文"希腊国王塞琉古"(King Seleucus of Greece)疑有误。——译者注

情。安条克患上了一种怪病,几乎命将不保,但是没有哪个大夫知道问题出在哪里。埃拉西斯特拉图斯发现,每当这位年轻人见到国王的新婚妻子、芳龄未满二十的斯特拉托妮可(Stratonice)时,"莎孚 * 所描写的坠入情网的症状就会在他身上显露无遗:欲言又止,脸红心跳,目光游移,汗如泉涌,脉搏狂飙,"普鲁塔克如是写道,"此外,他疑虑重重,常会突然昏厥,面色惨白。根据所有这些症状,埃拉西斯特拉图斯就此断定:斯特拉托妮可正是王子的心上人,而王子宁死也不愿向她吐露心声。"(这个故事有一个美好的结局:慷慨的国王将自己的新婚妻子许配给了为爱痴狂的王子。不过,斯特拉托妮可对此安排作何感想,我们从普鲁塔克的记述中就不得而知了。)

行为医学

心身医学(psychosomatic medicine)又称"身心医学"(mind-body medicine),这可能是因为"psychosomatic"这个词听上去有弦外之音,似乎暗示患者所有的症状都出在脑子里。今天,这个学科经常被称为"行为医学"(behavioral medicine)或者"健康心理学"(health psychology)。不管叫什么,它已经取得了一些值得注意的成果。研究发现,孤立于社交活动之外往往会提高皮质醇等压力荷尔蒙的水平,使得血压升高,免疫系统受到削弱,因此,独居而缺乏健康的社交人际往来的人一般来说对流感疫苗产生的抗体也较弱。不过,我们在第 1 章中已经强调,这样的结论反映的是平均意义上的抗体反应,

---

* 莎孚(Sappho,另译"萨福")是公元前 7 世纪的古希腊著名女诗人,以情诗见长。——译者注

而忽略了一些特例。如果只研究那些孤僻离群的人——很遗憾，目前尚无这样的研究——我怀疑就会得出远离社交无损生理健康的结论。恰恰相反：强迫一个性格内向的人去与人交往才有可能产生不良的生理影响。

在性格变化区间的另一端，热衷于社交的人患冠心病的风险会比较小，也更不容易感冒或者出现其他的身体感染，寿命也更长。这同样也并非放之四海而皆准——频频现身于各种社交场合的人也更容易接触到当地的各种细菌。如果你逼着自己去参加派对、同事交流会、公司郊游之类的活动，而其实你根本不喜欢——甚至相反，这些活动对你来说完全是一种负担——那么这样的社交也很难带来延年益寿和增强免疫系统的益处。

行为医学还发现，抑郁症会增加一个人死于冠心病的风险。对此也许你并不同意，也许你会认为郁郁寡欢、离群索居的人之所以身体更差，预期寿命更短，其实是因为他们会糟践自己的身体，比如无节制地抽烟、喝酒。但相关研究其实考虑到了这些因素，已经确认那并非造成抑郁症患者健康不佳的因果机制。一再被证明的是这样一个结论——同样，这里的结论也是平均意义上的——情绪状态本身就能够对一个人的健康状况做出预测。

既然情绪会影响到我们的生理健康，那么显然情绪风格也与我们的健康密切相关—— 大脑活动模式与各种生理系统之间存在着关联，前者决定了我们在各个维度上的具体情绪风格，而后者则决定了我们是健康还是患病。大脑必然影响着身体。不仅如此，这里的交流还是双向的，因此身体反过来也影响着大脑。

这些论断应该说不足为怪。毕竟，情绪对身体的影响是显而易见的。如果你曾经因为巨大的压力而感到恶心，在兴高采烈的时候感觉亢奋，或者在极度悲伤之下无法入眠，那么你就会对此深有体会。但直到最近，很少有研究者同时对心理因素和生理因素［也即大脑之外的部位，所谓外周生物学（peripheral biology）］做出测量，这主要是因为科学研究的专业分工使得不同领域之间很少有交流与对话。情绪的研究者不愿屈尊去对肺或者免疫系统等做出测量，就好像劳力士的修理师不屑于帮你捣鼓炉子一样。

情绪对健康的影响没有引起医学界重视还有另外一个原因，那反映了科学中真实存在的一个重大缺口。虽然关于疾病中的心理社会因素，行为医学已经积累了令人印象深刻的证据，但它在机理分析（mechanistic analysis）方面还不尽如人意。换言之，对于大脑活动对身体的影响——我们已经知道，所有的情绪都会在大脑中得到反映——行为医学的解释还无法令人满意，不能给出像"趾骨与足骨相连"那样清楚明白的表述。如果要引起主流医学的重视，甚至走进医生的医疗实践，健康心理学就必须从大脑活动的角度着手，来解释心理因素与心理社会（psychosocial）因素如何能够对外周生物学机制产生影响，从而影响到我们的健康。一句话，健康心理学不可以"无脑"。

我认为那并非遥不可及。在第 4 章中我们已经看到，对情绪风格的六个维度来说有一点非常关键：这些维度都与发生在具体神经回路中的具体活动模式相关联。这可以作为我们的出发点：特定大脑区域中的活动模式如何从脑部传导到了身体的其他部位，从而对我们的健康产生了影响？身体内部发生的事情会如何反过来影响大脑回路的运行，进而影响到我们的情绪风格？

身体健康受到情绪风格的影响,这为我们开辟了无穷的可能,也将身心医学带到了一个新的高度,因为那意味着你可以通过控制自己的思想和感受,来让自己变得更健康,那还意味着我们所有人——既包括医疗机构中的医护人员,也包括那些可能会被疾病找上门的人——都应该认识到心灵对于疾病产生与防治的重要性。

不想生病,就要开心?

几十年来,只要一谈论情绪对健康的影响,健康心理学家指的几乎都是消极情绪:愤怒、仇恨、抑郁、恐惧、焦虑……当然,我们之前已经提到,消极情绪一般来说会损害我们的免疫系统,增加心脏病发生的概率,等等。这方面的证据已经堆积如山,不会有什么疑问了。2005 年,两位杰出的健康心理学家统计了截至当时两类文献的数量:对抑郁与健康关系的研究[2],以及对快乐与健康关系的研究。他们发现第二类文献的数量不到第一类数量的 1/20。健康心理学家开始关注积极情绪的影响——快乐、喜悦、满足、渴望、兴奋、热情等——还只是最近的事。不过在迈出这一步之后,健康心理学家很快就观察到了各种各样的关联,以至于积极情绪与健康的关系如今成了行为医学里最经得起推敲、最能与各种研究相容的发现之一。但是要真正确立积极情绪与健康的关系却并非易事,其中的原因涉及心身医学所必须克服的另一个困难,即找到一种可靠的方法来评价人们的心境。

这看似显而易见。你或许会认为,随便找个人问问他对自己的生活从总体上来说是否感到幸福或者满意,我们就能得到一个可靠的回答,或者至少足以进入实验室的实验记录。然而事实上,人们非常难以对自己是否幸福的问题做出正确的回答,这出乎很多人的意料。我们怎么知道这一点? 这是因为,尽管一个人是否幸福在短时间之内应该不会轻易改变——毕竟,家庭、工作、健康等决定一个人幸福感的因素在短期内是稳定的,如果我们不考虑突发的灾祸以及彩票带来的意外横财的话——但事实上,人们对幸福感的自我评价是极其摇摆不定的,这取决于他们被问及自己幸福感的时间。请记住,他们要回答的问题并非"你现在感觉如何,心情可好",而是"总的来说,你对自己的生活是否满意"。如果仅凭他们的回答做出判断,你会发现人们对生活的满意程度在晴天高于雨天。在刚被下班路上的糟糕路况折磨之后,人们的幸福感也会比在单位或者学校诸事顺遂时要低。

但是照理说,我们这个问题想要搞清楚的其实是一个人对婚姻、工作、子女等的满意程度,而那些是不会受到天气和上下班路况影响的,所以这里显然存在问题。尤其是,如果一项研究试图寻找总体幸福感与健康指标之间的关联的话,依赖人们自己的回答就更有问题了。如果出于我们上面提到的那些原因,对幸福感的评价是如此不可靠,那么不管影响健康的都是哪些因素,个中关联都将会变得晦涩不明。的确如此,几十年以来,对总体满足感或者幸福感与健康之间关系的研究得出的结论并不一致,这在一定程度上就是由幸福的度量问题造成的。

所幸的是,心理学家丹尼尔·卡内曼(Daniel Kahneman)发现,我们不能指望人们会诚实、准确地告诉你他们对生活的满意程度或者幸福程度[③]——只要他们的回答还取决于窗外是晴还是雨。以其在人类判断与决策领域的开创性发现，卡内曼与人分享了 2002 年的诺贝尔经济学奖。此外，关于幸福的主观度量中所固有的偏差及其消除，他也做出了突破性的研究。他与同事们发现，如果请人们描述他们在各个当下的经验——而不是直接去问他们"你幸福吗?"——然后再通过将他们的回答汇总来对总体幸福感做出评价，我们就能得到一个对人们生活总体满意度的度量指标，而这样的一个幸福指标将更准确，更少出现自相矛盾的情况。实际操作起来，这意味着给人们一个寻呼机或手机之类的装置，然后在数周甚至更长的时间里随机地对他们进行短信或者电话采访，请受访者汇报他们此时此刻的感受。对许多样本进行汇总之后，就可以得出人们的幸福指数，而这样的指数就不容易受到鸡毛蒜皮的小事影响——比如，因为开在你前面的那些车的车主喜欢看热闹，经过交通事故现场的时候会放慢车速，被这么一耽搁，害得要跟你共进晚餐的孩子们久等了。

如果我们把积极情绪与健康的关系比作一个方程式，那么科学家一旦弄清楚了等式的左边（幸福水平），他们接下来就可以着手评价等式的右边（健康），然后判断幸福对身体健康有怎样的影响。为了清楚起见我们需要说明，所谓"幸福水平"（happiness level），我指的是某种持续性的东西，用心理学家的术语来讲就是一种特质，而非状态——一个人典型的情绪经验，而不是对具体事件转瞬即逝的反应。卡内曼提出的方法论讲的其实就是要捕捉情绪特质，而不是情绪状态。另外还有一点也很重要：我们下面将要介绍的研究都采用了所谓的前瞻性设计（prospective design），也就是说，研究者在研究伊始会对情绪特质（以及健康）做出度量，然后判断既定的情绪特质在研究期间是否会带来身体健康的变化。因为情绪特质的度量是在健康状况发生变化之前,所以健康的变化不可能是造就情绪特质的原因——也就是说,生病不可能是患上抑郁症的原因,连续几年未患流感也不可能带来强烈的满足感。抑郁症和满足感是在前的。换言之,我们将健康状况随后的变化归因于基准时点的情绪特质是有道理的。

在其他很多的研究中——同样是研究身心联系对健康的影响——情况却不是这样。具体来说,研究已经表明,积极情绪会降低居家老年人患中风的概率,降低冠心病在曾经的患者身上复发的概率,提高辅助受精的女人怀孕生子的概率。这些研究尽管有意思而且富于启发性,但并没有排除这样一种可能性:消极的情绪特质其实是亚临床疾病(subclinical disease)的标志。也就是说,这些研究没有排除这样一种可能:健康不佳是出现消极情绪的原因而不是结果(比方说,心血管疾病会让你感觉自己是一个病人,于是就产生了消极情绪,而不是因为你有了消极情绪,所以才患上了心血管疾病),健康良好是出现积极情绪(具体来说,比如精力充沛的感觉)的原因而不是结果。

也许你还听说过,积极情绪会带来更好的疗效——“只要保持乐观心态,就一定能战胜乳腺癌(或其他威胁生命的疾病)!”之类的话讲的就是这个意思。不过相关证据模棱两可。对这一论断进行验证的研究并不多,而且就算验证,得出的结论也是五花八门。我对这个问题的理解是这样——我的观点得到了许多行为医学权威的赞同——如果对于一种疾病我们已经有了有效的治疗手段,其患者短期内也并无性命之虞(如 I 期乳腺癌、冠心病和艾滋病),那么积极情绪对病人可能是有益的;但如果一种疾病已经发展到了晚期,而且缺乏有效的诊疗办法（如转移性黑色素瘤、转移性乳腺癌和终末期肾脏病），那么高水平的积极情绪就可能是有害的。这里的一个原因可能是，如果总是保持积极的生活态度——"我没事儿！"——病人就不一定会向医生如实报告自己的症状，因而就得不到合适的护理，跟医生开出的药物或者医生推荐的治疗、筛查失之交臂。有时候，过于乐观也会适得其反。

最近的几份研究就积极情绪对健康的益处提出了有说服力的例证。两位世界级的精神生物学（psychobiology）权威专家，来自伦敦大学学院（University College London）的安德鲁·斯特普托（Andrew Steptoe）与迈克尔·马默特（Michael Marmot）[4]，收集了 116 名男性和 100 名女性的健康与幸福数据。所有这 216 人都是处于中年的英国公务员，年龄在 45 岁至 55 岁之间。科学家们随后分析了幸福（采用了卡内曼提出的比较科学的评价办法）与三项重要的生物学指标之间有无关联，这三项指标分别是心率、皮质醇水平和血浆纤维蛋白原（plasma fibrinogen）水平。[所有这 216 人同时还参与了著名的公共健康"白厅研究"（Whitehall Study），所以研究者可以拿到几十项这些人的生物学和医学指标。]较低的心率一般来说意味着心血管功能良好，所以运动员的心率往往每分钟不到 50 次，甚至不到 40 次。皮质醇是一种压力荷尔蒙。当我们身处恐惧、威胁或者焦虑时，大脑就会向肾上腺（肾上腺就在肾脏的上方）发出信号，命令后者分泌出皮质醇，然后皮质醇就会进入血液。皮质醇能够调动体内资源，抑制压力之下的损伤可能会导致的炎症，从而帮助我们的身体应对急性应激局面（acute stress）。但体内的皮质醇一旦释放过多，或者释放得不合时宜——也就是说，皮质醇的产生并非出于真实存在的、迫在眉睫的危险，而是由隐性的长期焦虑所引起的——就有可能对大脑和身体造成伤害，甚至会杀死大脑的神经元。血浆纤维蛋白原是一种分子，它与冠心病和炎症存在关联。当我们在生活中遭遇有压力的情境时，血液中血浆纤维蛋白原的含量会增加，所以它是判断是否有炎症的一个通用指标，与糖尿病、心血管疾病、哮喘等疾病脱不了干系。

在这项研究的参与者中，那些对自己的幸福感评价最低的人跟自我感觉最好的人相比，皮质醇水平高出了 48%。在处理两项会带来压力的任务时，最不幸福的人的血浆纤维蛋白原水平还会出现飙升。这两项任务分别是：(1)要求受试者说出单词字体颜色的斯特鲁普测验(Stroop test，如果这个词是"钢琴"，那自然是小菜一碟，但如果放在你面前的是一个绿色字体的"红"，或者棕色字体的"蓝"，恐怕就有点绕了)；(2)请受试者用笔将印在纸上的星形图案描一遍，要求不能直接看纸和笔，只能借助一面镜子来追踪纸和笔的相对位置。另外，受试者事先还被告知了普通人完成这两项任务所需要的时间，不过这个时间其实是假的，比人们的实际完成时间要短得多，所以可想而知，实验参与者在完成这些任务的时候压力不小。但是，人们对压力的生理反应存在很大差异。平均来看，最不幸福的人跟最幸福的人比起来，前者的纤维蛋白原增加是后者的 12 倍之多。

这些发现表明，一些反映人们健康状况的生物学指标同幸福存在关联。非常有意义的一点是，斯特普托和马默特并没有就此收手。三年之后他们重新联系了参加实验的志愿者，对志愿者的生理指标重新进行了测量。他们发现那些在积极情绪上得高分的人的心率、皮质醇和纤维蛋白原水平依然较低。看来，最开始的结论并非只是一锤子买卖。

接下来需要做的就是判断幸福是否真的会影响身体健康。这方面最有说服力的一项研究要归功于来自卡内基梅隆大学的心理学家谢尔登·科恩(Sheldon Cohen)。[5]科恩招募到了 334 名志愿者,志愿者的年龄在 18—55 岁之间。科恩会安排科研人员对这些志愿者进行电话采访——也就是卡内曼用来评价幸福感的方法——请他们为自己的情绪打分,每天一次,持续三周。具体来讲,志愿者手上有一个清单,里面包含了 9 个积极的形容词与 9 个消极的形容词,比如高兴、欢乐、平静、放松、振奋、精力充沛,或者难过、沮丧、紧张、恼火。当接到电话采访时,志愿者会告诉研究者这 18 个词与他们当时的心情有多吻合。在这三周的心情测试之后,实验参与者会来到科恩的实验室。一名科研人员在实验室里放了一只滴管,里面装满了鼻病毒(rhinovirus)溶液。这些溶液会在参与者的鼻子里引起普通的感冒。在接下来的 5 天里,实验参与者将会被隔离,完全生活在实验室里,靠读书、看片、听音乐、吃饭、睡觉打发时间。每天会有一名科研人员来检查他们的身体——这是他们每天的高光时刻——看看他们是否有感冒症状,如果已经感冒,又有多严重。鼻塞是感冒严重程度的衡量指标之一。研究人员会向志愿者的鼻孔里喷一种染色剂,然后测量染色剂到达咽喉所需要的时间。时间越长,鼻塞越严重,感冒也就越严重。衡量感冒严重程度的另一个指标是志愿者用过的纸巾的多少。

科恩的团队发现,积极情绪最少的志愿者与最多的志愿者相比,前者患上感冒的概率是后者的 3 倍。他们还发现,实验参与者中社会交往(尤其是积极的社会交往)最多的人,感冒的概率最低。即便是考虑到实验参与者基准免疫力的不同——也即,是否早在实验开始之前志愿者体内就已经有抵抗感冒病毒的抗体——这些结论仍然成立。有意思的是，对既定的感冒严重程度来说，一个人越容易出现积极情绪，他报告的感冒症状往往就越少，程度也越轻。换句话说，如果根据鼻塞和鼻涕分泌量来判断，两个人的感冒一样严重，那么他们中对生活更满意的那位报告的感冒症状较少，程度也较轻，而更郁闷、脾气更坏的那位（症状相同）则会吐槽说：这感冒真让人无比难受。对所有积极情绪与健康之间关系的研究者来说，这个发现敲响了警钟：关于人们的健康状况，仅仅依靠他们自己的证言是不够的。那些充满着积极情绪的人会为你描绘一幅玫瑰色的图画，即便他们的身体健康程度客观来说并不比他们抑郁、爱发脾气或者长期处于愤怒之中的邻人更好。正是因为这个原因，相关研究需要像科恩那样对疾病做出实际测量，而不能依赖受试者自己对风湿性关节炎、纤维肌痛及其他健康方面的描述。

　　没有哪个科学事实仅凭一项实验就可以确立，幸福与健康之间的关系也是如此。尽管在我看来，科恩的研究是同类研究中最严谨的之一，其他人卓越的研究也得出了同样的结论。一个富于首创精神的研究团队关注的是年轻修女自传式的书写，包括个人流水账单、信件等。[⑥]这些修女当时的平均年龄为 22 岁，是来自圣母修女学校（School Sisters of Notre Dame）的教众成员。1930 年 9 月 22 日，当时修女学校的校长（住在密尔沃基）给她负责管理的所有修女写了一封信，要求她们每人写一篇自传，记录下自己的生活。这些资料许多留存至今。肯塔基大学（University of Kentucky）的戴维·斯诺登（David Snowdon）领衔的科学家们对这些修女的文章进行了分析。180 篇自传中的一些用词反映了修女的某种情绪体验，或者积极，或者消极,或者是中性。研究者对这些词逐一进行编码,然后计算了表达积极情绪的词句出现的频率,结果发现:积极的词句出现得越多,修女 60 年后仍然健在的概率越大。值得注意的是,表达消极情绪的词句出现的频率并不会增加早逝的风险。这给了我们一个重要的提示:支撑我们颐养天年的是积极情绪的陪伴,而不是对消极情绪的远离。

另一项杰出的研究在两年的时间里追踪了 65—99 岁之间的墨西哥裔美国人。[7]研究发现,一开始积极情绪的水平更高的人与更低的人相比,前者在接下来的两年里去世的概率只有后者的一半。这项 2000 年的研究之所以值得关注,是因为被研究者作为控制变量加以处理的不仅包括一个长长的疾病清单(如心脏病、中风、癌症、糖尿病和关节炎),还有是否超重、是否吸烟、是否饮酒,以及消极情绪水平等指标。但即便研究者对这些会缩短寿命的疾病与习惯加以排除,积极情绪与更低死亡风险之间的关联仍然成立。

2001 年的另一项研究同样令人印象深刻。[8]研究者对健康老年人的积极情绪进行了测量,发现:研究初始时积极情绪的水平越低,老人在接下来的 6 年里罹患中风的概率就越高,这在男性身上尤其明显。在对不同的老人中风风险的差异进行解释的时候,研究人员同样排除了许多其他因素的影响,包括年龄、收入、教育水平、婚姻状况、体重、血压、是否吸烟、心脏病史、是否患糖尿病、消极情绪水平等。

2008 年的一篇文章对 70 项相关研究进行了回顾,这些研究的受试者既包括病患又包括健康人。[9]作者得出的结论是:无论是否生病,积极的心理上的快乐或者幸福都会降低死亡的风险。比如,心理上

的幸福会降低身体健康的人因急性心血管疾病而猝死的风险,还会
降低肾功能衰竭的病人与艾滋病感染者的死亡率。

　　积极情绪与寿命或疾病之间关系的研究,我们上面只介绍了一
小部分。所有这些研究综合在一起令人信服地表明:幸福与健康之
间的确存在关联。简言之,一个人越幸福,他就越健康,这可以由一
系列范围广泛的指标来具体衡量,包括皮质醇水平、患感冒的概率、
寿命等。但我并不想让各位认为这个问题已经有了定论。恰恰相
反,这些研究都还存在重大的缺口。比方说,就对健康的影响而言,
更多的积极情绪与更少的消极情绪,两者之间究竟有何差异? 对这
个问题,现有的研究难以给出清楚的回答,因为它们对两者并没有完
全区分。有无这种可能:一些健康上的益处看似应归功于积极情绪,
而实际上只是因为远离了消极情绪(既然有那么多文章指出了消极
情绪与疾病之间的关联)? 这似乎有点吹毛求疵,但其实并非如此。
我有一个现实的理由。在我们的生活态度维度上,如果说只要没有
消极情绪就能够保持健康,那么待在该维度的中间,远离被忧愁所主
宰的"消极"那一端,就没有问题。但如果仅仅没有消极情绪还不够,
重要的是要拥有积极情绪,那么为了增强身体的健康,你还需要向生
活态度维度上"积极"的一端靠近。

　　关于积极情绪与健康之间的关联,还有另一个告诫:尽管那项英
国的研究发现了积极情绪会降低皮质醇和纤维蛋白原水平,那是向
彻底理解积极情绪影响健康的机制迈出的重要一步,但关于积极情
绪究竟是如何影响到健康的,我们还知之甚少。首先,心满意足、精
力充沛、积极乐观的人往往更懂得关心照顾自己,会坚持健身,保持
充足睡眠。其次,这些人会有更良性、更密切的社会交往,这会降低

患病和早逝的风险。最后，科恩已经指出，对那些令人愉快的病人，医生和护士等医护人员可能会更用心，愿意付出额外的努力来对病人进行临床诊治以防止疾病威胁生命，会舍得花更多的时间和耐心去说服病人养成健康的生活习惯，等等。另一方面，这样一种因果机制似乎也是言之有理的：一种被我们称为"情绪"的大脑状态会传遍全身，从而影响到我们脖颈之下的身体健康。

上面这些研究都试图证明情绪与身体健康是相关的。正是在这样的背景之下，我开始思考这样一个问题：具体的情绪风格是不是也与身体健康相关？下面我们将会看到，仅仅一种情绪风格——"积极"的生活态度——就会以几种不同的方式对健康产生影响：

- 也许最显而易见的是对行为的影响。读到这里各位读者也许会失望，因为积极情绪仅仅是间接地通过行为对健康产生影响。但这一点非常重要。能够持续体会到快乐、喜悦和幸福的人会注重饮食健康，经常锻炼身体，拥有更好的睡眠。这些都能够增强身体健康，提高免疫力，延缓身心衰老。

- 积极情绪还能够直接作用于生理机能，抑制心血管系统与神经内分泌系统（neuroendocrine system）或者荷尔蒙系统。这都是通过所谓"交感神经系统"（sympathetic nervous system）完成的，交感神经系统是我们神经系统中基本不受意识支配的部分。除其他功能外，交感神经系统还控制着我们面对危险时的"战斗或逃跑"反应（fight-or-flight response）。如果交感神经系统的活动受到抑制，心率将会下降，而心率低一般被视作心血管健康的标志。同时,血压也会下降,降低患中风的风险。抑制神经内分泌系统能够降低血液中"战斗或逃跑"荷尔蒙——肾上腺素(epinephrine)和去甲肾上腺素(norepinephrine)——的浓度。

- 积极情绪还能够通过免疫系统对我们的健康产生很大的影响:已经有证据表明,积极情绪能够提高生长激素(growth hormone)、催乳素(prolactin)和催产素(oxytocin)的水平。生长激素与催乳素能够与白细胞上的受体结合,使这些免疫系统的卫士在抗击感染的时候更警觉,更有效;而催产素能够降低血压和压力荷尔蒙皮质醇的水平。

- 积极情绪对身体甚至还有更直接的影响。大脑中一些被称为"交感纤维"(sympathetic fiber)的神经元与身体的胸腺和淋巴结相连,后者是免疫系统细胞的"生产车间"。因此,通过积极情绪将大脑中的这些神经元激活也就能激活胸腺和淋巴结,释放出抗感染的细胞。交感纤维还能释放出大量能够与白细胞表面的受体结合的物质,同样可以让白细胞做好与入侵者作战的准备。

正是因为上面列出的这些各种各样的可能性,所以我们更加有必要确定情绪风格影响健康的真实机制。下文将会介绍关于情绪风格对身体健康的影响,以及我们所取得的研究成果。但在那之前,我会先向各位谈谈我们最近的一项实验,通过这项实验,读者可以看到大脑与身体之间强有力的联系。

肉毒杆菌毒素,以及大脑与身体的联系

传统智慧认为,大脑会向身体的其他部分发号施令,完成所有的指挥工作,而脖颈以下的身体部位则是逆来顺受,从无怨言。但事实上,这是一条双行道:心灵与身体之间的交流是双向的,而且这种交流并不像脚踢到什么东西你会感到疼、接受按摩的时候你会觉得舒服那么简单。研究发现,大脑在基本的信息处理的过程中,会用到来自身体的反馈。这个发现要归功于肉毒杆菌毒素(Botox)。

肉毒杆菌毒素是一种被称为"肉毒杆菌"(Clostridium botulinum)的细菌产生的神经毒素。从 2002 年开始,注射肉毒杆菌毒素就成为了一种消除皱纹的美容手段。肉毒杆菌毒素能够让肌肉在数周或者数月的时间里暂时麻痹,之后皱纹就会消失。当然,我们这里感兴趣的是肌肉的麻痹而不是皱纹的消失。本书第 2 章曾经提到,从达尔文开始,科学家就一直猜测:做出某种情绪的表情就能够让我们感受到那种情绪。也就是说,微笑至少能让你感觉开心一点点;如果嘴角往下撇,那么你就会感到有一点难过;而如果皱眉,你就会觉得有些恼火。以这个"面部反馈假说"作为我们的指导方针,我们在麦迪逊全城的美容诊所发布广告招募女性志愿者,我们要求志愿者已经预约好肉毒杆菌毒素注射手术,注射的位置要求是在双眉之间的皱眉肌(corrugator supercilii),以消除眉间皱纹。这些女性成为了我们能走路、能说话的实验品,帮助我们了解了如何操纵身体——在这里,具体来说就是面部——对大脑的反馈。

心理学教授阿瑟·格伦伯格(Arthur Glenberg)是我在麦迪逊的

同事。我们一起组成了一个研究小组，包括他、他的研究生戴维·哈瓦斯（David Havas），还有我。[10] 人类对语言的处理和理解，尤其是我们对情绪性语言的理解，是他们的研究领域之一。在参加我们这项研究的 41 名女性首次接受肉毒杆菌毒素注射手术的之前和之后，我们分别对她们进行了同一个测试：让她们看一些会唤起不同情绪的句子，然后测量她们看完这些句子所需要的时长。打个比方，我们选取的让人生气的句子是："这些烦人的电话推销员还让不让人吃饭了？"让人难过的句子："生日那天，你点开电子邮件的收件箱，却发现没有新邮件。"让人愉快的句子："大夏天去水上公园真是爽。"如果做出相应的面部表情真的能够让人们对情绪有更快的处理和更好的理解，那么在接受注射手术之后，她们在看那些让人生气或者难过的句子时应该多少会有些不利索。我们生气的时候，皱眉肌会将两边的眉毛向中间挤压，于是我们就出现了"皱眉"的表情；而当我们难过的时候，皱眉肌会将眉毛的内侧往上挑。这些女性在接受肉毒杆菌毒素注射之后，是无法做出表示生气或者难过的表情的。因此我们预测，在接受了肉毒杆菌毒素注射之后，她们读完让人生气或者难过的句子所需要的时长应该会增加。但由于皱眉肌在我们微笑的时候派不上用场，所以皱眉肌麻痹并不妨碍她们露出笑容，因此我们预测她们读完让人愉快的句子所需要的时长将不受注射手术的影响。

实验结果正是如此。我们请志愿者在读完一句话的时候按一下按钮，这样我们就能够测量她们的阅读时间。为了确保她们真的读了那些句子，我们每隔几个句子会针对刚才的内容问她们一个问题。在皱眉肌麻痹之后，这些女性读完愉快的句子所需要的平均时间（1.3 秒）基本保持不变——但是读完难过和生气的句子所需要的平均时长则为 1.55 秒。也就是说，接受了肉毒杆菌毒素注射之后，读完表达生气和难过的句子所需要的时长比之前增加了约 1/4 秒，但是对那些愉快的句子来说，注射前后并无变化。按照认知心理学对反应时间的测量标准，1/4 秒已经是一个天文数字，是一个非常显著的差异。只要让产生怒容或者愁容的肌肉动弹不得，当人们遇到让人生气或者难过的句子时（生气和难过一般都会激活皱眉肌），他们的阅读速度就会减缓。我们的猜测是：在正常情况下，大脑会将信号传到脑岛和躯体感觉皮质，然后再传到对意义进行解码的左脑语言区，但是当那些女性无法皱眉或者做出难过的表情时，这一大脑机制就失灵了。

这项研究有助于证明大脑与身体之间的交流是双向的。支持这一基本思想的证据已经堆积如山，而且还在增加。比如在有几项研究中，一组志愿者横咬着一根铅笔，这会让他们做出笑的表情；而另一组志愿者则把铅笔的一头含在嘴里，另一头露出来，这样他们就没法笑了。［在向志愿者作解释的时候，研究者称这是一项关于"精神运动性协调"（psychomotoric coordination）的研究。］然后，研究者会让这两组志愿者为一组漫画打分。因为咬着铅笔而露出笑容的人跟那些含着铅笔而没法笑的人相比，同一组漫画在前者眼里要比在后者眼里好笑得多。但是，大脑与身体之间的这种双向性究竟意味着什么？

哮喘：身、心、脑之间联系的模型

2000 年的一天，在心理学大楼我们实验室的会议室里，我与几名同事和学生进行了一场头脑风暴。我们希望回答这样一个问题：为了揭示情绪风格与健康之间的关联，我们应该去研究哪种疾病？我们列出了这种疾病需要满足的三个条件：第一，这种疾病所产生的生物学效应是我们已知的，而且可以进行客观的测量，而不能仅仅是一种主观上的痛苦；第二，存在有力证据表明，心理社会因素（尤其是造成巨大压力的生活事件）能够调整这种疾病的症状或者进程，也就是说，大脑的情绪回路以及情绪风格必定会对这种疾病产生影响；第三，这种疾病必须是公众所关心的，因而它对我们的医疗系统提出了较高的要求——这样我们关于如何从情绪风格（或者大脑的情绪回路）着手来对这种疾病进行干预的任何发现，都有可能为真实世界带来价值。最后我们找出来的那种疾病是哮喘，这是我之前完全没有料到的。但从事科学就是这样，你永远不知道手上的研究会将你带向何处。

　　我们实验室里没人对哮喘这个病有太多的了解，所以我们必须找到一位哮喘病专家。同那些与你的学科完全无关的人交流是从事科研的乐趣之一。所幸的是，在威大麦迪逊分校，那样的人比比皆是，甚至还包括一个世界顶尖的哮喘病研究小组。既是医生又是科学家的威廉·巴斯（William Busse）是世界哮喘病权威之一，他同时还主持一项针对低收入少数族裔聚居区的大型哮喘病研究项目。我们运气不错，对我们的合作邀请他也表示出了兴趣。威廉之前的研究曾经表明在压力情境下病人的哮喘病症状会恶化，他知道这个现象与大脑存在着一定的联系。毕竟，压力可以是由各种各样的因素引起。收到国税局发来的审计函，发现你的退休金账户金额在缩水，或者在听说公司要裁人的时候被老板叫去谈话，这些情形之所以会让人感到压力,都依赖于一个先决条件:大脑首先要对具体的情境形成一个理解。

在威廉之前对哮喘的研究中,曾经与心理学家克里斯·科(Chris Coe)有过合作,后者的研究领域是心理神经免疫学(psychoneuroimmunology)①——该学科研究心灵、大脑与免疫系统之间的关系。他们招募了 20 名患有哮喘的大学本科学生,让这些学生在一学期的时间里分两次吸入小剂量的过敏原(allergen):一次是在学生们压力不大的时候;另一次是在临近期末考试的时候。(豚草、尘螨、猫毛等都可以用作这里的过敏原,只要在筛选测试时能够造成最大程度的肺功能下降即可。)研究者还对学生的痰液进行取样,痰里面包含了肺发炎(哮喘患者吸入过敏原的时候就会引起肺发炎)时会产生的微粒物质,因此是肺部炎症的可靠指示物。在这些学生吸入豚草、尘螨和猫毛之前,不管是刚开学还是在期末考时,他们痰液中所含的炎症微粒都是一定的。但是在接触到过敏原之后,痰液中的炎症指示物在期末要比平时无压力的时候高出 27%——即便学生两次吸入的都是同一种过敏原。压力似乎让身体对过敏原的生理反应出现了显著恶化。

造成这一现象的确切机制目前仍不清楚,但不久前的一项研究发现那与皮质醇有关。压力会增加皮质醇水平,这乍一看似乎对哮喘患者有益:皮质醇有消炎的作用。那么为什么在皮质醇水平更高的时候,肺部炎症还会恶化呢?这是因为皮质醇水平越高,免疫细胞对皮质醇就越不敏感,于是皮质醇就无法起到正常的消炎作用。很遗憾,哮喘病医生中很少有人会想到位于肺部上方的某个部位也会对哮喘产生影响。

　　这方面的研究清楚表明：虽然哮喘通常被视为一种呼吸系统甚至免疫系统疾病，情绪因素与神经因素对哮喘也有很大的影响。这些学生一旦接触到过敏原，期末紧张备考的压力将在他们身上引起更严重的哮喘症状。另一些研究者也观察到了压力使哮喘症状恶化的现象，这些研究都表明大脑与呼吸道和肺之间会发生交流。因此，我们决定探索压力与哮喘症状之间的关系——更具体地来说就是，哪一种大脑活动模式会影响到哮喘中的呼吸道阻塞和肺部炎症。

　　为了达到这个目标，我们首先需要找到一个产生压力的理想方法。为了解决这个问题，我们为著名的斯特鲁普测验提出了一个"哮喘病版本"。斯特鲁普测验我们上文已有提及。最早版本的斯特鲁普测验是在 1935 年提出的。这个测试会把颜色的名称印在纸上，但是字体的颜色既可能与颜色名称相符，也有可能相左：比方说，"绿"的字体可能是绿色，也有可能是红色。受试者的任务是说出字体的颜色，而不是那个字究竟念什么。当字体颜色与颜色名称的含义相左的时候，所需要的时间会更长。也就是说，绿色字体的"红"判断起来要比绿色字体的"绿"更花时间。晚近版本的斯特鲁普测验会给受试者看一些情绪性的词语，然后要求他们说出这些词语的字体颜色。研究证明，焦虑症的患者说出，比方说，"焦虑""紧张""神经过敏"等词语的字体颜色所需要的时间要比"房子""窗帘"等非情绪性词语更长。不管是在斯特鲁普测验的原始版本还是修正版本中，说出字体颜色所需时间变长的原因都在于，我们会不自觉地读出词语的意义，这对我们识别字体颜色构成了妨碍。

　　在我们第一次对哮喘的研究中，我们从麦迪逊地区招募了 6 名哮喘病人。[12]他们一来实验室，我们就向他们解释了实验的安排。他们将吸入以下三种物质中的一种:普通的盐水,它通常不会引起咳嗽、喘气等哮喘症状;乙酰甲胆碱(methacholine),它能够收缩支气管平滑肌,产生与哮喘发作时类似的胸部紧迫感,但不会引起肺部发炎;过敏原(我们用的是尘螨水或者豚草水)。不管是喷洒这些液体的研究者,还是被喷洒的受试者,都不知道喷的液体究竟是其中的哪一种。这样做的理由是,有时候仅仅想到过敏原就会影响到受试者的反应,我们可不希望这样。在他们吸入未知混合物几小时后,我们还会对每位受试者做核磁共振。

受试者一旦被送入核磁共振扫描仪,我们就会打开装在管道顶部的一个显示屏。受试者头上戴着一副耳机,我们通过与之相连的音频线能够与他们交流。一切就绪之后,我们就会请受试者开始做斯特鲁普测验。我们这个斯特鲁普测验用了与哮喘有关的词语,如"喘气""窒息""胸闷",另外也用了一般性的含有消极意义的词语,如"讨厌""发火""焦虑"。这些词语还是照常以不同颜色的字体出现,而受试者的任务是要认出字体的颜色。(我们请他们根据不同的颜色按不同的按钮,而不是喊出声来,这是因为说话可能会破坏核磁共振的测试指标。)一个月之后和两个月之后分别还会让受试者做一次同样的测试,这样我们就能得到在吸入那三种物质中的某一种之后,这些受试者的数据。

这项实验由富有天分的研究生梅利莎·罗森克兰茨(Melissa Rosenkranz)领衔。[13]当我们一起坐在控制室里,看到第一名受试者的数据传入时,我们就感觉到有所发现。哮喘患者看到有关哮喘的词语(如"喘气")时,他们大脑中有两个区域的活跃程度上升:脑岛,它监测身体的状况,当情绪出现时还会向内脏器官发送信号;前扣带皮质（anterior cingulate cortex），它有助于我们监测周遭环境，以及实施目标导向的行为。此外，吸入过敏原的受试者跟吸入盐水和乙酰甲胆碱的受试者相比，前者在看到有关哮喘的词语时，脑岛和前扣带皮质的活跃程度上升比后两者要更加明显。看到有关哮喘的词语时，这两个大脑区域的活跃程度上升最多的人，肺部的炎症也最严重（受试者在做完核磁共振 24 小时之后，会再次回到实验室检查肺部炎症）。事实上，只有那些看到有关哮喘的词语时大脑反应最强烈的哮喘患者，才有严重的炎症。

这些发现告诉我们，对哮喘患者来说，"喘气""窒息"之类的词是如此具有情绪性，以至于它们能够首先在大脑、然后在身体引发一系列的活动。我们的推测是，对于与哮喘有关的压力源（stressor），哮喘患者之间的敏感度存在差异。最敏感的哮喘患者在情绪调整能力风格上靠近"缓慢恢复"的一端：他们容易被挫折击倒，需要历经挣扎才能回到之前的情绪状态。遇到抗原（antigen）的时候，他们的大脑会变得敏感，使得与哮喘有关的压力源，比如"胸闷"和"窒息"之类的词语，极容易在他们的身上引起反应。这些情绪性的词语能够激活他们的脑岛和前扣带皮质，从而影响到这两个大脑区域与一些身体系统——这些系统能够释放皮质醇等物质，以控制炎症——之间的通路，让肺部的炎症反应进一步恶化。

情绪风格中能够对哮喘产生影响的维度不只情绪调整能力一个。哮喘还会受到自我觉察能力的影响。我们在第 4 章中介绍过，司掌自我觉察能力维度的大脑区域正是以脑岛为中心的。一些哮喘患者应对压力的能力特别差，这是因为他们的脑岛容易被过度激活，尤其是被与哮喘有关的刺激物激活，比如"喘气""窒息"等词语。脑岛的这种过度激活可能会引起肺功能下降，也就是说，自我觉察能力的下降可能对哮喘患者有好处。

这些关于哮喘的新发现提出了一种新的治疗方法。既然大脑明显具有控制肺部炎症反应（哮喘病的关键发病机制）的作用，如果我们能够改变相关的神经回路，也许我们就能让一些症状得到缓解，让病情往更好的方向发展。我们可以通过禅修等方法开发我们的心灵，改变我们的大脑，这在本书的第 11 章中将有详述。而哮喘涉及的一些关键大脑回路，包括脑岛和前扣带皮质，碰巧就能够通过禅修来改变。比方说，我们就曾经辅导人们学习正念禅修（mindfulness meditation）。正念禅修是指对自己当下的思想和感受进行客观而不予评判的观察。或许通过修习正念禅修，一名哮喘患者就不会对"喘气"等有关哮喘的词语产生情绪反应了。那样的话，"喘气"这个词就不会触发相关的心理活动而导致哮喘发作。这样，我们就可以通过灵修来改变大脑活动模式，进而实实在在地改善我们的身体健康。

情绪风格与免疫力

上面这些例子已经令人信服地表明：心灵状态能够影响到我们的身体状态，更具体地讲，情绪会影响我们的生理机能，从而影响我们的健康。但除此之外，具体的情绪风格与健康之间还存在怎样的关联？

读者可能还记得，正是因为发现前额皮质激活水平的左右不一致——出现积极情绪时，左脑前额皮质的激活水平高于右脑；出现消极情绪时，右脑的前额皮质则更活跃——我才开始研究所谓的情绪风格在人与人之间为什么会存在个体差异。在寻找这个问题答案的过程中我了解到前人一些少有人知的研究发现：左脑皮质区与右脑皮质区的损伤会对老鼠的免疫机能产生非常不同的影响。左脑损伤在人类身上会引起抑郁，在老鼠身上则会造成免疫机能下降；但右脑皮质区的损伤对老鼠的免疫机能却并无影响。受此启发，我决定看看在人类身上是否也能观察到大致类似的现象。也就是说，左脑活动水平的下降也许不但会导致抑郁症等心理疾病，是不是还会引起身体上的疾病？

因此，我重新联系了之前参加过我们研究的 20 名本科生，这些学生的脑额部呈现出一边倒的活动模式[14]：要么是极端左倾的前额激活，要么就是极端右倾的前额激活。我们请他们来实验室，取了他们的血样，分析了他们的自然杀伤细胞（natural killer cell，简称 NK 细胞）。作为白细胞的一种，NK 细胞是人体先天免疫系统的重要组成部分，具有抗肿瘤、抗病毒感染的功能。我们发现，如果左脑额部的活跃程度高于右脑——这是积极情绪风格的特征——那么 NK 细胞也会比较活跃。左额激活水平更高的受试者与右额更活跃的受试者相比，前者的 NK 细胞的活跃程度要高出了 50%。这一发现与之前在老鼠身上的观察惊人地一致。我们这个实验毕竟只考察了 20 人，这个数目还比较小。所以几年之后我重复了这个实验[15]，但结论是大致相同的：左额越活跃，NK 细胞也就越活跃。

但 NK 细胞的活跃究竟意味着什么？我希望找到一种衡量免疫机能的有效指标，然后针对该指标进行检验。我在 2003 年的时候发现，人们对疫苗的反应[16]（可以反映出他们免疫力的强弱）正是一个优良指标。梅利莎・罗森克兰茨当时在我的实验室念研究生，弄清免疫系统对疫苗的反应与前额活动之间有无关联的任务就落在了她的身上。威斯康星的流感季从一年的深秋开始，一直持续到第二年春天。梅利莎就在流感季招募到了 52 名中年人。这些志愿者头一次来实验室的时候，梅利莎测量了他们的脑电活动，了解了他们的脑额活动模式究竟是"左倾"还是"右倾"。然后，研究护士芭芭拉（Barbara）为所有志愿者注射了流感疫苗，并交代他们分别在 2 周、4 周和 26 周之后再回实验室检查。之后每次回访，我们都会为他们验血，分析血液中的流感抗体含量，通过后者我们可以判断流感疫苗是否真的让受试者产生了对流感的免疫力。

这项研究的数据收集耗时甚久，因为最后一次血样要在注射疫苗 6 个月之后才能拿到。而分析脑电图数据则花去了 9 个月的时间，这足以打击一位年轻的科研人员的热情。因此，最后拿到结果的时候，梅利莎的兴奋之情不言而喻。一个下午，她冲进我的办公室，打断了里面正在进行的一个会议，实验结果从她嘴里脱口而出：左额激活水平更高的人有更积极的情绪风格，他们免疫系统对疫苗的反应也越明显。脑额活动最"左倾"的人血液中的抗体含量平均是最"右倾"者的 4 倍。这样一个巨大差异在临床意义上几乎必定是显著的。抗体含量越高，你就越不容易染上流感。

心脏与大脑之间的联系

我在本章开头已经提到，科学的各个学科之间存在严重的相互割据。对自己狭窄学科领域之外的现象，科研人员少有探索的兴趣。在 20 世纪 90 年代后期，我对这种心态算是有所领教。当时,生物医学研究者提出了通过核磁共振成像技术——而不是通过有创(invasive)诊断方法,比如将导管直接导入心脏的血管造影术(angiography)——来检查心脏功能的办法。在我听说这个事情的时候,我已经将好几批志愿者送入了我们一台实验室中的核磁共振扫描仪,实验目的是为了探测与各种情绪状态相伴随的大脑活动。我当时想,为什么不看看其他器官是不是也会随着情绪状态的不同而发生变化呢?

大学里有几位同事正是将核磁共振成像技术应用于心脏功能探测的权威。我找到他们,跟他们讲了我的计划——用核磁共振来探测情绪等心理状态会如何影响健康人的心脏——但他们对此并不看好。他们提醒我:心脏核磁共振成像技术是为检查疾病而设计的。他们无法想象情绪对心脏的影响会大到能够被心脏核磁共振成像技术显示出来的程度。这让我开始担心我们通常在实验室引起情绪的方法可能还是不够有效,对器官的影响过于微小,难以被心脏核磁共振成像技术捕捉到。因此,为了使志愿者产生恐惧的情绪,我决定用电击来吓唬他们,而不是我们通常所采用的给他们看照片或者视频的办法——这可是我科研生涯里的第一次。

长久以来,心理学家一直都采用对动物和人施以电击的办法来研究恐惧和学习。比如一个标准的实验就是:每当老鼠接触到某种刺激(一个声音或者某种颜色的灯光)就给它一次电击。然后老鼠就学会了将这种刺激与电击联系起来,到最后每次刺激出现的时候,老鼠的心率就会飙升,急着要逃离电击。也有无数的实验将电击用在了人的身上,其中一些实验将焦虑症患者与作为对照组的健康人用作小白鼠,得出的结论是:焦虑症患者会比健康人更快地学会将刺激与电击联系起来。在一个实验中，电击仅仅是表演，而那或许是所有"电击"实验中最有名的一个。我们说的就是著名的斯坦利·米尔格兰姆实验（Stanley Milgram experiment）：实验要求志愿者提出问题，另一个志愿者看不见的人会答题，志愿者需要判断回答的对错，对方每次答错就要对他（她）施以电击，而且那位看不见的答题者每答错一次，电击的电压还会增加。（事实上，答题者并不会真的遭受电击，只是踩准步点假装惨叫而已。这个实验的设计初衷是想知道，在权威人物——科研人员——的胁迫下，普通人是否会对无辜的陌生人施虐。实验结果是：会。）

对于电击的使用，我总是慎之又慎，这是因为电击是一种完全非自然的刺激。再说，我们已经有其他手段可以激发恐惧和焦虑，这种情况下如果还对研究受试者施以电击，恐怕在道德上也说不过去。然而，既然我的同事们认为引起消极情绪的常规办法对心脏产生的影响不一定能够被测量出来，我就决定试一试电击。

在这个实验中，我用心理学所谓"电击威胁"（threat of shock）的实验步骤，来替代真正的电击。⑰我们在校园里到处发布广告，招募了23名大学生。我们跟这些学生说，他们将被送入核磁共振扫描仪，核磁共振扫描仪管道顶部正对着他们头部的地方将会出现简单几何图案的投影，有可能是一个方片的图案，也有可能是一个圆圈。如果出现方片，他们就有可能会受到电击；如果是圆圈就没事。为了让他们有更清楚的了解，我们对他们施以20毫秒（1秒钟的1/50）的轻微电击，这让他们感到轻微的震颤，就像将充好电的9伏电池接触到舌头上一样。然后他们就被送入了核磁共振扫描仪，等待不同图案的投影在管道顶部出现。

　　我在控制室里观察着实时传入的大脑活动数据。我很快注意到，当人们看到方片（意味着"电击警报"）时，他们出现了与看到圆圈（意味着"不用担心"）时完全不同的神经激活模式。我关注的是据我所知会被恐惧情绪激活的几个大脑区域，比如杏仁核、脑岛和前额皮质。不过，感觉到威胁时与感到安全时的神经活动不同，这不足为奇。随着心脏读数的传入——具体来说，我们测量的是心肌收缩力（contractility），或者说心脏跳动的强度——我立刻发现，至少对部分受试者来说，情绪已经影响到了胸腔，在那里制造麻烦。心肌收缩力会受到交感神经系统的影响，而后者是决定我们"战斗或逃跑"反应的关键要素，会在我们紧张和痛苦的时候起作用。三个大脑区域——脑岛、杏仁核，以及右脑前额皮质的一部分——越活跃，心肌收缩力也就越强。在看到给出威胁信号的方片时，一些人的心肌收缩力基本保持不变，而另一些人却出现了剧烈的变化。

　　我们只要留意他们的大脑就能够分清楚谁是谁。脑岛与前额皮质对危险形状的反应强度能够解释人与人之间心肌收缩力差异的40%以上。通过交感神经系统的传导，大脑活动水平的飙升造成心跳增强。身体因为情绪风格差异而出现的这些变化如果长期积累下去，就很有可能会影响到健康。

具身的心灵

　　心灵存在于身体之内——具体来说，存在于一个重不到 3 斤的豆腐一样的组织之中，这个组织被我们称作"大脑"——从这个意义上讲，心灵是"具身"的（the mind is "embodied"），而且它与身体之间会进行双向的交流,从而心灵的状态会影响到身体,身体的状态也会影响到心灵。同样,情绪也是具身的。考虑到情绪能够影响除头部之外身体其他部位的生理机能,情绪可谓是各种形式的心灵活动中最具身的一种。决定情绪风格的大脑回路与免疫系统、内分泌系统、自主神经系统(autonomic nervous system)等有广泛的双向联系。通过从大脑到身体这个方向的信息传输,心灵影响着我们的健康。这意味着,对一位医护人员来说,了解一个人的情绪风格对诊断其健康风险的重要性并不亚于了解这个人是否吸烟。改变情绪风格可能会对一个人的生理系统乃至总体健康状况有益。另一方面,通过从身体到大脑这个方向的信息传输,我们行动模式的变化可能会影响到我们心灵处理情绪信息的方式。这给了我们很多启示。其中一个启示就是,对那些注射肉毒杆菌毒素来让自己的部分面部肌肉麻痹的人,我们应该向他们发出警告:他们的情绪范围有可能会因此受到局限。它还告诉我们,身体也有助于情绪的改变。换言之,如果一种练习能够唤起我们对身体的关注——比如哈他瑜伽(hatha yoga,又译"哈达瑜伽")——那么它也有可能会调整我们的情绪。这方面的研究几乎还是一片空白,不过关于身体与大脑之间会如何发生联系,现在已经有了一些研究线索,为我们描绘了光明的研究前景。

---

① M. M. Mesulam and J. Perry, "The Diagnosis of Love-Sickness: Experimental Psychophysiology Without the Polygraph," *Psychophysiology* 9(1972):546 – 551.

② S.D. Pressman and S.Cohen, "Does Positive Affect Influence Health?" *Psychological Bulletin* 131(2005):925 – 971.

③ D. Kahneman, A. B. Krueger, D. A. Schkade, N. Schwarz, and A. A. Stone, "A

Survey Method for Characterizing Daily Life Experience: The Day Reconstruction Method," *Science* 306(2004):1776 – 1780.

④ A. Steptoe, J. Wardle, and M. marmot, "Positive Affect and Health-Related Neuroendocrine, Cardiovascular, and Inflammatory Processes," *Proceedings of the National Academy of Sciences* 102(2005):6508 – 6512.

⑤ S. Cohen, W. J. Doyle, R. B. Turner, C. M. Alper, and D. P. Skoner, "Emotional Style and Susceptibility to the Common Cold," *Psychosomatic Medicine* 65(2003):652 – 657.

⑥ D. D. Danner, D. A. Snowdon, and W. V. Friesen, "Positive Emotions in Early Life and Longevity:Findings from the Num Study," *Journal of Personality and Social Psychology* 80(2001):804 – 813.

⑦ G. V. Ostir, K. S. Markides, S. A. Black, and J. S. Goodwin, "Emotional Well-Being Predicts Subsequent Functional Independen and Survival," *Journal of the American Geriatrics Society* 48(2000):473 – 478.

⑧ G. V. Ostir, K. S. Markides, M. K. Peek, and J. S. Goodwin, "The Association Between Emotional Well-Being and the Incidence of Stroke in Older Adults," *Psychosomatic Medicine* 63(2001):210 – 215.

⑨ Y. Chida and A. Steptoe, "Positive Psychological Well-Being and Mortality: A Quantitative Review of Prospective Observational Studies," *Psychosomatic Medicine* 70 (2008):741 – 756.

⑩ D. A. Havas, A. M. Glenberg, K. A. Gutowski, M. J. Lucarelli, and R. J. Davidson, "Cosmetic Use of Botulinum Toxin-A Affects Processing of Emotional Language," *Psychological Science* 21(2010):895 – 900.

⑪ L. Y. Liu, C. L. Coe, C. A. Swenson, E. A. Kelly, H. Kita, and W. W. Busse, "School Examinations Enhance Airway Inflammation to Antigen Challenge," *American Journal of Respiratory and Critical Care Medicine* 165(2002):1062 – 1067.

⑫ M. A. Rosenkranz, W. W. Busse, T. Johnstone, C. A. Swenson, G. M. Crisafi, M. M. Jackson, J. A. Bosch, J. F. Sheridan, and R. J. Davidson, "Neural Circuitry Underlying the Interaction Between Emotion and Asthma Symptom Exacerbation," *Proceedings of the National Academy of Sciences* 102(2005):13319 – 13324.

⑬ M. A. Rosenkranz and R. J. Davidson, "Affective Neural Circuitry and Mind-Body Influences in Asthma," *NeuroImage* 47(2009):972 – 980.

⑭ D. H. Kang, R. J. Davidson, C. L. Coe, R. E. Wheeler, A. J. Tomarken, and W. B. Ershler, "Frontal Brain Asymmetry and Immune Function," *Behavioral Neuroscience* 105 (1991):860 – 869.

⑮ R. J. Davidson, C. L. Coe, I. Dolski, and B. Donzella, "Individual Differences in Prefrontal Activation Asymmetry Predict Natural Killer Cell Activity at Rest and in Response to Challenge," *Brain, Behavior, and Immunity* 13(1999):93 – 108.

⑯ M. A. Rosenkranz, D. C. Jackson, K. M. Dalton, I. Dolski, C. D. Ryff, B. H. Singer, D. Muller, N. H. Kalin, and R. J. Davidson, "Affective Style and *In Vivo* Immune Response: Neurobehavioral Mechanisms," *Proceedings of the National Academy of Sciences* 100(2003):11148 - 11152.

⑰ K. M. Dalton, N. H. Kalin, T. M. Grist, and R. J. Davidson, "Neural-Cardiac Coupling in Threat-Evoked Anxiety," *Journal of Cognitive Neuroscience* 17 (2005): 969 - 980.

第 7 章

正常与异常："特别"何时会成为病态

　　情绪正常到底是什么意思？当我在本书序言中介绍情绪风格的六个维度的时候，我想我已经说得很清楚了：不存在一种理想的情绪风格。事实上，我还要进一步指出：不但在情绪风格区间上没有哪一点比其他任何一点更优越，而且文明之所以能发展到今天，在各情绪风格维度上处于不同位置的人都功不可没。

　　如果你喜欢拥有 iPad、手机、网银、虚拟网络世界《第二人生》（Second Life）、社交网站脸书网（Facebook）和射击游戏《光晕》（Halo）的生活，那么你应该很高兴看到有人更愿意跟机器而不是跟人打交道，这些人在社交直觉维度上处于"社交直觉迟钝"一端。如果你会因为政治暗杀并不是每天都发生而感到如释重负，那么你应该很欣慰美国特工处（Secret Service）的特工们处于社交直觉风格上"社交直觉敏锐"的一端，他们对周遭环境中非语言的细微信号极其敏感。如果你希望现代社会中的教师卓有成效，领导者富于才干，那么你应该乐意看到有人在情绪调整能力维度上处于"迅速恢复"的一端,在生活态度维度上处于"积极"的一端,在社交直觉维度上处于"社交直觉敏锐"的一端(教师与领导者需要对身边人的社交信号保持敏感),在情境敏感性维度上处于"情境敏感"的一端(他们需要敏感地觉察社交环境中的细微之处,从而在一定的场合中做出得体的言谈举止)。总之,不同的人情绪风格也各不相同,其优点相互补充,共同为我们的社会服务。

不过有时候,一个人的情绪风格可能会过于极端,甚至影响了这个人的正常生活。这种情况下,情绪风格就进入了病态的范畴。这与身体机能的度量指标并无不同。血压、胆固醇水平、心率等生理指标在一个连续范围之内变动,就跟情绪风格的各个维度一样。这些生理指标都存在着一个临界点,一旦超过这个临界点就会被视为病态,因为这种异常值与某种疾病有关,比如患中风或者心血管疾病的风险可能会增加。健康与疾病之间没有一个绝对的界限,而且生物医学研究水平的进步还会让这个界限随之改变(胆固醇水平"正常值"的下降即是一例)。不过,一般来说,我们判断一个人是健康还是病态的依据是:生理指标是否影响到了这个人的日常生活?关于健康的肺活量应该是多少也许可以展开一场饶有趣味的学术辩论,但我想我们都会同意:如果你爬个楼梯都喘不上气,那么你的肺活量已经逾越了健康的边界,进入了病态的范围。

对情绪风格来说,情况同样如此。如果你的情绪调整能力如此低下,微不足道的小障碍都能让你陷入激烈的恐慌或者焦虑之中,那就是病态了。如果你的生活态度风格是如此消极,当你无法从生活中找到乐子的时候就盘算着给自己的生命来个了断,那就是病态了。

如果你的社交直觉是如此迟钝,你甚至无法理解基本的社会交往准则,无法形成亲密的人际关系,那就是病态了——可能已经患有泛自闭症障碍。如果你的自我觉察能力是如此迟钝,当你的压力水平开始激增的时候你都毫无察觉,那么你根本就不知道自己应该设法减压,这会增加你患病的风险(参见我们在第 6 章中的讨论)。如果你对周遭的情境敏感性是如此迟钝,你把救护车的蜂鸣声当成了战地救护直升机的起降,那就是病态了——也许还患有创伤后应激障碍。如果你的专注力是如此低下,集中注意力对你来说是如此困难,你连简单的任务都无法完成,无法学会在学业和事业上取得成功所需要的技能,那就是病态了,甚至可能意味着注意力缺损多动症障碍(attention deficit/hyperactivity disorder,又译"注意力缺陷多动障碍")的完全发作。

在一些情绪风格维度的另一端,同样可能过犹不及而走向病态。比方说,如果你的生活态度过于积极,你有罹患躁郁症或者各种以非理性的积极情绪为特征的躁狂症(mania)的风险。如果自我觉察能力过于敏锐,你可能会被来自身体的无数感觉所淹没,这会让你容易惊慌失措。如果你的专注力过强,你也可能会对你本该予以关注的人和事视而不见。

从上面这些例子中读者可以看出,几乎所有重要的精神疾病(psychiatric disorder)都会造成一定的情绪失调。因此我们可以认为,情绪风格决定了一个人是否容易患上心理疾病。尽管情绪风格本身无法导致心理疾病,但是它会与其他因素相互影响,而后者决定了一个人是否会出现心理疾病。比方说,情绪机能失调是心境障碍(mood disorder)与焦虑症的关键要素,这不足为奇:如果患有心境障碍(比如抑郁症),人们就无法维持快乐等积极感受,甚至连兴趣也无法维持;而如果患有一般性焦虑症(generalized anxiety disorder)或者社交焦虑症(social anxiety disorder),消极情绪一旦出现就难以止息。不过也许更令人惊讶的是,对精神分裂症与自闭症来说,情绪失调同样很关键。精神分裂症患者往往也患有快感缺乏症(anhedonia),也就是说,他们难以从普通的活动中获得乐趣。自闭症患者无法对无害的社交信号——比如陌生人脸上的表情——形成正确的理解,他们会把它当成是一种威胁。这会让自闭症患者一步一步退缩到他们自己的世界里,跟所有人保持距离,到最后甚至对身边至亲的恳求也无动于衷。

基于神经的精神病学

只要弄清楚具体的精神疾病可能与情绪风格中的哪几个维度有关,以及这几个维度又如何造成了这种精神疾病的核心症状,我们就能更好地认识从正常到异常的各种状态之间的细微差异。一种特定的精神疾病是由哪些不同的情绪风格维度引起的?一旦回答了这个问题,将有助于我们确定该疾病涉及哪些大脑系统,这样我们就有了一种新的治疗策略——可以通过改变致病的情绪风格来对这种障碍进行治疗。我深信,这将是精神病学研究未来的发展方向。今天的临床医生会对患者的症状进行评估,如果病人身上有足够多的症状符合社交恐惧症或者强迫症或者躁郁症的典型特征,那么恭喜,这个病人就被对号入座了。这种非此即彼的做法存在一个问题:它既没有认识到人与人之间的差异,也没有认识到判断一个人是不是患有某种心理障碍并无一个一刀切的标准。最关键的是,365 种不同心理障碍的划分与大脑的工作原理并不一致。这里的"365"是《精神疾病诊断与统计手册》[*Diagnostic and Statistical Manual of Mental Disorders*,简称 DSM,此书第 5 版美国精神医学会(American Psychiatric Association)计划将于 2013 年发布,包含了成千上万名精神病学家和心理学家 6 年来的工作成果]中列出的疾病数目。一个更好的办法是——也是自我于 1996 年担任精神病理学研究学会(Society for Research in Psychopathology)主任以来一直主张的做法——将人置于一个基于神经科学的、连续变化的区间之上来考察。

　　让我们用一个例子来具体说明。在好几种精神疾病的病例中,患者感知快乐的能力都会出现异常。[①]抑郁症就是其中最明显的例子。但我们上面已经指出,无法感受到快乐、喜悦或者满足——快感缺乏症——同样是精神分裂症的特征。许多人以为精神分裂症的主要特征是幻觉和妄想。幻觉与妄想的确是精神分裂症的所谓"阳性症状"(positive symptom),这里的"阳性"指的是该症状的存在。但是,精神分裂症还有一些阴性症状(negative symptom),也就是说患者会缺少一些正常情况下应该具有的品质。精神分裂症最显著的阴性症状就是快感缺乏症。在我们情绪风格的框架里,快感缺乏症患者在生活态度维度上处于"消极"的一端。因此,生活态度风格很可能会影响到精神分裂症,还可能会影响到抑郁症、焦虑症、依赖症(addictive disorder)等积极情绪出现明显问题的疾病。

　　在本章,我们会就以下三个情绪风格维度讨论正常与异常之间的界限:社交直觉维度(对自闭症有关键的影响)、生活态度维度(关系到患抑郁症的风险),以及专注力维度(出现注意力缺损多动症障碍的原因）。

泛自闭症

我对自闭症的兴趣要归功于小女阿梅利。刚出生没多久，阿梅利就开始关注身边的人，也喜欢与人打交道。阿梅利的这个性格特质在她念高中的时候已经显露无疑——她当时已经在做家教，她的学生是一名叫做莫莉（Molly）的 11 岁自闭症女孩，阿梅利教她如何准备犹太教的受戒礼*。除了帮莫莉辅导希伯来语，阿梅利还是她的一个重要的社会交往对象。出席莫莉的受戒礼的时候，我才了解到她能够毫无畏惧地站在教堂里的所有教众面前吟诵祷文和犹太律法，阿梅利功不可没。这给我留下了难忘的记忆。

对于自闭症的经典描述包含了三类症状。首先是社交障碍，比如，自闭症患者会回避目光交流，听到别人叫自己的名字经常也不会应声，而且往往对他人的感受无动于衷。自闭症患者的第二类症状是交流问题，一些自闭症患者少言寡语，他们说话的语调和节奏也比较奇怪，会重复一些他们自己也不知所谓的词语，或者根本就不知道如何开始交谈。第三类症状指的是会重复一些刻板行为（比如摆手、摇晃），或者出现一些模式化或者仪式化的行为，比如在每餐开始之前一定要先喝一口牛奶，或者一定要在主菜吃完之后才开始吃配菜，等等。

现代的研究已经将自闭症的定义拓展，提出了"泛自闭症"的概

---

* 受戒礼在犹太男孩 13 岁生日或女孩 12 岁生日过后的第一个安息日（星期六）举行。——译者注

念。也就是说,对自闭症三类症状中的每一种来说,其严重程度都有一个很大的变动范围。一些被诊断为泛自闭症患者的儿童只是不善于目光交流,另外说话的语调缺乏抑扬顿挫,显得有些异常。而另一些自闭症儿童在有人触摸他们、跟他们说话,或者试图跟他们进行目光交流的时候,他们会受到惊吓而勃然大怒,让旁人望而生畏。对另一些自闭症儿童来说,最显著的症状是他们会一直凝视着玩具的某一个部分,比如一辆玩具卡车的轮子。因此,泛自闭症人群既包括那些能够很好地融入社会的人,包括著名的动物行为学家(animal behaviorist)坦普尔·格兰丁(Temple Grandin),也包括一些不能说话、无法念书、随时需要有人照顾、生活不能自理的人。不过,无论属于哪一种,泛自闭症患者的社会互动和交流能力都存在某些缺陷。

当阿梅利与莫莉在我们家餐厅上课的时候,我留意到了莫莉的一个重要特征:她跟人缺少目光交流。我能肯定莫莉在听阿梅利说什么,因为当阿梅利让她大声念出几行犹太律法中的原文时,她显然就照做了。不过她自始至终都没有看阿梅利。这让我开始思考这样一个问题:缺乏目光交流能否为我们打开一扇了解自闭症根源的窗口,它能否告诉我们自闭症背后的根源与我们所熟知的自闭症患者的社交障碍(比如不容易听懂反讽、挖苦与幽默)有怎样的联系? 随着时间的推移,我打过交道的自闭症儿童越来越多,我发现不管病情是轻微还是严重,所有的自闭症儿童都有躲避他人目光的症状。

阿梅利给莫莉上受戒礼辅导课是 1999 年的事,当时我已经提出了情绪风格理论,已经把社交直觉暂定为情绪风格的六个维度之一。我忽然想到,社交直觉迟钝有可能正是逃避目光交流的后果之一。这是因为,我们所传达的社交信号中有许多都是由眼睛发出的。通过这些信号,我们得以判断对方是兴致勃勃,还是兴味索然,是惊奇,还是开心,抑或信任。伟大的法国解剖学家杜兴——我们在本书第2章中曾经提及此人——就指出过这一点。眼睛周围的肌肉会表露我们的真实情绪,所以这一面部区域对于人与人之间的交流非常关键。在我早先关于情绪的研究中我就认识到了这一点:被我们请来纽约州立大学帕切斯分校的志愿者们在我的实验室里观看搞笑视频的时候,伴随着他们的大脑活动模式,志愿者的脸上会出现特有的眼肌运动(眼角起皱)。这些研究发现:一个人真的感到高兴的时候(此时的微笑会让眼角起皱纹②)他的左脑前额区的活动会出现尖峰脉冲;而强装笑颜(眼角没有出现皱纹)则不会伴随着左前额活动的尖峰脉冲。这项研究告诉我们,只有通过观察眼睛,才能够确切判断一个人是否正处于积极情绪之中。

看到莫莉无法直视阿梅利的眼睛,我一下子就想起了上面这些研究。考虑到目光躲避在患有泛自闭症的成人与儿童中间是如此普遍,我意识到这些患者必定错过了关于人们情绪状态的重要线索。他们可能无法理解人们开玩笑的反话的真实意思,比如,"什么,只考了98分?你恐怕没有认真备考吧?"与"1克拉的翡翠戒指?原来你那么不在乎我们的纪念日啊!"这两句话的真实含义与字面上的意思恰好相反:你学习真是用功,考得好棒;这是我收到过的最有价值的礼物。自闭症患者出现社交困难其实不足为奇——他们无法了解别人的感受,无法理解别人语言和行为的含义。我推测,这种社交和情绪上的盲视也许并非如习见所认为的那样,是由大脑处理情绪的特定缺陷所导致的。相反,也许那只是因为自闭症患者与别人没有目光交流而已。就算一个人没有患上自闭症,如果他一天到晚都不去看同事和友伴的眼睛,他也会错过各种社交和情绪的线索,他同样会被周遭的社交环境搞得不知所措。也就是说,如果自闭症患者能够尝试学会与别人进行目光交流,学会消除这个过程中的焦虑不安,那么他们在社交和情绪上的许多问题就会迎刃而解。

不过,上面这一点并没有得到专家们的一致同意。有几项研究得出了这样的结论:自闭症儿童的梭状回(梭状回是一簇神经元,位于大脑后部的视觉皮质)可能存在根本性的异常。[3]1997 年科学家发现,大脑中有一个区域专门负责感知人的面孔——不是用来感知树木、家具、食物,也不是用来感知人身体的其他部位。这一结论是不难理解的,因为面孔在人类以及其他灵长类动物(2009 年的一项研究发现,黑猩猩的大脑中也有梭状回)的社交生活中是如此重要。然而,后续研究发现,梭状回并非专门用于识别面孔,当我们感知一个自己所熟悉范畴内的物体时,梭状回就会起作用。打个比方,当车迷和观鸟专家分别看到汽车或者禽类的时候,他们的梭状回就会变得活跃。也就是说,如果向一位观鸟者出示,比方说,北美红雀、山雀、鸭和信天翁的照片,他的梭状回将会被一下子激活。这就是科学家起初误以为梭状回仅仅是用来识别面孔的原因:我们都是感知面孔的专家,我们总是会习惯性地为面孔分类(生人、友人)。研究指出,自闭症患者的梭状回是存在缺陷的。当自闭症儿童被送入核磁共振扫描仪的管道——也就是说我们可以对他们的大脑活动进行监测——他们需要按要求完成面孔分辨任务的时候(比如说出一副面孔反映的是开心还是愤怒),此时他们梭状回的活跃程度比发育正常的儿童要低得多。

将自闭症归因于梭状回的先天缺陷,这种观点我认为是不足取的。想想吧：一群患有自闭症的孩子们，他们与人打交道有很大的困难，而一群陌生人就这样把他们送入了震耳欲聋、有让人产生幽闭恐惧症（claustrophobia）危险的核磁共振扫描仪管道，还向他们发号施令，让他们完成识别面孔的任务。我觉得情况很可能是这样：这些孩子们要么会试图让自己冷静下来，目光涣散地不知道看哪儿，要么干脆就闭上双眼，等待整个酷刑的结束。如果真是这样，他们的梭状回当然会处于安静状态。自闭症儿童可能根本就没有看到投影在核磁共振扫描仪管道天花板上的面孔——这一点科学家无从得知，因为核磁共振扫描仪管道内并无任何探测器可以对儿童双眼实际注视的位置进行监测——更别说分辨出每张脸上的情绪了。在我看来，不能因为梭状回的活跃水平低下就认为梭状回存在缺陷，那其实可能只是因为儿童并没有关注科研人员投影过来的脸孔。得出那样的结论就好像说你正值青春期的儿子没听见你叫他吃饭是因为他的听觉皮质不够活跃一样——而实际上那只是因为他正带着一个去噪隔音效果很好的耳机。活跃程度低下并不一定就是因为功能不健全，那可能只是因为缺乏输入。

若无视，何以见

为了验证我的推断，我跟同事们开始了一项新的研究[④]：在自闭症儿童身上观察感知面孔的神经机制的同时，我们对孩子们双眼的注视模式进行测量。我们让这些儿童戴上光导纤维眼罩，通过这副眼罩，我们可以将图片传输到他们的眼前。眼罩的里面装了一个内置的红外镭射眼动追踪系统，我们可以通过它对儿童的眼动进行监测。我们要求受试儿童完成的事情非常简单（因为我们不想为难任何一名儿童）：我们会将一张面孔的照片投影到他们戴的眼罩上，停留 3 秒，然后我们要求受试儿童根据那张面孔是不是带有情绪而按下两个按钮中的一个。杜兴的研究告诉我们，要做出这样一个判断，这些儿童一定会去看脸孔上的眼部区域。

坐在核磁共振扫描仪的控制室里，看着监控数据的不断传入，会让人谦卑。一如早先的研究，与作为对照组的非自闭症儿童相比，自闭症儿童在这个测试上的表现要差很多。自闭症儿童为面孔分类的正确率为 85%，而正常儿童则达到了 98%。（85% 可能听上去挺高，但各位不要忘了，只要能够来参加这项实验，这些儿童的自闭症就不可能太严重，因为他们至少能够举止正常地来到我们的实验室，至少能够与陌生人展开足够多的交流并依照后者的指令行事，至少能够忍受逼仄的空间与核磁共振扫描仪管道内巨大的工作噪声。）自闭症儿童还表现出了较低的梭状回激活水平，这一点与其他研究的发现一致。

但我们还有更值得注意的发现。当眼罩上出现面孔的时候——有些带有情绪，有些没有——我观察了这些儿童的眼动路径。我发现有许多儿童根本就没有看那些面孔的眼睛。在收集到全部 30 名自闭症儿童的数据之后，我们对他们的眼动记录进行了更系统的分析。结果表明，与发育正常的儿童相比，自闭症儿童注视照片中面孔眼睛的时间平均少了 20%。只要我们考虑到这一点，自闭症儿童与正常儿童大脑梭状区激活水平的几乎所有差异就都可以得到解释。自闭症儿童的大脑梭状区并无任何问题。它在自闭症儿童身上如此静寂并不是因为它有任何缺陷，而是因为它没有接收到任何信号。

而之所以没有接收到信号又是因为孩子们将视线从照片中人的面孔尤其是双眼上移走了。

传统智慧认为，自闭症患者具有先天的神经学缺陷，无法正常地辨别面孔。我们上面的重要发现对这种观点提出了质疑。接下来，另一个更重要的发现浮出了水面。在面孔感知测试的过程中，自闭症儿童大脑中还有一个区域的活动与发育正常的儿童不同：自闭症儿童的杏仁核更加活跃。读者可能还记得，杏仁核对情绪能力的学习至关重要，它还是恐惧和焦虑回路中的一个关键结构——杏仁核负责感知周遭环境中的危险。许多无法直视照片中面孔（更不用说真人的脸孔）的自闭症儿童都有极高的杏仁核活动水平。看到别人的脸孔时——即便只是转瞬即逝，如我们实验中那样——自闭症儿童的杏仁核会变得过于活跃，这意味着他们当时感到极其不安，甚至是害怕，换言之，当与他人的目光相会时，自闭症儿童的大脑和身体会被他们所认为的危险信号所淹没。面对这样的袭击，他们除了将视线移开别无办法。的确如此，当孩子们将视线从脸部区域挪走时（这将会被眼动追踪系统一一记录在案）杏仁核的活跃程度出现了下降。这告诉我们，视线回避是自闭症儿童控制情绪的策略——那会让他们平静下来，焦虑与恐惧情绪会得到缓解。回避他人的视线可以缓和让自闭症儿童感到如此危险的社交刺激。

如果真如上面的研究结论，杏仁核过于活跃令人不适，而且会被大脑理解为某种危险存在的信号，那么陌生人甚至家人脸上并无恶意的表情很有可能也会被自闭症儿童视为某种威胁和危险。我猜自闭症儿童只是在幼年时偶然发现了回避视线的办法。看到别人的脸孔让他们感到焦虑，但他们发现只要将视线移开，焦虑就能得到缓解甚至避免。

但这只是饮鸩止渴。作为将视线移开的后果,他们会错过别人脸上尤其是眼睛传达的重要的社交信息。这一点得到了迈克(Mike)的确认,15 岁的迈克是参加我们实验的一名自闭症患者。他对我们的研究有着强烈的好奇,渴望更多地了解研究结果。迈克做完核磁共振扫描之后,我邀请他参加我主持的一个研究生研讨课,请他来跟研究生们现身说法谈一谈自闭症。他欣然应允。12 名学生、迈克还有我围坐在一个桌子周围。我向迈克提出了一些关于目光接触的问题。迈克用令人酸楚的语言向我们描述了因为没有直视别人的脸,他曾遭遇过怎样的问题和嘲笑。迈克在跟他的同学说话的时候并不会去看对方的眼睛,所以其他学生就认为他根本不理睬他们。但迈克觉得自己别无选择。他告诉我们,无论什么时候看到别人的脸尤其是眼睛,他都会感到非常恐惧和无助。

不是一家人,不进一家门

自闭症是所有神经精神疾病(neuropsychiatric disorder)中遗传性最强的一种。自闭症在正常人群中的背景发生率(background prevalence)约为 1%——目前的估计是 110 名 8 周岁的儿童中有 1 名会被诊断为患有泛自闭症。但如果一个家庭中已经有一名子女患有自闭症,那么他或她的兄弟姐妹也患上自闭症的概率将是背景发生率的 3 倍——约为 3%。在 DNA 序列完全相同的同卵双胞胎之间,一方如果患上了自闭症,那么另一方患自闭症的概率将高达 63%—98%[5](这个变化范围反映了不同的研究所得到的不同结论)。那么显然,自闭症是受基因影响的。目前还没有哪个基因被确定为"自闭症基因",尽管科学家已经有了好几个怀疑对象。有一点似乎已经很清楚：自闭症的产生依赖于多个基因的同时出现。也就是说,如果一个人遗传到的基因数量较少,还不足以产生自闭症的所有症状,他仍有可能显示出部分症状。

为了验证这一点,我们对自闭症儿童的兄弟姐妹——他们甚至连轻微的泛自闭症患者都算不上——进行了研究。[6]不过,他们也显示出了比较反常的眼动追踪模式。他们不会像自己患有自闭症的胞亲那样,顽固地把视线从别人的脸上和眼睛上移开。但如果仔细考察,他们显示出的眼动追踪模式和大脑激活模式介于自己的自闭症胞亲和发育正常的儿童之间。也就是说,当他们看到别人面孔的时候,杏仁核也会被激活——活跃的程度虽然不及他们的自闭症胞亲,但确实会变得更活跃。跟发育正常的儿童比起来,他们在看别人的脸的时候,视线停留在对方眼部区域的次数要少得多。这一发现再次印证了情绪风格理论的一个基本思想：不同的人的社交直觉会在一个连续的区间内变动,在正常与异常之间做出划分的标准或多或少是主观的。

在我们对数据进行仔细研究之后,正常与异常的划分究竟有多么主观就显得更清楚了。我们一般都自认为自己知道健康与疾病之间、正常与病态之间的区别。我曾经也认为,尽管体现在行为上的症状可能会对我们产生误导,但大脑活动模式——各种精神疾病的特定大脑活动模式不断被发现,大脑活动模式有望成为我们识别这些精神疾病的特征——是值得信赖的。对这些看了人脸照片的自闭症儿童以及正常儿童的数据,我做了进一步的考察。平均来说,跟那些看人脸照片的健康儿童相比,自闭症儿童的杏仁核的确更活跃。但是杏仁核的活跃程度在自闭症儿童之间也存在非常大的差异。一些儿童虽然具有正常发育者的典型特征,但他们杏仁核的活跃程度与自闭症儿童相当。

正是在那个时候,我认识到在正常与异常之间进行划分的做法是存在问题的。自闭症的许多语言症状与社交症状——以及这些症状背后的大脑机制——在非自闭症患者身上也同样存在。没有自闭症,但与别人的眼睛对视时会感到难受的人,有时会被贴上"社交恐惧症"的标签。但我要指出的是,这样一个标签所描述的并非一种离散的、可以轻易识别的疾病。它不过处于一个变化范围的远端而已。这告诉我们,在情绪风格的任何一个维度之上,都不存在一个可以非黑即白地区分常态与病态的神奇的分割点。

抑郁症的大脑分类学

在大多数人看来,抑郁症就是如影随形、挥之不去的郁闷甚至绝望。对许多被这种令人痛苦的疾病折磨的人来说,无疑正是这样。但晚近的研究发现了抑郁症的其他一些特征,其中最值得注意的是:抑郁症患者无法感受到快乐、满足、喜悦、骄傲等积极情绪。这些积极情绪的缺失很自然会造成这样一个后果:抑郁症患者难以制订计划、对未来做出预期,以及朝向目标采取实际行动。这不足为奇:如果你无法想象一种特定的行为能够给你带来快乐甚至成就感,你就没有动力去为它制订计划,更不用说付诸实施了。

抑郁症的所有这些症状反映了前额皮质等大脑区域活动模式的

异常。本书第 2 章已经介绍过,我最早的一个研究发现就是:自闭症患者右脑的前额皮质远比左脑前额皮质更活跃,而健康人却是左前额比右前额更活跃。(在后面的第 10 章中我们将会看到,一些就幸福指数而言可谓是达到了奥运会选手水准的人——佛教僧侣——有远远超出正常水平的左脑激活。)但是最近在对几十名抑郁症患者的研究中我发现,并不像风湿性关节炎一样,存在某种单一的"抑郁症"。换言之,抑郁的方式多种多样。我们发现,抑郁症的种类就跟甲虫的种类一样繁多⑦,其中每一种(我说的是抑郁症,不是甲虫)都对应着特定的大脑活动模式。这告诉我们,对于不同的抑郁症子群应该采取不同的治疗措施。

- 那些难以从逆境中恢复的人构成了最明显的一个抑郁症患者群体。坏事一旦发生,他们就将被甩出正常的轨道,在很长的一段时间里无法恢复。他们在情绪调整能力风格上处于"缓慢恢复"的一端,这反映了左脑前额区较低的激活水平。消极情绪一旦开启,他们就无法将其关闭。

- 抑郁症患者的另一个子群(跟上面一样,并不涵盖所有的抑郁症患者)是那些在情境敏感性维度上靠近"情境迟钝"一端的人。这些人无法根据身处的情境控制自己的情绪。打个比方,如果当身处新环境或者与生人在一起时——这很常见——他们感觉谨慎和腼腆,他们可能会把这错误地推广到熟悉的情境中,于是他们的谨慎和羞怯将会持续。不管是跟朋友一起,还是跟家人一起,这种情绪风格的人的言行举止都会显得正式和拘谨。

这会使他们无法享受到与别人的社交互动，从而陷入抑郁症的陷阱。我们还可以举出一个"情境迟钝"的例子。单位领导对待你的态度让你感觉自己一无是处。他要么指责你不该花那么多时间跟顾客闲聊，要么——当你刻意避免闲聊的时候——他又会训斥你过于单刀直入，缺乏暖场的客套。在这种情况下，你当然总是提心吊胆。不管做什么，你肯定都会犯错。如果你无法将自己的情绪调整得与社交情境相一致——即便身处亲友周围——你就会感到焦虑，唯恐自己失言。同样，这也会给你带来罹患抑郁症的风险。核磁共振成像技术已经发现，该子群成员的海马回要比健康人更小。这不足为奇：海马回是大脑处理社交情境信息的关键区域。

- 抑郁症患者的第三个子群是那些完全无法将积极情绪持续的人，不管是兴奋、快乐还是期盼。情绪健康的人如果在早上听到了什么好消息——一位朋友送了你一张一票难求的演唱会门票——很可能在之后几小时内都情绪高昂，然而在这一类抑郁症患者身上，却无法观察到这样的"余辉效应"。他们在生活态度维度上处于"消极"的一极。他们无法保持任何积极情绪，因此他们也无法细细体味生活中美好的一面。他们中的许多人还处于情绪调整能力维度上"缓慢恢复"的一端。这并不适用于这个子群中的所有人。情绪调整能力与生活态度这两个维度是相互独立的。许多人虽然无法保持积极情绪，但是面对困难能够迅速恢复；另一些人在经历了积极的事情之后，能够将高昂的情绪维持许久，不过一旦遭遇挫折，他们也只能缓慢恢复。如果祸不单行，一个人既无法保持积极情绪，又难以摆脱挫折感，那么他很可能会患上抑郁症。

抑郁症与生活态度维度

我对于抑郁症的研究一直关注的就是上面最后一个子群，即那些难以保持积极情绪的人。抑郁症一般被视为一种情绪障碍或者心境障碍，但吊诡的是，鲜有研究真正围绕抑郁症患者的情绪处理展开。我以为，这反映了精神病学家和心理学家中间的一种"不归我管"的心态。精神病学仅仅研究异常情绪。（更具体来讲，精神病学仅仅研究消极情绪。）心理学要研究正常情绪，但研究正常情绪的心理学家极少与精神病理学家交流。因此，关于积极情绪的产生和保持机制在什么情况下会出现异常，心理学家的研究极少。而那正是我的研究兴趣所在。

第4章曾经谈到，在早先的一项研究中，我们曾经分别请抑郁症患者和作为对照组的健康人观看一段旨在唤起快乐情绪的视频。[8]这些视频是喜剧影片中的片段，长约一两分钟。抑郁症患者的积极情绪——快乐、满足、热情——在五分制下的平均得分，在刚看完这些视频之后，可以与作为对照组的健康人持平。这个结果大大出乎我的意料。抑郁症患者显示出了与作为对照组的健康人相同的积极情绪能力。

多年之后，这个我当时认为异常的结论仍然让我感到困扰，于是我重新检查了这项研究的原始数据。当时,我对情绪风格的研究已经发现,人们保持积极情绪的时间长短因人而异。正是这一点决定了每个人的生活态度维度。生活态度维度的一个极端是"积极"型的人,他们能够让快乐的火焰持续燃烧下去,就好像从事户外野营训练的童子军队员小心看护余烬上的残火一样;另一个极端是"消极"型的人,他们的快乐之火会很快燃尽,仿佛被倾盆大雨忽然浇灭。于是我对先前的数据进行了更加仔细的检查,尤其注意了摄像头所记录的实验参与者的面部表情,实验参与者每个时点的情绪状态都可以从面部表情中反映出来。这一次我发现,尽管抑郁症患者在观看喜剧视频的时候显示出了快乐的表情,但那只是转瞬即逝的事情——他们脸上出现的积极情绪表情会迅速消失得无影无踪,而不会像作为对照组的健康人那样持续一段时间。

德布拉(Debra)是参加我们研究的一位抑郁症患者。她曾经向我们讲述自己在一位好友家里举行的晚宴派对上的感受,这让我们对抑郁症患者难以保持积极情绪的特点有了更好的理解。德布拉告诉我,当她刚到朋友家,跟朋友问好的时候,她的确一下子感到很开心。但是当所有人都入座就餐的时候,她的感受开始出现了变化:一开始的开心消失了,她感到抑郁症的暗黑深渊向她张开了大嘴。主菜上来的时候,她已经胃口全无,几乎一口也吃不下去。不管是其他参加派对的人还是桌上的餐点,都无法让她提起任何兴致,她恨不得赶快冲出去,逃离这场派对。

当德布拉的情绪在经历这样的结构性变化的时候,她的大脑之中究竟发生了什么? 我们在第 4 章中提到,在晚近的一项实验中,抑郁症患者和作为对照组的健康人在我们的引导下进行了所谓的"认知重评"（cognitive reappraisal）[①]——通过对某种刺激（我们请实验参与者观看了能让人产生幸福感的照片）展开想象而强化其造成的情绪反应。比方说，在实验参与者看了那些令人愉悦的照片之后，我们会请他们想象照片中的欢乐场景就发生在他们本人或者他们的至爱亲朋身上。如果他们看到了一个小孩在满面春光的母亲怀里咧嘴笑的照片，我们会请实验参与者想象他们自己或他们的至亲也身处照片之中。一旦他们熟悉了认知重评，我们会将实验参与者送进核磁共振扫描仪的管道中，通过投影仪向他们放映 72 张令人愉悦的照片（一次放一张），然后授意他们通过认知来强化自己的情绪反应。

在这个照片放映过程的前半段，当抑郁症患者与作为对照组的健康人试图通过认知来强化他们对照片的情绪回应的时候，他们的大脑几乎出现了相同的反应。抑郁症患者和健康人的伏隔核——影响着我们的积极情绪与动机的大脑区域——都变得更活跃。伏隔核中散布着两种神经递质的受体：多巴胺和内源性阿片，前者能够让人产生完成目标、获取回报的激励，而后者是能让人产生快感等积极情绪的分子。不过，当幻灯片放映到后半段的时候，情况发生了很大的变化。作为对照组的健康人继续显示出了较高的伏隔核活跃水平。随着时间的推移，他们的反应其实还有所增加，似乎在他们对自己的愉快感受进行加强之后，这种愉悦感进入了一个自我强化的正反馈循环。但是抑郁症患者的伏隔核活跃程度在照片放映到后半段的时候出现了显著的下降。他们跟德布拉一样，无法保持自己的积极情绪。当德布拉在晚宴派对上最初的愉快感和参与感很快变得所剩无几时，她的大脑中正是出现了这样的变化——伏隔核的活跃程度经历了"高台跳水"。

　　参与我们研究的抑郁症患者也同德布拉一样,体验了伏隔核活跃水平陡降所带来的后果。我们请他们通过打分来告诉我们"高兴""有精神""兴奋""自豪""有兴趣"等形容词与他们当时的心情有多符合——从完全不符合到完全符合。伏隔核的活跃水平保持得越久,人们报告的情绪就会越积极。因此这正是以无法保持积极情绪为特征的那种抑郁症产生的大脑机制:伏隔核无法保持活跃,其原因也许是伏隔核与前额皮质之间的联系出现了功能障碍。因此,一开始伏隔核立刻进入了行动状态,但很快就偃旗息鼓,积极情绪也随之逐渐消失。这恰恰是在生活态度维度上处于极端"消极"位置的人的典型特征,我们之前在第 4 章中对此已经有所介绍。

　　大脑中没有哪个区域是孤岛:不同区域之间存在大量的相互联系,尽管一些大脑区域之间的联系可能比另一些更密切。利用核磁共振成像技术,我们不但能够看出在人们完成任务的时候哪些大脑区域会变得更活跃,还能够了解不同的大脑区域在功能上的联系有多密切——只要考察两个或多个区域中核磁共振信号的相关性就行了。一般来说,如果两个大脑区域在图像上的亮度增加显示出了比其他区域更多的一致性,那么这两个区域之间很有可能就存在功能上的相互联系,其中一个区域活跃时另一个也会变得活跃。鉴于此,为了了解当人们对愉悦情绪进行认知强化(cognitive enhancement)时,大脑各区域之间在功能上有怎样的相互联系,我们利用核磁共振扫描绘制了大脑活动图谱。

　　我们发现,在人们对愉悦情绪进行认知强化时,位于前额皮质的一个叫做"前额中回"(middle prefrontal gyrus)的区域(该区域与制订计划以及目标导向的行为有关)与伏隔核存在非常密切的联系。换言之，当前额中回活跃的时候，伏隔核也会变得活跃。在抑郁症患者身上，不但伏隔核本身的活跃水平会下降，随着实验的进行，伏隔核与前额中回之间的联系也会逐渐减弱。最开始，这两个区域在作为对照组的健康人与抑郁症患者身上都显示出了密切的联系。之后，在健康人身上，这种联系一直持续；但在抑郁症患者身上，两者的联系逐渐减弱。据我们推测，这是因为前额中回虽仍然保持活跃，但它已经不再向伏隔核发送信号。这就好像是一对昏昏欲睡的情侣，女的不断用胳膊肘碰那个男的，怕他睡着，但到最后这个女的终于烦了，任由那个男的睡去，但她自己仍然保持清醒。

这个发现令人兴奋，因为它告诉我们：在抑郁症患者身上，伏隔核的活跃水平之所以会下降，是因为伏隔核与控制着大脑其他部位活动的前额皮质之间的联系出现了功能障碍。抑郁症患者试图刻意强化自己的积极情绪，但却事与愿违。这就好比，如果你运动皮质与肌肉之间的关键联系出现了状况，让你无法完成一次漂亮的挥杆，那么就算你尽自己最大的努力想要将一枚高尔夫球击出球道，也只能徒呼奈何。如果前额皮质与伏隔核之间的密切联系不复存在，你就无法保持积极情绪，从而有陷入抑郁的风险。

未来之路

自神经成像技术出现以来，人们对神经机制——当人们体会到一种特定的感受，产生了一种特定的想法，或者在进行其他心灵活动时的大脑活动模式——的兴趣方兴未艾。我之所以一直下定决心要弄清楚各种心理障碍背后的大脑活动模式，并不是因为我想要在这些神经机制长长的清单上再添上一笔。这些神经机制都令人着迷而且非常重要，但那仅仅是第一步。我的终极目标是发现我所谓的"刺激神经的行为疗法"（neurally inspired behavioral therapy）。所谓"刺激神经"是指该疗法可以改变与心理疾病相关的大脑活动异常。之所以叫做"行为疗法"则是因为我希望通过灵修、认知行为疗法等干预手段，而不是通过药物治疗，来刺激神经。这些干预手段的本质是引导人们以一种全新的、有望让他们受益的方式来观察自己的思想。

各种神经刺激疗法，包括刺激神经的行为疗法在内，都还处于萌芽阶段，但它们已经取得了初步的成功。这些成绩足以让我相信更大的发现正等着我们。下面我们将介绍一些例子，其中的一些是我本人的研究，另一些则来自其他研究者的工作。

为了确定前额皮质与伏隔核之间的联系不畅的确是抑郁症患者无法保持积极情绪的原因（而非因"打酱油"路过而被错怪的路人甲），我对抑郁症患者在成功接收治疗时的大脑活动进行了研究。我们招募到了 20 名抑郁症患者。在用核磁共振扫描仪测量了他们的大脑功能之后，我们用抗抑郁剂在接下来的八周里对他们进行了标准的药物治疗。八周之后，一些患者的积极情绪有了显著增加，而另一些患者基本上没有变化。一般来说就是这样，服用抗抑郁剂对一些人有效，但是对另一些人无效。但我们关心的其实是：当积极情绪出现增加的患者看到那些令人愉悦的照片，心里产生满足感的时候，如果他们试图对这种满足感进行认知强化，他们的伏隔核保持活跃的能力就会出现显著增加，伏隔核与前额皮质之间的联系也会增强许多。换言之，在那些抗抑郁剂能够起效的患者身上，无法保持积极情绪者典型的大脑活动模式——伏隔核陷入沉寂，它与前额皮质之间也缺乏交流——向更健康的方向出现了转化。这说明药物之所以能够见效，是因为它能够作用于保持积极情绪的大脑回路，具体机制也许是通过加强前额皮质与伏隔核之间的信号交流。不过，药物为什么只对一些患者有效而对另一些无效，目前还是一个谜。我们现在已经开始研究标准的非药理学疗法（nonpharmacological therapy）——认知疗法（cognitive therapy）与人际关系疗法（interpersonal therapy）——是否也能（至少在一些抑郁症患者身上）起到类似的疗效。

最有发展前景的一种神经疗法正是立足于我关于抑郁症背后大脑活动模式的基本发现：

- 左脑前额比右脑前额活跃的人有更高的幸福感与满足感[10]；右脑前额比左脑前额活跃的人往往受到抑郁症的折磨。此外，左前额激活的基准水平更高的人在所谓"行为激活"（behavioral activation）上的得分也更高——行为激活度量的是心理学家所谓"趋向动机"（approach motivation）的强度大小。行为激活水平较高的人会认为下面的描述与他们的情况非常符合："如果得到了我想要的东西，我会感到非常开心和兴奋"；"只要我想要某样东西，我一般就会全力以赴地得到它"。

- 右前额激活的基准水平更高的人在行为抑制上的得分更高[11]，行为抑制度量的是一个人面对困难的时候产生的焦虑以及出现"死机"的倾向。有行为抑制倾向的人会认为下面的描述与他们的情况非常符合："我怕犯错"；"批评与责备会让我很受伤"。

　　行为激活与行为抑制的概念最早由英国神经科学家杰弗里·格雷（Jeffrey Gray）提出，指的分别是与趋向行为与退缩行为（withdrawal behavior）相关的大脑系统。即便陌生环境看似隐藏着未知的危险，行为激活疗法（behaviorial activation therapy）仍鼓励抑郁症患者去尝试新环境，而不是遇到困难就选择逃避。它还鼓励患者去寻找能给自己带来满足感的事情，鼓励他们对自己的长远目标要坚持到底。打个比方，一名患者首先会对一件特定的事情给自己带来的愉悦感和成就感进行打分，他也许会说自己很喜欢看书、跟一个小圈子里的密友相处，以及去二手公益商店做义工。于是理疗师会帮助和鼓励患者制订计划，将这些事情变成定期重复的例行活动，并督促患者依照计划行事，而不是听命于偶然。这样，患者不是等到自己心血来潮的时候才去跟朋友打电话或者去公益商店帮忙。相反，他们会制定一个严格的日程安排，然后将这个计划输到手机里的日程安排中去（或是采用其他办法），来帮助自己坚持（比方说）"周四与朋友一块吃中饭"或者"周四上午做义工"。最后，理疗师还会帮助患者抛弃各种病态的念头，如"我是个坏人"或者"我一无是处"。为了达到这一目的，理疗师会从患者的生活经历中找出各种反证："你顺利地从大学毕业！""经济如此不景气，而你仍然找到了工作！""你让公司的那个实习生学到了太多东西，他几乎感动得热泪盈眶！"什么管用就说什么。

　　行为激活疗法已经展示出了应用前景。在一项大型的随机对照试验中，研究者让 188 名抑郁症患者[12]接受了以下三种治疗手段中的一种：抗抑郁剂的药物治疗、认知疗法、行为激活疗法。这 188 人中有 106 名患者的病情出现了好转，经过 16 周的治疗他们的抑郁症状减轻了。当然,初始的反应率(response rate)不过是冰山一角,还难以成为评估抑郁症疗法的依据。抑郁症状是否会出现反复比反应率更重要。

于是在接下来的一年时间里,科学家对这些抑郁症患者进行了跟踪研究。接受药物治疗的患者中有最高的复发率:停止使用药物之后,他们中有 59% 的人重新出现了严重的抑郁症状。接受认知疗法和行为激活疗法的患者中间,复发率介于 40%—50% 之间。这些结论告诉我们,认知疗法和行为激活疗法不但有效,而且它们比药物治疗更有助于减少抑郁症的复发,另外也更便宜。

现在已经有迹象表明,行为激活疗法可能就是上文所讲的神经刺激疗法。2009 年的一项研究在实施行为激活疗法的前后分别对受试者进行了核磁共振检查。[13]受试者在这项研究中会参加一个有奖励的赌博游戏,在赌博过程中他们都希望能获得奖励。研究者测量了受试者对这个赌博游戏的神经反应。12 周的疗程之后,75% 的患者抑郁症状明显减轻。他们的纹状体,包含伏隔核的大脑区域,也变得更活跃。这些发现表明,旨在通过奖励刺激来鼓励参与、减少回避的活动安排能够让维持积极情绪经验的大脑回路发生明显变化。这些新发现为我们保留了这样的研究前景:行为激活疗法有望能够刺激掌管积极情绪的具体大脑回路,延长快乐、自豪、好奇等情绪的半衰期。

专注力风格与注意力缺损多动症障碍

禅宗有这样一则流传久远的故事。一日,弟子准备好纸笔,对一休禅师[*]说："请为我指点智慧。"一休禅师挥毫写下了两个字："留心"。

弟子问："就完了?"

禅师于是写道："留心　留心"。

弟子有些不耐烦地说："在我看来,这既不深奥,也不精妙啊。"

听到弟子的话,一休禅师又在纸上写道："留心　留心　留心"。

弟子无可奈何地问："'留心'这个词是什么意思?"

一休禅师答道："留心就是留心。"

非常简单,又非常复杂。看似容易,有时候却难得让人抓狂。《精神疾病诊断与统计手册》将注意力缺损多动症障碍分为了三种:第一种主要以注意力分散为特征;第二种主要以多动症(hyperactivity)和冲动性(impulsivity)为特征;第三种则是上面两种的症状都同样明显。注意力分散的人无法对细节给予关注,因此他们在学习、工作、生活中会犯粗心大意的错误。此外,注意力分散的人不善于对活动进行组织规划,所以他们很容易受到干扰。多动症的典型特征有:手舞足蹈;在座位上扭来扭去;本该规规矩矩坐着却忽然从座位上蹦起来;话多;等等。冲动性的表现有:在别人的问题还没有问完的时候就脱口说出答案;排队等候的时候缺乏耐心;在别人交谈或者游戏的过程中闯入并打断、打扰他人。

美国政府最新的数据表明,年龄在 4—17 岁之间的美国人口中约有 9.5% 的人被诊断为患有注意力缺损多动症障碍,而且这个比例

---

[*]　一休禅师(1394—1481 年),法号"一休",讳"宗纯",是日本室町时代禅宗临济宗的著名奇僧,也是著名的诗人、书法家和画家。日本动画片《聪明的一休》即以他为原型。——译者注

还在增加。2003—2007 年间，每年被诊断为注意力缺损多动症障碍的人数比率大约增加了 5.5%。虽然造成这种急剧增长的确切原因我们并不了解，但那显然无法仅仅用基因来解释，因为美国人 DNA 的变化速度远远不及注意力缺损多动症障碍病例增加的速度。造成发病率激增的原因更有可能是环境因素或者注意力缺损多动症障碍确诊标准的放松。

注意力缺损多动症障碍可以划分为不同子类，而每个子类的症状不同，这告诉我们出现问题的大脑机制可以有好几种。但问题的关键似乎在掌管我们的注意力以及"反应抑制"（response inhibition）的大脑回路。所谓反应抑制是指控制冲动的能力，这种能力可以在实验室中得到测试。典型的做法是这样：向儿童快速播放一系列的照片，照片的内容可以是人脸；要求这些儿童在看到一张面无表情的脸，而不是看到情绪化表情的时候，按下按钮。如果实验中播放了100 张照片，其中 70 张是中性的，30 张有情绪化的表情，那么这些儿童就应该按 70 次按钮。大多数的人都会犯错，在看到情绪化表情的时候按下按钮，这并非因为他们无法区分面无表情与生气、快乐、难过或者惊讶的表情［这种可能性在对受试者进行的前测（pretest）中就已经排除了］，而是因为他们无法抑制按下按钮的倾向。患有注意力缺损多动症障碍的成人和儿童更容易犯错。

脑成像技术告诉了我们为什么会这样。纽约大学儿童研究中心（New York University Child Study Center）的研究者对 16 项同类研究——总共涉及 184 名注意力缺损多动症障碍患者以及 186 名作为对照组的健康人——进行了分析[18]，发现在注意力缺损多动症障碍患者身上，前额皮质中负责选择性注意与反应抑制的几个区域存在活跃水平不足的现象。具体来说,前额下皮质(inferior prefrontal cortex)——大脑的冲动抑制中心——似乎就会"翘班":虽然在作为对照组的健康人身上,它非常活跃,但是在患有注意力缺损多动症障碍的成人与儿童身上,它却被打入了冷宫。(在第 11 章中读者将会看到,通过不同形式的禅修练习,我们可以改善注意力的方方面面,从而增强这些大脑区域的功能。)

注意力还可以通过相位锁定而得到反映,所谓相位锁定指的是由头皮上的电极所探测到的脑波振荡变得与外部刺激同步。同样,在注意力缺损多动症障碍患者身上,无法观察到相位锁定[15]:多伦多大学的科学家最近对神经同步性(neural synchrony)进行了测量,受试者是 9 名患有注意力缺损多动症障碍的成人与 10 名作为对照组的健康人,结果,注意力缺损多动症障碍这一组的同步性较之健康对照组要差很多。同样,选择性注意的一种关键神经机制在这些患者身上也出现了功能障碍。

这些研究的意义并不是要堆积出更多漂亮的大脑图像——"看,这就是你的大脑,注意力缺损多动症障碍患者"。至少,我们的工作不应该到此为止。我希望我们至少能利用这些研究成果,锁定出现病变的神经活动,在此基础上提出相应的干预手段,让相关大脑功能尽可能恢复正常。当今对注意力缺损多动症障碍的主要治疗手段是药物治疗,使用的药物主要是各种兴奋剂(stimulant),比如中枢兴奋药利他林(Ritalin),它通过作用于前额皮质中的神经递质而改善患者的注意力。医生喜欢求助于自己的处方签是可以理解的:为儿童治疗注意力缺损多动症障碍的医生大多是万金油型的全科医生(general practitioner),要让他们提供药物之外的治疗手段是勉为其难,他们的时间与技能都不允许。专门医师(specialist)供不应求,在中小城市与乡村更是如此。另外,迫于医疗保险公司的压力,连心理学家与精神病学家都倾向于开出药方了事,而不愿花时间去诉诸行为疗法。

但是有迹象表明,药物之外的治疗手段——从而避免服用药物带来的副作用——值得我们进一步探索。虽然很少有研究致力于评价行为疗法对注意力的改善作用——从经济的角度,没有哪个组织(尤其是制药公司)愿意为这样的研究买单——但为数不多的现有研究是令人鼓舞的。在 2011 年的一项研究中,荷兰的一个研究团队让患有注意力缺损多动症障碍的儿童接受了注意力训练与知觉训练中的一种。⑯ 在知觉训练中,参加试验的 11 岁的儿童接受了视觉和听觉方面的训练,但训练不会涉及他们的注意力。在注意力训练中,这些儿童会在电脑上玩一个游戏,为了在游戏中关注敌人什么时候溜进了画面,我方剩下的人员有无性命之虞,他们会一直保持注意力集中。训练每次时长 1 小时,总共进行了 8 次,为期 4 周。4 周之后,那些接受了注意力训练(而不是知觉训练)的儿童在几项度量注意力的客观指标上显示出了明显的进步,包括在干扰下保持注意力集中的能力。科研人员并未对受试儿童进行大脑扫描以追踪神经活动究竟出现了怎样的变化才导致了所观察到的注意力改善——这方面的研究亟待跟进。不过,我们已经知道的是,注意力缺损多动症障碍患者的大脑可以通过心理训练加以改善。

在笔者行文至此的 2011 年,美国国立卫生研究院的下属部门美国国立心理卫生研究院(National Institute of Mental Health,简称

NIMH）正在开展一个项目,试图寻找各种心理障碍共有的致病机理,从而让我们更好地理解心理疾病产生于怎样的大脑机制。这个项目是基于这样一个观察:某些共同的行为与心理特质可以在多种精神疾病中找到,而我们今天的分类系统却将这些精神疾病视为互不相干。较低水平的社交直觉——对应于我们社交直觉维度上"社交直觉迟钝"的一端——是许多自闭症患者的一个核心特征。但是在一些焦虑症(尤其是社交恐惧症)患者的身上,我们也可以观察到低水平的社交直觉;一些抑郁症患者的社交直觉也比较迟钝。类似地,难以保持积极情绪——对应于我们生活态度维度上"消极"的一端——是抑郁症患者的特征,而在焦虑症患者以及精神分裂症患者身上,我们同样也能观察到"消极"的生活态度。这告诉我们:对一种心理障碍见效的疗法可能对治疗另一种障碍也会有帮助,只要这两种心理障碍都涉及情绪风格中的同一个维度。

目前,临床医生对抑郁症采取了与焦虑症以及精神分裂症完全不同的治疗手段;自闭症与抑郁症的治疗方法也大为殊异——无论是药物治疗还是心理疗法都差别很大。但美国国立心理卫生研究院相信,要对精神疾病的大脑机制有更深的理解——这对精神疾病的治疗至为关键——就必须梳理出情绪风格的各个维度,找出它们分别产生于怎样的大脑活动模式。我试图利用情绪风格六维度来做的事情与此不谋而合。

这一研究进路还有望提升我们对精神疾病的诊断能力。根据传统的、非此即彼的做法,一个人只要满足了最低数量的诊断标准——比方说,满足了社交焦虑障碍 11 项症状中的 6 项——即被算作患有此障碍;哪怕再少一项就不算是这种障碍的患者。读者可以看出,情绪风格的理论框架提出了一种完全不同的视角:情绪风格框架一方面承认心理疾病是真实存在的,同时又指出正常与异常之间并无清楚明确的划分标准。因此,如果你希望改变自己的情绪风格,就不应该求助于非此即彼的诊断,而是应该立足于自己的主观评价对下面这个问题的回答:你希望成为怎样的人,希望过怎样的生活?

导致心理疾病的大脑活动失调可以通过心灵的力量来加以治疗——仅仅几年前,提出这样的观点会为你招来一屋子人(尤其是精神病学家和神经科学家)的嘲笑。但是,在神经可塑性领域发生的革命让这种可能性至少已经得到了主流观点的承认,如果它还没有上升为教条的话。心灵能够改变大脑活动模式,这正是我们下一章的主题。

① P. E. Meehl, "Hedonic Capacity: Some Conjectures," *Bulletin of the Menninger Clinic* 39 (1975):295 – 307.

② Ekman et al., "The Duchenne Smile."

③ R. T. Schultz, D. J. Grelotti, A. Klin J. Kleinman, C. Van der Gaag, R. Marois, and P. Skudlarski, "The Role of the Fusiform Face Area in Social Cognition:Imolications for the Pathobiology of Autism," *Philosophical Transactions of the Royal Society B: Biological Sciences* 358(2003):425 – 427.

④ Dalton et al., "Gaze Fixation."

⑤ C. M. Freitag, W. Staal, S. M. Klauck, E. Duketis, and R. Waltes, "Genetics of Autistic Disorders:Review and Clinical Implications," *European Child and Adolescent Psychiatry* 19(2010):169 – 178.

⑥ Dalton et al., "Gaze Fixation."

⑦ R. J. Davidson, D. Pizzagalli, J. B. Nitschke, and K. M. Putnam, "Depression: Perspectives from Affective Neuroscience," *Annual Review of Psychology* 53 (2002): 545 – 574.

⑧ R. J. Davidson, C. E. Schaffer, and C. Saron, "Effects of Lateralized Presentations of Faces on Self-Reports of Emotion and EEG Asymmetry in Depressed and Non-Depressed Subjects," *Psychophysiology* 22(1985):353 – 364.

⑨ Heller et al., "Reduced Capacity to Sustain Positive Emotion."

⑩ H. L. Urry, J. B. Nitschke, I. Dolski, D. C. Jackson, K. M. Dalton, C. J. Mueller, M. A. Rosenkranz, C. D. Ryff, B. H. Singer, and R. J. Davidson, "making a Life Worth Living: Neural Correlates of Well-Being," *Psychological Science* 15 (2004): 367 – 372.

⑪ S. K. Sutton and R. J. Davidson, "Prefrontal Brain Asymmetry: A Biological Substrate of the Behavioral Approach and Inhibition Systems," *Psychological Science* 8 (1997): 204 – 210.

⑫ K. S. Dobson, S. D. Hollon, S. Dimidjian, K. B. Schmaling, R. J. Kohlenberg, R. J. Gallop, S. L. Rizvi, J. K. Gollan, D. L. Dunner, and N. S. Jacobson. "Randomized Trial of Behavioral Activation, Cognitive Therapy, and Antidepressant Medication in the Prevention of Relapse and Recurrence in Major Depression," *Journal of Consulting and Clinical Psychology* 76(2008):468 – 477.

⑬ G. S. Dichter, J. N. Felder, C. Petty, J. Bizzell, M. Ernst, and M. J. Smoski, "The Effects of Psychotherapy on Neural Responses to Rewards in Major Depression," *Biological Psychiatry* 66(2009):886 – 897.

⑭ A. M. Kelly, D. S. Margulies, and F. X. Castellanos, "Recent Advances in Structural and Functional Brain Imaging Studies of Attention-Deficit/Hyperactivity Disorder," *Current Psychiatry Reports* 9(2007):401 – 407.

⑮ C. Dockstader, W. Gaetz, D. Cheyne, F. Wang, F. X. Castellanos, and R. Tannock, "MEG Event-Related Desynchronization and Synchronization Deficits During Basic Somatosensory Processing in Individuals with ADHD," *Behavioral and Brain Functions* 4(2008):8.

⑯ O. Tucha, L. Tucha, G. Kaumann, S. Konig, K. M. Lange, D. Stasik, Z. Streather, T. Engelschalk, and K. W. Lange, "Training of Attention Functions in Children with Attention Deficit Hyperactivity Disorder," *Attention Deficit and Hyperactivity Disorders*, May 20, 2011.

第 8 章

大脑可塑性

　　听到我说人们具有完全不同的情绪风格，而且这些风格反映了特定的大脑活动模式，我的听众和学生们往往就立刻得出结论认为情绪风格是无法改变的，而且还有可能是由基因决定的。相信各位读者在读了第 5 章之后已经知道，你们的情绪风格并非完全由从父母那里继承的基因决定，而是由遗传基因与童年经历共同决定。现在我希望表明，伴随各位走向成年的情绪风格并不一定会与你们相伴终身。不管是否由基因所塑造，情绪风格都是大脑活动模式的反映，但这并不意味着它就是固定的、静止的，并不意味着它一成不变也无可改变。这是因为主宰神经科学数十年的教条——成年人的大脑在形式与功能上基本不再会发生变化——是错误的。

　　恰恰相反，大脑具有一种被称为"神经可塑性"（neuroplasticity）的性质——大脑的结构与活动模式无论是在童年（那不足为奇）还是在成年以后的整个人生中都可以发生显著的变化。这种变化既可以是某种人生经验的结果，也可以由纯粹的内心活动（我们的思想）

所引发。这里给出一个经验可以改变神经活动的例子。[①] 天生盲人在学习了布莱尔盲文（Braille，一种书写系统，它在纸面上制作出凸点，使盲人可以用手指触摸感知）之后，他们的运动皮质与躯体感觉皮质——它们控制身体的动作，同时接收从手指传来的触觉信号（盲人用手指阅读）——无论是面积还是活跃程度都出现了可测量的增加。更令人惊讶的是[②]，这些盲人的视觉皮质——照理说，其天职是将来自眼睛的信号处理为视觉画面——干脆转行开始处理从手指传来的触觉，而不是眼睛发出的视觉信号。

阅读布莱尔盲文是一种高强度的、重复的关于外部世界的感觉经验和学习经验。但是我们内部产生的讯息——换言之，我们的思想与意图——也可以引起大脑的变化。与此同时，负责特定功能的大脑皮质的地盘会随之增加或者减少。举个例子，如果运动员经常构建心理意象（mental imagery），想象自己完成，比方说，向前翻腾两周半屈体所包括的一系列动作，那么他们运动皮质中控制相应肌肉的区域就会发生扩张。同样的道理，仅仅通过意念我们就能够增加或者减少特定大脑区域的活跃程度[③]，而后者决定着我们是否会患上心理疾病。这正是当认知行为疗法成功抑制了"担忧回路"的过分活跃（强迫症的病因）时所发生的事情。我们仅仅通过心理活动就能够有意识地改变自己的大脑，虽然心理活动本身也是大脑的产物。

"先天决定"教条

盛行的神经学观点将几十个大脑区域中的每一个都标上一个貌似权威的功能——运动皮质中的这一点控制着左手小手指的动作；

躯体感觉皮质中的这一点负责处理右脸颊传来的感受;等等。如果对大脑作如是观,各位是无法理解神经可塑性的。大脑的结构与功能存在一对一的对应关系[④],这个思想还要追溯到 1861 年,当时的法国解剖学家皮埃尔·保尔·布罗卡(Pierre Paul Broca)宣布发现了控制言语产生的大脑区域;那是靠近额叶后部的一个区域。他得出这个结论的依据是一次尸体解剖,死者生前基本丧失了说话的能力。[命名权归发现者所有,掌管着我们说话能力的大脑区域自此被称为"布罗卡氏区"(Broca's area)。]

从此,科学家们就开始争先恐后地将具体的功能分配到大脑中的特定位置上,他们对此事是如此热衷,就像是土地规划委员会的委员。通过研究尸体的大脑,德国神经学家科比尼安·布罗德曼(Korbinian Brodmann)为 52 个不同的大脑区域找出了结构与功能之间的对应关系,它们分别被安上了从"布罗德曼 1 区"(躯体感觉皮质的一部分,处理皮肤特定位置上的触觉)到"布罗德曼 52 区"[颞叶与脑岛相连的岛旁区(parainsular area)]的名字。[⑤]我对布罗德曼 10 区(前额皮质最前端的部分)非常感兴趣——在进化的过程中,布罗德曼 10 区的体积有了非常大的增加;我们能够完成多任务处理,似乎就是拜布罗德曼 10 区所赐。

躯体感觉皮质的功能地图得到了精确绘制,其他大脑区域无法与之相比。躯体感觉皮质呈条状,从大脑顶部附近的位置穿过,连接双耳。左脑的躯体感觉皮质接收来自右边身体的信号,而右脑的躯体感觉皮质接收来自左边身体的信号。但是作为一个接收区,它并非铁板一块。身体每一个部位都对应着躯体感觉皮质上一个特定的位置,传来的信号将在那里得到处理。因此,我们基本上可以把躯体感觉皮质视作身体的"地图"——虽然它可能会让谷歌地图的编辑患上心脏病。

　　在 20 世纪四五十年代的实验中[6]，加拿大神经外科医生怀尔德·彭菲尔德发现了这个"地图"的奇特之处。彭菲尔德当时做了许多脑部手术，这些手术大多是为了治疗癫痫。但是在正式开始治疗之前，他会先做一些探索性的旁敲侧击。彭菲尔德利用轻微的电击，对裸露的躯体感觉皮质上的各个位置逐一施以刺激（大脑中没有感觉感受器，所以在人的意识中不会有脑部受到刺激的感觉），每次电击之后都会问意识清醒的病人感觉如何。这个实验让病人大吃一惊：当彭菲尔德刺激他们的躯体感觉皮质的时候，病人感觉他在触摸自己的脸颊、前额、胳膊、腿，或者身体的其他部位。实际上，彭菲尔德所做的无非是通过电击让躯体感觉神经元变得活跃。如果身体某部位实际受到了刺激，躯体感觉神经元也会变得活跃。对病人而言，这两者是没有差异的。利用这个办法，彭菲尔德能够为躯体感觉皮质上的每一个位置指定一个身体部位与之对应，从而为躯体感觉皮质"绘制地图"。

　　他就是在这个时候发现了制图解剖学（cartographic anatomy）的幽默感。虽然手在胳膊下面，但躯体感觉皮质的"手"——从手部传来的信号将由这个区域负责接收——毗邻的却是脸部信号的接收区。躯体感觉皮质上对应生殖器的位置是在"脚"的正下方。而且比例也不对：躯体感觉皮质上对应嘴唇的部分比"躯干"和"腿肚子"都要大；而跟小人国尺寸的"肩"与"背"比起来，"手"与"手指"堪称巨硕。原因是，一个身体部位分配到的皮质空间越大，这个部位就越敏感。在躯体感觉皮质上对应着较大空间的舌尖能够感觉到门牙的齿龈隆骨,这是在躯体感觉皮质上仅仅分得较少空间的手背无法做到的。

　　基于布罗德曼、彭菲尔德以及其他人的研究成果[⑦],神经科学几乎在整个 20 世纪都认为大脑结构与功能之间的对应关系是由先天决定(hardwired)的。伟大的西班牙神经解剖学家拉蒙·卡哈尔(Ramon y Cajal)在 1913 年一言以蔽之:成人大脑是"既成事实,不可改变"(fixed, ended, immutable)。

　　这种对停滞的信仰转而变成了这样一种观点:特定的大脑活动模式也一定是由先天决定的,即便并非完全无法改变,也至少会持续存在下去。照此观点,出现抑郁症等心理疾病也许是因为前额皮质中某些区域的活跃水平过低,以及杏仁核的活跃水平过高——这背后的生物学机制就如一个人的指纹一样是永久不变的。这里我想让大家明确一点:几十年来神经科学家已经发现,成人的大脑可以在细胞水平上发生变化,通过加强神经元之间的联系而将新的事实与技能纳入编码。不过,那可以说只是"零售"层次上的变化。神经科学家一度认为,"批发"层次上的变化,即改变那些精美的大脑"地图"所描绘的大脑结构与功能之间的对应关系,是不可能发生的。

银泉猴

　　接下来就发生了银泉猴事件。[⑧]这些实验室动物——恒河猴(rhesus macaque,又称 rhesus monkey)——成了生物医学研究史上最著名的一桩争议事件的主角。在美国马里兰州银泉市(Silver Spring)的行为研究中心(Institute for Behavioral Research),17 只实验室猴子咬掉了 39 根自己的指头——动物保护人士谴责这样的后果是由虐待与极端恶劣的生活条件造成的。事实上,猴子之所以会咬掉自己的手指头,主要是因为它们的手指已经没有了感觉。实验室的首席科学家爱德华·陶布(Edward Taub)事先通过手术为 9 只猴子切除了它们一只或两只手臂的感觉神经。(陶布相信自己的实验会带来能够有效治疗中风的新方法。他的初衷是希望弄清楚动物活动四肢的时候是否需要感觉的反馈,他的研究结论是不需要。)因此,这些动物的手臂已经完全失去了知觉。

银泉猴事件引发了影响全美的动物权利运动。在这些猴子被动物保护人士从救出,得以免受进一步研究的戕害之后,它们终于能够安宁地终老。科学家提出,既然为了帮助剩余的(有几只在数年后因为自然原因而死去)那些猴子免除痛苦,它们反正都要接受安乐死,或许可以让它们为科学做出最后的贡献:在躯体感觉皮质失去手指、手掌以及手臂的知觉约 12 年之后,让科学家检查它们的大脑发生了怎样的变化。这再次引发了争议。

1991 年的一项研究考察了这些失去感觉的猴子。[⑨]对当时仍在"先天决定"的泥淖里挣扎的神经科学来说,这项研究的发现是令人震惊的。猴子躯体感觉皮质中有一个区域原本是用来处理手指与手掌的感觉的,但是在感觉神经切除之后,这个区域的功能发生了改变:由于年复一年都接收不到手部发出的感觉信号,它最后处理起了来自脸部的感觉信号。按照神经科学的教诲,一个大脑区域一旦出现了"传入神经阻滞"(deafferentation)——不再能接收到它曾经能够接收到的来自身体某部位的感觉信号——就会干脆关张大吉,因为那是它与生俱来的唯一功能。事实并非如此。接收脸部感觉信号的大脑区域会扩张至 10—14 平方毫米,用这些科学家的话来说就是,出现了"大规模的皮质功能重组(reorganization)","比之前研究发现的要高出了一个数量级"。

几乎与此同时,另一些关于猴子的研究(这些研究要人道得多)指出,另一些因素也可以使成年灵长类动物的大脑发生变化,虽然这些因素远不及截肢手术或神经切除手术那么极端,带来的创伤也要小得多。生活方式与行为方式也可以影响灵长类动物的大脑。在一项开创性的研究中,加州大学旧金山分校的科学家在枭猴(owl monkey)身上培养出了极其敏锐的手指触觉。科学家进行了所谓的转盘实验⑩——他们设法让猴子将前臂伸出笼子,再将它们的手指轻轻放在一个直径约为 10 厘米的圆盘上,圆盘上刻有楔形的凹槽。目的是要让猴子将手指轻轻放在圆盘上,在圆盘旋转的时候仍保持接触——但既不能太用力,否则会让圆盘的旋转停下来,也不要完全不使劲,否则手指会被转盘甩开,就像坐老式的旋转木马手却没有抓稳的小孩一样。(利用一张在唱机中播放的密纹唱片,你也可以体会到类似的感觉:试着把手指放到旋转的唱片上,触摸唱片上的音槽,但既不要按得唱片都不转了,也不要让你的手指被唱片甩开。)实验中的猴子日复一日地进行着这个练习,总共做了有数百遍之多。最后的结果是:猴子大脑中(具体来说,是在躯体感觉皮质中)用于接收手指感觉信号的一个区域,在手指经过反复练习触摸转盘上的凹槽之后,面积增加至原来的 4 倍。仅仅是熟练掌握了一项对指尖的敏感度要求极高的技巧,就能让一个大脑区域的面积扩张,侵占其他功能(处理其他手指传来的感觉信号)的领地。大脑结构与功能之间的对应关系并非先天决定。相反,大脑功能与生理结构的关系——它将哪些空间分配于一项任务或者一个身体部位——由动物的行为方式塑造。

　　某个身体部位传来的触觉信号由哪个大脑区域来负责处理,这是可以通过经验来改变的。同样,我们也可以通过经验来改变负责某个身体部位动作的大脑区域。同样来自加州大学旧金山分校的科研人员[11]让一些猴子学会了用手指灵敏地将一个小杯子(小到只能容下一根猴子的手指头)里的食物颗粒拨拉出来。这些猴子的大脑也出现了类似的变化:运动皮质中控制手指动作的区域体积增加至原来的 2 倍,将原本控制身体其他部位的区域据为己有。

　　那么对于人类又如何呢? 也许在猴子身上发现的大脑变化仅仅适用于猴子,也许人类的大脑——人脑可以说是世间最复杂的结构,可以想象人脑一旦发生改变,可能会带来危险——在某种意义上是拒绝这样的敲打和修补的。为了回答这个问题,我们可以去考察感觉经验迥异于常人的人——盲人和聋人。

见雷鸣,闻闪电

　　经验与行为可以让躯体感觉皮质与运动皮质的精细结构发生改变,同样是接收感觉信号,发出动作指令,对应手指的区域与对应面颊的区域之间仅仅相隔几毫米,也许对你来说这已经不足为奇。但就算是更大规模的功能重组,也是大脑可以完成的。科研人员对盲人和聋人的研究考察了面积大得多、也可说更基本的两大块神经疆域:视觉皮质与听觉皮质。视觉皮质几乎占去了大脑容量的 1/3,位于大脑后部;听觉皮质占据了耳朵上方的整块大脑区域。你可能听俗话说过，盲人的听觉特别灵敏，聋人的眼神特别敏锐——似乎上天在补偿他们。事实上，太小的声音，我们正常人听不见，盲人也听不见。太接近的色彩对比，聋人跟正常人一样无法区分；如果光线太暗，聋人跟我们正常人一样什么也看不见。不过，补偿性变化一说其实并非无稽之谈。

对那些天生聋人来说，不但视觉皮质能够感知周边视觉区域的物体，听觉皮质也可以。[12]让我再重复一遍：听觉皮质可以处理视觉信号。这就仿佛，无法从耳朵那里获取听觉信号而陷入死寂令听觉皮质感到厌倦，它对自己进行了就业再培训，于是听觉皮质就可以处理视觉信号了。大脑区域的这种重新分区会带来实际影响[13]：跟正常人比起来，聋人的周边视觉能够更快、更准确地捕捉到物体的移动。

在那些天生盲人或者幼年致盲的人身上，也有相似的事情发生。在这些人身上，视觉皮质无法接收到任何信号——前文提到，视觉皮质占去了大脑的很大一块，于是各位也许会猜想，大自然母亲是无法容忍这样的浪费的。的确如此。在那些能够熟练阅读布莱尔盲文的盲人身上[14]，视觉皮质改行处理起了从阅读盲文的指尖传来的触觉信号。这一发现是如此出人意料，以至于神经科学领域最权威的一些专家拒绝承认其真实性，甚至建议《科学》杂志拒绝发表相关论文。结果，1996 年 4 月，这篇论文在《科学》的主要竞争对手《自然》（Nature）杂志上发表。

盲人的大脑还会发生另一种变化。[15]比如说，当盲人使用周边听觉（peripheral hearing）来判断声音来源的时候（盲人在这方面往往要胜过正常人）的时候，视觉皮质会处于工作状态。他们的大脑经历了我们所谓的"补偿性功能重组"（compensatory reorganization），其结果是视觉皮质能够处理听觉信号。威廉·詹姆斯的先见之明得到了再次印证。早在一个多世纪前[16]，威廉·詹姆斯在 1892 年出版的《心理学简编》（*Psychology：The Briefer Course*）中表达过这样的猜想：如果大脑中的神经元搭错了线，"我们也许就能够听见闪电，看到雷鸣"——这句话宛如先知的预言，指出大脑的初级感觉皮质（primary sensory cortex）可能会由于经验而发生根本的功能变更。

关于大脑的"重新布线"（rewiring）——即便是在初级感觉区这样的基本大脑区域——影响可以有多么广泛，我们还可以给出最后一个例子[17]：盲人用视觉皮质来记单词。词语的记忆甚至连初级感觉能力都不是。然而，当视觉皮质没有本职工作需要完成的时候，它甚至可以转而去承担高级认知机能。（视力正常的人在背单词的时候，视觉区并无类似的激活。）盲人的视觉皮质[18]还能够根据名词找出对应的动词（比如在看到"球"这个名词的时候，想到"投"这个动词）。同样，视觉皮质的这个功能无法在视力正常的人身上观察到。视觉皮质的语言处理能力当时让神经科学家大为震惊。

总之，关于大脑可以发生改变——可以将一个新的功能分配给一个原本承担其他功能的区域——最早的研究线索来自对实验室动物以及先天盲（聋）人的研究。怀疑者可能会说：那不过是异常现象；人脑极其精密和复杂，不可能有那样的可塑性；先天失明和先天失聪是一种过于极端的条件，大脑对先天失明或失聪做出的反应不具有普适性。事实上，他们的确提出了上面这些观点，作为他们的反对意见：大脑在幼年时具有很高的可塑性，能够对各个脑区做出重新安排，以弥补听觉或者视觉的缺失，但这并不意味着普通成年人的大脑同样如此。

在第 1 章,我们提到过一项很酷的研究——"虚拟钢琴手"实验。帕斯卡尔-列昂领衔的研究团队发现,仅仅是通过意念想象自己在键盘上完成一个弹奏练习,就能让运动皮质区中控制手指动作的部分发生扩张。帕斯卡尔-列昂进行了另一项研究,来正面回应反对者对于成人大脑能够改变的质疑。他希望证实自己的猜测:大脑的初级感觉区(该区域毋庸置疑是由先天决定的)也许不仅在先天聋人和先天盲人身上可以发生改变——反对者会将这些人视为异常情况,在异常情况下,大脑的可塑性不足为奇——而且在视力和听力正常的人身上也可以发生改变。

帕斯卡尔-列昂于是开始了他所谓的"蒙眼实验"。他的团队招募了一组健康的志愿者,他们将来到位于波士顿的贝斯以色列女执事医疗中心(Beth Israel Deaconess Medical Center),在一个安全的环境里生活五天——在此期间,他们一直都戴着一个蒙眼罩。蒙眼罩的底部边缘装有胶卷,如果志愿者偷偷将蒙眼罩摘下来,胶卷将会曝光,让作弊者无法狡辩。在志愿者戴上蒙眼罩之前,他们先要去做核磁共振扫描,获取他们每个人的大脑活动模式。此时一切正常:当志愿者看东西、听到声音、摸到东西的时候,他们的视觉皮质、听觉皮质、躯体感觉皮质分别会变得更活跃。

然后志愿者蒙着眼在黑暗中度过了五天。为了让他们不至于无聊透顶,科研人员让这些志愿者从事两项需要频繁用到感觉的活动来打发时间:学习布莱尔盲文和辨音练习。读者一定还记得,布莱尔盲文是由纸面上凸起的点阵组成,当你的"读指"(通常是你一只手或者两只手的食指)在这些小点上划过的时候,指尖会有强烈的触觉反应。在那个听觉练习中,志愿者会通过耳麦听到成对的两个电子音,然后他们需要判断哪个声音更高。如果这两个声音一个像男中音那么低,另一个像女高音那么高,那显然是小菜一碟。但如果这两个音的音频接近,判断起来就不那么容易了。就这样进行了五天的触觉和听觉练习之后——他们的眼睛与视觉皮质没有接收到任何视觉信号——研究人员对这些志愿者重新进行了核磁共振扫描。

这一次,当志愿者的手指摸到东西的时候,他们的视觉皮质变得活跃起来;当他们听到声音的时候,他们的视觉皮质也会变得更活跃。视觉皮质本应该处理视觉信息,但是在非正常的感觉环境中仅仅待了五天之后[19]——没有办法看,但是有高强度的听觉和触觉刺激——人们原本认为是由先天决定的视觉皮质转行开始处理起了听觉和触觉信号。这就证明,如此根本的功能转变不但可以发生在先天盲人身上——反对者会以不适用于健康人的大脑,或者这种转变的发生需要数十年之久为由,而对先天盲人的例子不予重视——也可以发生在视力正常的人身上,而且这种转变可以在短短的五天之内发生。也许可以这样说,视觉皮质是大脑中受到先天影响最多的区域。如果视觉皮质尚且可以在经历了感觉输入与感觉剥夺之后如此迅速地调整自身的功能,那么我们无疑应该质疑大脑中的大部分区域是否果真是"既成事实,不可改变"。

在那些志愿者的视觉皮质与耳朵、手指之间,很可能并没有生长出新的联系。五天的时间不足以产生这类变化。帕斯卡尔-列昂认为恰恰相反,"在躯体感觉皮质与视觉皮质之间、听觉皮质与视觉皮质之间一定已经出现了某种联系的雏形",那是大脑发育时期留下的痕迹——除了自己本该去报到的脑区,来自眼睛、耳朵以及手指处的神经元当时还连接到了大脑皮质的许多其他区域。当眼睛被蒙住时，视觉皮质不再能接收到从视网膜传来的视觉信号输入，此时其他的感觉联系就露出了自己的真面目。甚至连那些几十年没有过流量的神经数据线也可以重新开始信号的传输。

大脑可塑性的临床应用

感觉经验能够让大脑重新分区，认识到这一点对我们的真实世界具有重要意义。动物保护人士对银泉猴事件的突袭让爱德华·陶布在数年的时间里疲于应付民事和刑事指控，但最终他又回到了科研事业上来。即便是在因为虐待猴子而遭受炮轰的时候，陶布也坚持声称自己的所作所为都是为了帮助那些行动不便的中风患者。到了 20 世纪 90 年代，他兑现了自己的承诺。他利用在银泉猴——这些猴子的大脑区域已经得到了"重新规划"，能够胜任新的工作——身上发现的神经可塑性，研制出了一种新型疗法，帮助无数中风患者重新开始了正常生活。经过训练，猴脑的一个区域能够胜任新的功能。陶布根据这个发现推断，大脑部分区域因为中风损坏的人也可以通过训练而让一个健康的大脑区域来承担受损脑区原来的功能。

这种疗法被陶布称为"强制性使用运动疗法"（constraint-induced movement therapy）。[20]为了说明它的工作原理，我举一个中风患者的例子。中风已经让这位患者运动皮质中的一个区域发生了损坏，造成她一条胳膊瘫痪。陶布将她好的那只胳膊也用吊腕带挂了起来，还给她好的那只手戴上了烤箱用的隔热手套——在这位患者醒着时的 90% 的时间里都保持这个状态，连续 14 天都是如此。这样，她那只好手的胳膊和手都用不了，因此在日常生活以及陶布设计的康复训练中,她只能试着去用那只瘫痪的胳膊。康复训练会高强度地用到那只"瘫痪"的胳膊——这只胳膊其实没有完全失灵,还是勉强能用——一天六小时,每周五天,持续两周。患者要在手上摆弄多米诺骨牌,握住卡片、茶杯和餐具,拿起三明治,还要把木钉塞进孔里。患者的动作完成得并不好,动作也很缓慢,而且还会经常出错,特别是在开始的时候。但是在数十小时的练习之后,大多数的患者都有了巨大的进步,之前"没用"的那只手臂也恢复了大部分的功能。他们可以自己穿衣服,自行进食,拿起物件。他们能够完成的日常生活的动作数量几乎是那些没有接受强制性使用运动疗法的患者的两倍。这种提高并不仅仅能在初患中风不久的人身上发生,那些罹患中风已有数年之久的人也可以通过此疗法来让身体状况出现显著好转,可以重新完成刷牙、梳头、吃饭、喝水等动作。

脑成像技术解释了强制性使用运动疗法能够成功的原因。陶布发现了他所谓"大规模的、由用途决定的大脑功能重组,这一过程新征用了相当部分的大脑区域"[21],以接管因为中风而受损脑区的功能。他写道:"受(中风)影响的那个控制手臂动作的脑区面积翻了一番,与梗死脑区毗邻但通常并不相干的大脑区域中,也有一部分受到征用。"这项实验史无前例地表明:经过物理治疗,中风患者大脑的区域划分发生了变化。

陶布等科学家的研究发现[22],大脑可塑性可以有三种表现形式。在一些病例中,与运动皮质毗连的一个大脑区域承担起了受损脑区的职责;在另一些病例中,前运动皮质(premotor cortex)——通常只负责动作的设计和规划,并不负责动作的实际实施——接手了运动皮质中受损区域的功能;还有一些病例中的大脑功能重组更富戏剧性：如果中风损坏了右脑的运动皮质（于是左臂出现瘫痪），那么左脑运动皮质的对应区域就会顶上，且对其正常功能——控制右臂动作——似乎并无明显影响。总之，大脑能够征用健康的神经元以替代受损脑区履行职能。神经可塑性使得大脑可以重新分配工作。

不过，神经可塑性一说并非无懈可击。怀疑者仍可以反驳说，神经可塑性只有在极端情形下才会出现，比如中风。陶布再次证明情况并非如此。一项脑成像研究中，他招募到了小提琴手等弦乐演奏者，检查了这些人控制四个手指——演奏的时候这几根手指会在琴弦上舞蹈，从而在不同的音调之间做出选择——动作的脑区。乐师们的这几根专事弹奏的手指经历了大量的训练，必定具有高超的运动技巧——正如学会了将手指轻放在转盘上的加州大学旧金山分校的枭猴一样。陶布发现他招募来的乐师与猴子别无二致。在小提琴手身上[22]，躯体感觉皮质中专门负责记录左手手指触觉的那个区域的面积要比普通人大得多。这在那些不到 12 岁就开始学拉小提琴的人身上体现得尤其明显——尽管如此，如果一个人成年后才开始学拉小提琴，该区域也会有扩张。演奏小提琴的要求令大脑经历了广泛的变化，表现为由用途决定的皮质功能重组。

帕斯卡尔-列昂称："可塑性是人类大脑的一个固有属性。"[23]在2005 年的一篇论文中，他的团队得出了这样的结论："成人大脑对自我进行'重新编程'的潜力也许大大超出了我们过往的认知。"神经可塑性使得大脑可以突破自身基因组的束缚。基因组的指令决定：这个脑区是用来"看"的，那个脑区是用来"听"的；躯体感觉皮质上的这个点对应着右手的拇指，那个点对应着左臂的肘部。由基因引的这幅蓝图在大多数情况下对大多数人来说是适用的，但并非适用于任何情况下的所有人——当我们失明或者罹患中风的时候,当我们为了精通小提琴的演奏而全身心投入的时候,那幅蓝图就不再适用。因此,大自然赋予了人类大脑一种延展性和灵活性,使得人脑能够适应周遭世界的要求。大脑并非静态的,它可以发生改变,被我们的生活不断地重塑。

前文关于神经可塑性的讨论告诉我们,根据感觉和运动的需要,大脑特定结构的功能可以发生改变。高强度的运动训练让中风患者的大脑出现了功能重组,健康的脑区接手了受损脑区的功能;高强度的器乐练习,让演奏需要用到的那几根手指所对应的大脑区域发生了扩张;当无法收到视觉信号的时候,视觉皮质转而开始处理听觉和触觉信号。在上面的每一个例子中,起因都外在于大脑——感觉信号或者运动信号要么强度增加(小提琴手与康复中的中风患者的例子),要么完全消失(盲人和聋人的例子)。如果信号来自大脑自身,如果它是大脑产生的思想和意念,情况又如何呢?

意识决定物质

第 1 章讲述过这样一个实验:仅仅在意念中弹奏钢琴就能够让运动皮质中控制那些手指动作的区域发生扩张。现在,我还要告诉各位另外两个吸引人的实验。我们可以直白而不失精确地说,在这两个实验中,心灵改变了大脑。

加州大学洛杉矶分校的神经精神病学家杰弗里·施瓦茨(Jeffrey Schwartz)诊治过许多强迫症患者。强迫症患者会受到让人心烦意乱的念头或者执念(obsession)的骚扰,比如担心炉子里的火还没有灭,或者相信踩到人行道上的裂缝*会招来灾祸。因此,强迫症患者会感觉自己不得不做出仪式性行为或者所谓的强迫行为(compulsion),比如一次又一次地冲回家检查炉子里的火是不是还燃着,或者为了避开路上的裂缝而大费周章。脑成像技术告诉我们,强迫症患者的大脑活动以两个区域的过度活跃为特征:眶额皮质(orbital frontal cortex)与纹状体。眶额皮质的主要工作是留意有没有什么地方出了问题;而纹状体负责接收眶额皮质与杏仁核发送的信号。眶额皮质与纹状体一起,构成了所谓的"忧虑回路"——强迫症患者的"忧虑回路"异常活跃。

施瓦茨并没有直接让他的病人服药——对一些病人来说,百优解(Prozac)、帕罗西汀(Paxil)、左洛复(Zoloft)等抗抑郁药物能够起效,但通常无法做到完全治愈,药到病除——相反,施瓦茨试图尝试他本人在佛教禅修练习中用到的一个技巧。这个技巧叫做"正念"(mindfulness)或者"正念觉察"(mindful awareness),它要求练习者以不予评判的第三方视角,客观地观察自己的思想和感受。在《佛教禅修心要》(The Heart of Buddhist Meditation)[25]一书中,生于德国的僧人向智尊者(Nyanaponika Thera)将正念描述为:"对来自五种感官或者来自心灵的任一个知觉,仅仅关注其客观事实……而不用语言或者行动对其做出回应,也不在内心做出任何评价。"对施瓦茨的强迫症病人来说[26],所谓正念是指试图去体会某种强迫症的症状而不对其做出情绪回应,试图去了解这样一点:他们那种"哪儿不对"的感受其实只不过是强迫症回路的过度活跃而已。一位病人可能会这样想:"我的

---

* 美国人喜欢说(尤其对儿童)这样一句带迷信色彩的俗语:"踩到路缝,妈妈背痛。"(Step on the crack, break your mother's back.)——译者注

强迫症回路又产生了另一个强迫性的念头。我知道那不用当真,只是线路出错造成的静电干扰而已。"花几小时学会这个技巧之后,病人们抵御强迫症讯息的能力增强了,称自己已经不再受到强迫症的摆布。脑成像技术也表明,与实施正念疗法之前相比,强迫症回路的中心——眶额皮质的活跃程度有了显著下降。用新的方式[20]来看待自己的思想和意念让他们的大脑活动模式发生了变化。

这个发现对我来说至关重要。它让我相信,通过类似的办法,决定我们情绪风格的大脑活动模式同样能够发生改变。因此,关于心理训练的神奇力量,我还要再给出一个例子。临床抑郁症以大脑额皮质(推理、逻辑、分析,以及其他高级思想活动的中枢)中特定区域的过度活跃为特征——尤其是对未来做出预期时会用到的大脑区域。(抑郁症患者之所以会受到无休止的胡思乱想的折磨,也许就是这个原因。)此外,在抑郁症患者的边缘系统(大脑的情绪中枢)中,与奖赏和快感相关的区域则往往活跃不足。如果你以为抑郁症的主要标志是一种压倒性的悲伤感——照理说,这应该表现为边缘系统的过度活跃——那么上面这一点似乎有些难以理解。然而事实上,根据抑郁症患者的陈述,他们会经历一种所谓的"情绪冷漠"(flat affect):不但感受不到强烈的快乐(这自不待言),还对世界失去了兴趣和好奇心。

认知行为疗法的提出是在 20 世纪 60 年代,它其实就是一种心理训练,旨在让患者学会更加健康地对自己的情绪、思想和行为做出反应。认知行为疗法试图引导患者反思并最终摆脱导致他们出现心理障碍的思维方式:"我再也没办法把她约出来了……我真是个彻头彻尾的失败者,没有哪个姑娘会喜欢我……"患者会认识到自己的坏习惯：喜欢把不利因素夸大，喜欢将日常生活中的小挫折视作灾难。有了这些认知技能，他们在感到难过、经历失望的时候就不会坠入抑郁的深渊。

施瓦茨告诉那些强迫症病人，他们那些强迫性的行为和念头其实只是过度活跃的强迫症回路中鸡毛蒜皮的琐屑事件。一些先锋心理学家也采取了同样的做法——让抑郁症患者将自己抑郁的念头仅仅视作大脑中的电现象。多伦多大学的科研人员发现[20]，认知行为疗法对产生抑郁症的大脑活动有明显的影响。该疗法一方面抑制了大脑额皮质的活跃程度，另一方面增加了边缘系统的活跃程度。患者胡思乱想的症状有所减轻，不再感觉自己是情绪上的行尸走肉。他们的抑郁症被治愈了，而且一般不会复发：认知行为疗法的复发率要比药物治疗低得多。对抑郁症患者来说，药物治疗一般只是起到安慰剂的作用，而对最严重的抑郁症患者来说，则完全无效。不过对我们来说，这里的教益是：患者通过认知行为疗法掌握的新的思维方式可以从根本上改变大脑的活动，能够让他们的大脑活动模式变得更健康，让他们在生活中重新体会到快乐，远离难过、情绪冷漠、胡思乱想等有害的情绪特征。

总之，神经可塑性的革命已经表明，两种完全不同的输入都可以造成大脑的变化：我们在周遭世界中的经验（我们的动作与行为，以及大脑皮质接收到的感觉信号）可以让大脑发生变化；纯粹的心理活动（从禅修到认知行为疗法）也可以让大脑发生变化，造成大脑特定回路活跃水平的升高或者降低。

关于心灵改变大脑的力量，本书作者也有自己的发现之旅。在下一章读者将会看到这段旅行是如何启程的。

① A. Pascual-Leone and F. Torres, "Plasticity of the Sensorimotor Cortex Representation of the Reading Finger in Braille Readers," *Brain* 116 (1993) : 39 – 52; A. Pascual-Leone, A. Cammarota, E. M. Wassermann, J. P. Brasil-Neto, L. G. Cohen, and M. Hallett, "Modulation of Motor Cortical Outputs to the Reading Hand of Braille Readers," *Annals of Neurology* 34(1993) : 33 – 37.

② N. Sadato, A. Pascual-Leone, J. Grafman, V. Ibanez, M. P. Deiber, G. Dold, and M. Hallett, "Activation of the Primary Visual Cortex by Braille Reading in Blind Subjects," *Nature* 380(1996) : 526 – 528.

③ L. R. Baxter Jr., J. M. Schwartz, K. S. Bergman, M. P. Szuba, B. H. Guze, J. C. Mazziotta, A. Alazraki, et al., "Caudate Glucose Metabolic Rate Changes with Both Drug and Behavior Therapy for Obsessive-Compulsive Disorder," *Archives of General Psychiatry* 49(1992) : 681 – 689.

④ Sharon Begley, *Train your Mind*, *Change your Brain: How a New Science Reveals Our Extraordinary Potential to Transform Ourselves* (New York: Ballantine Books, 2007), 26.

⑤ Ibid., 27.

⑥ Ibid., 87.

⑦ D. H. Lowenstein and J. M. Parent, "Brain, Heal Thyself," *Science* 283 (1999) : 1126 – 1127.

⑧ Caroline Fraser, "The Raid at Silver Spring," *New Yorker*, April 19, 1993.

⑨ T. P. Pons, P. E. Garraghty, A. K. Ommaya, J. H. Kaas, E. Taub, and M. Mishkin, "Massive Cortical Reorganization After Sensory Deafferentation in Adult Macaques," *Science* 252(1991) : 1857 – 1860.

⑩ M. M. Merzenich, R. J. Nelson, J. H. Kass, M. P. Stryker, W. M. Jenkins, J. M. Zook, M. S. Cynader, and A. Schoppmann, "Variability in Hand Surface Representations in Areas 3b and 1 in Adult Owl and Squirrel Monkeys," *Journal of Comparative Neurology* 258(1987) : 281 – 296.

⑪ R. J. Nudo, G. W. Milliken, W. M. Jenkins, and M. M. Merzenich, "Use-Dependent Alterations of Movement Representations in Primary Motor Cortex of Adult Squirrel Monkeys," *Journal of Neuroscience* 16(1996) : 785 – 807.

⑫ H. J. Neville, A. Schmidt, and M. Kutas, "Altered Visual-Evoked Potentials in Congenitally Deaf Adults," *Brain Research* 266(1983) : 127 – 132.

⑬ D. Bavelier, A. Tomann, C. Hutton, T. Mitchell, D. Corina, G. Liu, and H. Neville, "Visual Attention to the Periphery Is Enhanced in Congenitally Deaf Individuals," *Journal of Neuroscience* 20(2000) : 1 – 6.

⑭ Sadato et al., "Activation of the Primary Visual Cortex."

⑮ B. Roder, W. Teder-Salejarvi, A. Sterr, F. Rosler, S. A. Hillyard, and H. J. Neville, "Improved Auditory Spatial Tuning in Blind Humans," *Nature* 400(1999):162 – 166.

⑯ William James, *Psychology: The Briefer Course* (Cambridge, MA: Harvard University Press, 1985), 17.

⑰ A. Amedi, N. Raz, P. Pianka, R. Malach, and E. Zohary, "Early 'Visual' Cortex Activation Correlates with Superior Verbal Memory Performance in the Blind," *Nature Neuroscience* 6(2003):758 – 766.

⑱ A. Amedi, A. Floel, S. Knecht, E. Zohary, and L. G. Cohen, "Transcranial Magnetic Stimulation of the Occipital Pole Interferes with Verbal Processing in Blind Subjects," *Nature Neuroscience* 7(2004):1266 – 1270.

⑲ A. Pascual-Leone and R. Hamilton, "The Metamodal Organization of the Brain," *Progress in Brain Research* 134(2001):427 – 445.

⑳ Begley, 121.

㉑ E. Taub, G. Uswatte, D. K. King, D. Morris, J. E. Crago, and A. Chatterjee, "A Placebo-Controlled Trial of Constraint-Induced Movement Therapy for Upper Extremity After Stroke," *Stroke* 37(2006):1045 – 1049.

㉒ Begley, 124 – 125.

㉓ Elbert et al., "Increased Cortical Representation."

㉔ Pascual-Leone et al., "The Plastic Human Brain Cortex."

㉕ Nyanaponika Thera, *The Heart of Buddhist Meditation: Satipatthna: A Handbook of Mental Training Based on the Buddha's way of Mindfulness* (York Beach, ME: Samuel Weiser, 1973), 30.

㉖ Jeffrey M. Schwartz and Sharon Begley, *The Mind and the Brain: Neuroplasticity and the Power of Mental Force* (New York: Regan Book, 2002.)

㉗ Baxter et al., "Caudate Glucose Metabolic Rate Changes."

㉘ K. Goldapple, Z. Segal, C. Garson, M. Lau, P. Bieling, S. Kennedy, and H. Mayberg, "Modulation of Cortical-Limbic Pathways in Major Depression: Treatment-Specific Effects of Cognitive Behavior Therapy," *Archives of General Psychiatry* 61(2004):34 – 41.

第 9 章

出　柜

一个叫做丹尼尔·戈尔曼的家伙也在哈佛心理学系念研究生，这是当时我选择在哈佛读研究生的重要原因之一，尽管那并非我选择哈佛的唯一原因。多年以后，丹尼尔先后作为《纽约时报》的心理学记者以及现象级畅销书《情商》的作者而名声大噪。不过在我大学四年级那年，丹尼尔吸引我的是他在一份没几个人看得懂的刊物《超个人心理学期刊》(*Journal of Transpersonal Psychology*) 上发表的一系列文章。1971 年他写了论文《作为元疗法的禅修：关于第五意识状态的假说》(*Meditation as Metatherapy*：*Hypotheses toward a Proposed Fifth State of Consciousness*)，次年他又跟进发表了《佛陀论禅修与意识状态（上）：教义》(*The Buddha on Meditation and States of Consciousness*，*Part I*：*The Teaching*) 与《佛陀论禅修与意识状态（下）：禅修技巧的分类》(*The Buddha on Meditation and States of Consciousness*，*Part II*：*A Typology of Meditation Techniques*)。不言而喻，禅修与佛教在当时都绝非心理学研究的主流。当时的哈佛心理学系就是主流心理学的代表，学术话语权由行为主义主导,禅修在哈佛心理学系根本没有市场,就好像有人试图在一场创世说的研讨会上发表关于进化论生物学的演讲一样。因此,一位哈佛研究生居然发表了关于禅修与佛教的学术论文,这相当引人瞩目。对于与丹尼尔的碰面,我非常期待。

1972年秋天,我等来了我在哈佛的第一堂课。那是一堂心理生理学课,上课的时候天色已晚。坐我旁边的是一个邋里邋遢的家伙,留着一个爆炸头。似乎是受到直觉的指引,我转过头去问他是不是就是丹尼尔·戈尔曼。他果然就是。他对我的问题并没有感到非常意外,因为我们共同的导师加里·施瓦茨曾经跟丹尼尔提起我。我们俩那天都没课了,下课之后,他说可以开车送我回家,于是我们就朝他的车走去。那是一辆大众面包车。在20世纪70年代的美国大学校园里,99%的大众面包车上都贴有大门乐队(The Doors)、杰弗逊飞机乐队(Jefferson Airplane)或者摇滚歌手鲍勃·迪伦(Bob Dylan)的照片,而丹尼尔的车上贴的是与车身等高的印度圣人的巨幅照片。车门上贴的是喇嘛,遮阳板上是瑜伽修行者,车座上是圣人。他的车整个看起来就像是一个移动的印度教静修处。

丹尼尔请我去他家。我们在他家一直聊了好几个小时,从为什么来哈佛念书、心理学的方方面面、我们各自的人生目标,到丹尼尔最近在印度的禅修学习之旅、疯狂的瑜伽修行者,以及他不寻常的生活环境(在剑桥戴维·麦克莱兰夫妇的豪宅里,丹尼尔租下了一间屋子),什么都聊。正是面试时与戴维的交谈让我坚定了来哈佛读研究生的决心,与他的重逢让我非常开心。第2章曾提到,戴维与拉姆·达斯事件有牵连,而拉姆·达斯最终被哈佛解聘。不过在1972年的时候,拉姆·达斯显然已经对此释怀,他就住在戴维他们家后面的车库里(他后来成了一名享誉世界的作家和精神导师)。戴维的妻子玛丽(Mary)是一位注重精神生活的可爱女子,她有绘画天分,在他们家的地下室里有一间画室。玛丽与戴维是在一次贵格会的露营中认识的,他们于 1938 年结婚。

　　走进如此有趣(毫无夸张)的一户人家的生活,对一个从纽约布鲁克林来的孩子来说,就好像步入了一个平行世界。在我念研究生期间,戴维·麦克莱兰的圈子成了我的另一个重要的学习场所。这么说吧,在那里的所见所闻与我平时在威廉·詹姆斯楼的日常学习颇有些不同。在戴维·麦克莱兰的家里你能遇到各种各样的人:他们的亲属、房客,还有普通的追随者。许多人都穿着他们从印度带回来的、自己手工缝制的衣服。每周一次的禅修时间由拉姆·达斯亲自主持。每次大家聚餐基本上都有至少八个人参加。不过情绪风格才是这帮人最吸引我的一点! 他们友善,有较强的情绪调整能力,生活态度积极,对社交情境敏感,遇事能够保持常人所不及的沉着镇定。在他们 35 周年结婚纪念日的庆祝派对上,麦克莱兰夫妇用一段幻灯片追忆了他们共同的时光。当时,苏珊跟我刚开始同居,对于婚姻我们还怀有年轻人常有的恐惧。我们希望知道他们是如何保持婚姻幸福的。我问玛丽结婚这么久是什么感觉,她用那双富于穿透力的眼睛盯着我俩,直言道:"嘻,头 18 年糟透了。"

　　麦克莱兰夫妇圈子里的人都能够将激情与安宁完美地结合起来。他们将这归功于禅修的修行,这也激起了我亲自尝试禅修的强烈愿望。在读本科的时候,我听过关于禅修的讲座,还选修过瑜伽课程,其中就介绍了禅修,但仅此而已。现在,我已经不再满足于做一个浅尝辄止的禅修票友了。既然我已经认识了丹尼尔和麦克莱兰一家人,我也开始了自己的禅修练习,一周几次——其中一次是跟这帮人一起,其他时候是我独自修行。麦克莱兰是哈佛大学的讲席教授,对心理学学术圈非常熟悉,同时他对超验的精神领域有深入的了解。我认为他的以身作则就是对后来者心照不宣的默许。

飞往印度

研究生二年级快结束的时候,我向哈佛的老师请了三个月的假,请假事由是要去印度和斯里兰卡"研究禅修"。对我的这个决定,老师们的反应褒贬不一。一位教授问我干嘛要把三个月的宝贵时间浪费在毫无价值的事情上,另一位则认为这将宣告我科研生涯的夭折,还预计我将一去不复返。所幸的是,是否得到系里老师的祝福并不重要。不过,我还是得想办法解决此行的差旅费。也就是说,我必须使尽浑身解数搞定美国国家科学基金会(National Science Foundation,简称 NSF)。一年前,我从他们那里获得了负有盛名的国家科学基金会研究生奖学金——这让我不必为学费掏一分钱,每月还有 1 000 美元的助学津贴(这在当时可不是一笔小钱)。如何才能说服基金会让我把这笔钱花在印度和斯里兰卡呢? 显然我应该这样说(事实证明这的确管用):我希望研究禅修与注意力以及禅修与情绪之间的关系,因此我应该到产生禅修的文化中去获取一手经验。基金会同意了。于是在 1974 年 5 月那个春季学期的期末,我登上了去亚洲的飞机。我不是一个人。我叫上了苏珊跟我一起。她当时还是马萨诸塞大学阿默斯特分校(University of Massachusetts, Amherst)心理学系的一名研究生(她后来去了医学院,成了一名产科医生)。

这段经历还不错：她在 1976 年成了我太太，直到今天。

斯里兰卡是我们的第一站。当时的斯里兰卡还叫做"锡兰"（Ceylon）。在一个半月的时间里，我们跟丹尼尔·戈尔曼、他当时的妻子阿纳苏亚（Anasuya），还有他们两岁大的孩子高文达斯（Govindass，是的，这可谓是印度教对一个美国人影响的极致＊）一起，住在他们租赁的一幢连体式房屋里。这幢房子坐落在丘陵环绕的城市康堤。康堤是锡兰最后的一座帝都，以那里的佛牙寺（释迦牟尼的一颗佛牙据说就供奉在康堤的佛牙寺里）等佛教、印度教圣地而闻名。丹尼尔和我每天很早就起床，然后穿着"纱笼"围裙和哈佛的 T 恤开始我们的禅修练习。接下来我们会工作几个小时——详细地讨论如何用严格的科学方法来研究禅修。下午我们会探访寺院，接触当地的僧侣——斯里兰卡的佛教属于上座部佛教（Theravada）——就当自己是从美国来的观光客（当然，我们跟一般的美国游客多少有些不同）。康堤当地人对我们非常热情，很多人第一次认识我们，就邀请我们去家里做客，在家里设宴款待我们。

只有一件事情让这原本如田园诗一般美好的生活蒙上了一层浓厚的阴影，那就是在斯里兰卡虽不常见但却残酷的种族主义。与斯里兰卡的第一大民族僧伽罗人相比，人数较少的泰米尔人处于从属地位，然而"种族主义"这个词已经无法表达泰米尔人遭受的歧视。我曾亲眼看到，泰米尔族的家仆晚上睡觉的地方不是在床上，而是在主屋一个角落的地上。所以，在 1983 年，当这两个民族之间的冲突升级引爆斯里兰卡内战的时候，我并不意外。2009 年，斯里兰卡反政府武装泰米尔猛虎组织被政府军击败，宣告了内战的结束。数以万

＊　"高文达"（Govinda）是印度教毗湿奴神的名字。——译者注

计的无辜平民在这场内乱中丧生。

1974 年 7 月,苏珊和我来到了印度北部。我们的第一个禅修营坐落在达尔豪西镇(Dalhousie),那个地方在过去曾经是英国殖民者的山中避暑地。我们在那里待了十天。在那个年代,印度各地之间的交通工具只有公共汽车和火车。火车票要运气好才能买到,不过运气也没法帮你解决所有的问题——在三等车厢(我们的钱只够三等车厢),你会跟一笼一笼的鸡挤在一起。坐了一晚上的火车,我们到了帕坦科特县(Pathankot),然后挤上了去达尔豪西的公共汽车。前面我有提到过这是在 7 月吗? 我们的计划没有考虑到印度的季风,但是大自然可不会漏掉它。窗外是倾盆大雨,我们的车蹚着积水在山间的公路上驶过。忽然,旁边一座山似乎整个一侧都坍塌了下来。随着震耳欲聋的巨响,巨石像雨点一样往下滚,泥石流裹挟着树木和碎石倾泻到了我们前面的公路上,公路本身只剩下了一半,另一半已经垮塌到了山坡下面。一片静寂,除了大雨的滂沱……以及每次窥到那 1 800 米高的悬崖时我心跳的撞击。*

接下来的 6 个小时,我们都坐在车里,为保住性命而庆幸。最后迎面驶来了另一辆公共汽车,被堵在了公路上的缺口和碎石堆的另一边。看到这辆车我们几乎觉得跟保住了性命一样庆幸。既然他们的前进方向跟我们的前进方向正好相反,解决方案如果不那么吸引人的话,也是显而易见的:我们车上的所有人冲进暴雨中,拾起自己的行李,小心翼翼地爬过碎石,再跳过路上的缺口;对面车上的人也依葫芦画瓢。现在所有人都过去了,但是两辆车的朝向却不对。因此,我们还要为司机做导航员——这很好玩儿——指导司机倒着车

---

* 达尔豪西的海拔约为 1 970 米。——译者注

驶过身后的急转弯和路面湿滑的斜坡。(山间公路非常狭窄,公共汽车没法调头。我们就这样背对着达尔豪西的方向倒着行驶了好几英里。)司机后来终于找到了一处宽阔的路面,完成了一次三点调头。不久之后,我们奇迹般地抵达了禅修营。

　　这所禅修营的经营者是一位叫做"戈恩卡"(Goenka)的著名禅师。禅修营硬件设施的不尽人意——我们睡在帐篷里,没有自来水——被修行课程的高强度所弥补。每天早上,叫我们起床的钟声会在凌晨四点半响起。五点钟开始一天的第一次禅修。所有的禅修学员事先都会宣誓保持静默,指导老师显然不在此列。我们会先从一个小时的坐禅(sitting meditation)开始,然后再改为行禅(walking meditation),两者交替进行,直到晚上十点——每天禅修的总时间共有大约 14 小时之久,我们在那里修行的十天里天天如此。在用餐(每天两顿,过午不食)和去洗手间的时候,禅修过程会停下来,但仍然不能打破我们保持静默的誓约。8 月的一天,一张纸条在禅修学员之间流传,上面写着:"尼克松总统辞职了。"

　　戈恩卡非常细致地指导了我们的"内观"(vipassana,旨在帮助修行者"看清事物本来面目"的禅修)修行。在戈恩卡的授意下,我们依照一定的顺序,将注意力缓慢而有意识地指向自己身体的不同部位——留意鼻尖感觉到了什么,留意吸入与呼出的空气在温度上有怎样的细微差异,留意跪在地上的腿骨感觉到了什么……直到我们几乎用内观的方法读完了一整本《格雷氏解剖学》(Gray's Anatomy)。内观禅修的目标之一是为了帮助修行者领悟自己的感觉和心态会如何变化。打个比方,"痛"一开始是作为痛出现的。但只要你关注自己身体的感觉,你会逐渐认识到你以为是"痛"的东西不过是一个概念,如果你的觉察能够超越概念的束缚,你能够留意到一组感觉——也许是你脚上的刺痛感、膝盖上的压迫感,或者腿肚子上的灼热感。这些感觉加在一起,会形成一个被心理学家称为"格式塔"(gestalt)的整体,也就是"痛"。但如果你去注意"痛"的组成部分,痛就消失了——那些感觉还在,但我们看待这些感觉的方式已经发生了变化。新的心态是这样:虽然嘴上会说"哦,我的脚感觉刺痛"(或者"我的膝盖发热"),但是心灵已经学会了不去将那组感觉概念化为某种令人反感和不悦的东西,也不再会为这个概念贴上"痛"的标签。

各位能够猜到,这种对痛苦的反应(也许应该叫"无反应")方式并不会自然而然地产生。第二天,我就听到苏珊在那儿喃喃自语,说她想回德里,她要离开这个鬼地方。(为了不打破保持静默的誓约)她还给我写了张条子,讲了自己的想法。不过,当天晚上,我们先去听了戈恩卡的课程。他说:"你们许多人可能已经感到非常痛苦,想一走了之。但我希望你们能够至少再待 24 个小时。"苏珊是个有风度的人,听到戈恩卡的话,她坚持了下来(虽然后来她跟我说,当时在禅修的时候她心里其实还在想,路都被泥石流冲坏了,我们怎么才下得了山)。一天之后,一切都改变了。正如戈恩卡所预料的那样,苏珊已经掌握了正确看待痛的方法,知道在面对痛的时候,应该采取一种不予评判的觉察:"没错,我的膝盖在发热,我的脚在刺痛。但那只是一些分散的感觉经验。我不会太看重它们,不会把它们当真,不会给它们贴上'痛'的标签。"

戈恩卡教导我们,内观禅修是一条通往开悟之路,能够帮助我们断除痛苦。不过,超过 100 个小时的默修还让我相信,内观禅修对心理学和神经科学能够(但尚未)产生巨大的推动作用。通过修习内观禅修,我本人亲身体验了一种全新的感知世界的方式——我能够摆脱"痛"的概念,仅仅把它当作我 T 恤上的一个线头;能够在当下培养一种深刻而持久的满足感。身为一个科学家,我坚信:这一切都对应着我大脑中的某种变化,这种变化也许就发生在掌管注意力和情绪的大脑系统中。

当禅修遇见科学

回到哈佛,我就开始了对禅修的研究。那个时候,我才刚开始念研究生三年级。在一项实验中,丹尼尔·戈尔曼和我对 58 位有不同程度禅修经验的人进行了研究。[①]这些人当中,禅修经验少的甚至从未接触过禅修,经验丰富的修习禅修已有两年以上。我们请这些受试者回答了标准的心理学问卷,发现禅修经验越丰富,一个人的焦虑水平就越低,集中注意力的能力就越强。我们承认,这种差异反映的有可能是毫无禅修经验的人、禅修新手,以及禅修专家之间的不同倾向——换言之,能够集中注意力且焦虑水平较低的人更可能将禅修坚持两年之久,而那对神经过敏、焦躁不安的性格类型的人来说,却是很难做到的。如果对这一点视而不见,我们未免就太天真了。虽然《异常心理学期刊》(*Journal of Abnormal Psychology*)愿意发表我们的研究让我非常高兴,但发表本身并不能为你赢得尊敬。当我跟一位教授谈起这项研究时,他的回应是:"年轻人,如果你希望在科学上取得成功,这可不是一个好的开始啊。"

对禅修的研究之所以不受欢迎,来自主流心理学的鄙视仅仅是原因之一。当时,脑成像技术尚未问世,这才是我们最大的阻碍。当时我们使用的脑电图技术尚嫌粗糙：因为电极是贴在受试者的头皮上的，皮质区的脑电活动如果是接近头皮表面的，脑电图还能够探测到，再往深处，脑电图就无能为力了。换言之，活人大脑的绝大部分区域——包括对情绪如此重要的皮质下区域——都是当时的科学无法了解的。事后来看，在 20 世纪 70 年代无法采用科学的手段对禅修展开研究，这对我来说其实是塞翁失马，焉知非福。那让我全身心地投入到了对情绪和大脑的研究中，最终提出了我们今天所知的情绪神经科学。等到我准备就绪，开始着手研究禅修的时候，科学工具已经足以胜任。

　　虽然在 20 多年的时间里，我的科研生活都与禅修无关，但是在我的个人生活中，禅修始终都占有重要的地位。每天早上我都会留出 45 分钟的时间来修习所谓的"无所缘禅修"（open-presence meditation 或者 open-monitoring meditation）。无所缘禅修也是内观的一种，它要求修习者在任一时刻对心中生起的主要对象——不管它是一种身体感觉、一种情绪、一个念头，还是一个外在刺激——保持全然的觉察，但同时又不让这个对象来掌管和支配自己的意识。我交替进行了无所缘禅修和慈悲禅修（compassion meditation 或者 loving-kindness meditation）。修习慈悲禅修的时候，我首先关注的是身边最亲近的人，我会祈祷他们免受苦难，然后我会逐渐扩大观想的范围，最终将自己的祝愿扩展至众生。我发现这个禅修练习极其有用。对大多数人来说，我过的是一种紧张的生活，日程表安排得过满：我一般每周会花 70 个小时在工作上；我担任一个实验室的负责人，里面的研究生、博士后、技术人员及助理等总共有好几十号人；为了撑起所有这些人的工作和生活，我需要从政府和企业那里筹来数百万美元的资金;为了赢得拨款,我还要与同行展开竞争,力求保持在一个竞争激烈的科学领域的最前列。我相信,我之所以能够应付所有这些事情,同时保持相对的沉着和镇定,都应该直接归功于禅修。

我认为禅修离主流心理学太远,对我彼时刚刚开始的科研生涯毫无帮助,所以我一直没有跟我搞科研的同事们谈论禅修的习惯。不过在 1992 年,一切都改变了。那年春天,我鼓起勇气给高僧写了一封信。我向他提出了一个冒昧的要求:为了断定数千小时的禅修能否以及如何改变大脑的结构和功能,我希望对他那里的禅修高人进行研究。我无意监测人们禅修时的大脑活动模式,尽管那是一个非常有意思的研究方向。相反,我感兴趣的是,当大脑没有进行禅修的时候,我们能够探测到什么——在成千上万个小时的禅修之后,大脑回路会发生怎样的永久性变化?这就好像在一个练肌肉的人没做哑铃弯举的时候,去测试他二头肌的力量一样:经过所有那些练习,肌肉已经增大,那个练肌肉的人只要端起一杯拿铁——而不必做其他更使劲的事情——我们就能观察到这一点。追随高僧的僧侣和瑜伽修行者是理想的研究对象,因为他们修习禅修已有数月乃至数年之久,我相信那已经在他们的大脑中留下了持久的印记。当然,他们虽然是理想的研究对象,但这项研究对他们来说却不一定理想。他们已经投身于独思的生活,干嘛要待见我这号人?

我运气不错。高僧自幼就对科学与工程感兴趣,在他居住的宫殿里用望远镜观察月亮,还自己拆解过手表和布谷鸟报时钟。而他近来对神经科学尤其感兴趣,对我的研究计划非常好奇。他给我写了回信,承诺会主动与在雪山脚下的石屋里禅修的隐士和僧人联系,要求他们对我的这项尚处于探索阶段的研究予以配合。不言而喻，高僧的承诺履行起来并非易事。邮件、电话、信鸽，统统帮不上忙。即便是离得最近的禅修者也深藏在石屋里，到了泥土路的尽头还需要步行 90 分钟之久，因此高僧也根本没法在每天散步的时候去走访这些禅修者。所幸的是，高僧事先从他手下的工作人员中指派了一名僧人作为联系人，他负责与其他僧人和隐士的联络。这名僧人的工作类似于 19 世纪美国西部的巡回牧师（circuit rider）*，每过几周他就会去将那些禅修者一一拜访一遍，为他们带去餐食，并确保他们一切安好（年事已高的禅修者不在少数）。于是，在 1992 年的春天和夏天，高僧的这位特使为那些禅修者带去了一个意料之外的消息：几个月之后，一些奇怪的家伙会来测量他们脑袋里的脑电活动，法王陛下要求他们予以配合。最终，67 名禅修者中的 10 人被特使先生说服，愿意满足我们的不情之请。

　　这项研究任务可不是一个人干得了的。那年 11 月，跟我同往的还有克利夫·萨龙和弗朗西斯科·瓦雷拉（Francisco Varela）。克利夫是在威斯康星大学与我共事的一名科学家。他在本书中的首次亮相是在前面的第 2 章。（克利夫写了一篇非常动人的资助申请，为我们这项研究从一家私人基金会那里成功募得了 12 万美元的研究经费。）弗朗西斯科是巴黎硝石医院（Hôpital de la Salpêtrière）的一名神经科学家。与我们同行的还有艾伦·华莱士（Alan Wallace）。艾伦是一名佛教学者，当时供职于加州大学圣巴巴拉分校（University of California, Santa Barbara）。他在 1980 年的时候曾经参加一个为期五

---

　　* "巡回牧师"是美国早期一种神职人员称谓。巡回牧师会分别走访特定的几个地区，向当地的定居者执行牧师职务或举行教众集会。——译者注

个月的禅修营,地点正是在我们所赶往的那几座山丘中间。在那之前,他先后在印度和瑞士研究佛教有十年之久。20 世纪 70 年代初,艾伦被高僧收为弟子。1975 年,高僧亲自为艾伦传戒。我们非常希望艾伦的同行能够让当地的修行者更容易接受我们。

我们下榻的那家旅馆由 T.C.所有。T.C.是高僧的兄弟中最年轻的一位,他不但为我们解决了食宿,还帮助我们协调与各方面的沟通,向我们介绍了与高僧会面时需要注意的礼仪。作为回报,我们将他的一个房间装备成了一座电子产品的仓库。当时的"计算机"可不是只有一斤重的笔记本,而是像手提箱那么笨重的一个庞然大物。研究所需要的其他设备——脑电图仪、铅酸蓄电池、柴油发电机、摄像机,等等——装了满满的五个船运行李箱。看到这些,可是让喜欢电子玩意儿的 T.C.高兴极了。

我们到那里的第三天早上,在享用了当地的传统特色早餐(鸡蛋配茶)之后,我们四人走下山,穿过了一个广场——那里到处是乞讨的儿童、随处走动的奶牛,以及摆放在毯子上出售的蔬果——来到了高僧的官邸。这是一个连体结构的大院,由手持自动步枪的士兵把守,戒备森严:我们被叫进了一个共有两个房间的安保处,他们逐一检查了我们的护照,对我们的行囊进行 X 光扫描,还对我们本人进行了搜身检查。在被安保人员排除了危险分子的嫌疑之后,我们走出了安保处,沿着一条蜿蜒曲折的小径向上攀登,途经大院里的十多幢楼,包括图书馆、工作人员宿舍、行政大楼、大礼堂、高僧的私人住所等。最后,我们来到了接待室——硬木墙面和优雅的书柜让整个接待室看上去就像一个精致的珠宝匣子——我们就是在那里等待被高僧接见。

　　我当时有些惊慌失措。我试图整理自己在高僧面前的开场白，但我是如此紧张，根本没法让自己的话逻辑一致。我心跳加速，冷汗直冒，处于崩溃的边缘——就在这个时候，高僧的首席幕僚，一位身披随处可见的橙黄色僧袍的中年佛教僧人，走进了接待室，宣布高僧准备好接见我们了。

　　他把我们带进了隔壁的一个房间，那里有一个供访客落座的大号长沙发，一个供高僧本人就座的座位宽敞的椅子，旁边还有一个小椅子是给翻译准备的。墙上挂着彩缎刺绣装裱而成的卷轴画，色彩鲜艳，极富民族特色。地上和搁架上则摆放着各色佛教神像。本来我是被指定为担当发言人的角色，代表我们一行人与高僧交流的。然而，当时的我充满了自我怀疑："我究竟哪根筋不对了，我们根本没有任何有价值的东西可以呈献给高僧啊，我们简直是在浪费高僧的时间嘛……"不过，在见到高僧的头 15—20 秒钟里，我的恐惧和焦虑彻底消失了。其间，我们每个人向高僧鞠躬致意，自报家门；我发现高僧已经认识艾伦和弗朗西斯科了，这让我松了口气。相反，我感到了一种深深的安宁和坦然，忽然又坚信自己来对了地方。我的话语像潮水一样脱口而出，我像旁观者一样听到了自己的建议：我们希望对有多年灵修经验的人进行研究，希望考察他们的心灵能力和大脑功能，我们试图了解灵修能否让一个人的大脑发生改变，我们希望高僧能够对我们的研究计划予以支持。

　　从解救族人的苦难到与当地政府保持良好关系，从建立现代化的寺院教育到他本人的精神修行，高僧每天可谓日理万机。但是，即便如此，他居然一直关心着神经科学的最新进展。对依照佛教传统献身于精神修行的人展开研究，西方科学有望为我们带来新的发现——高僧对这样一个愿景非常感兴趣。有西方科学家愿意对此展开严肃的研究，这其实还让高僧颇感欣慰。

有了高僧的首肯，接下来就是苦干了。1992 年 11 月的那天上午，克利夫·萨龙、艾伦·华莱士、弗朗西斯科·瓦雷拉和我四个人累得跟牲口似的。当我们从下榻的旅舍出发，向禅修者所在的山丘进发的时候，我们还没有完全计划好该怎么把所有那些实验设备搬过去。前面提到过，离我们最近的禅修者在马路到头之后还要步行90 分钟（事实上，我们还得自己开路）。一辆吉普车把我们撂在了马路的尽头。我们事先雇了夏尔巴族的挑夫来帮我们背那七大包背包。这些背包每个有 50 多斤重，里面装满了电子设备及其他工具。然而，在我们小心翼翼地往山上攀爬的时候，我不只一次地觉得我们这是在发疯。第一次是在绕着山腰蜿蜒的那条所谓的"小道"变得越来越窄的时候。那时候我真希望自己能再瘦一点（当时的我，满打满算重 130 斤）人越瘦，就越方便把身体紧贴到山壁上，这样就越不容易从 600 米高的山崖上失足坠下，枉送性命。第二次觉得我们疯了，是在挡道的巨石让我们不得不在"越过"和"绕过"之间做选择题的时候。"越过"意味着我们要翻越一个 1.5 米高的障碍。而"绕过"则意味着我们得一只脚踩到巨石的一边，为了保住小命，手得牢牢抓到石头上，另一只脚绕过石头去找一个立足点，同时祈祷自己能够把整个身体顺利地"甩"到那边去，而不是坠落山崖，呜呼哀哉。不知道佛教万神庙中的众神是否响应了我们的祈祷，反正我们都保住了性命。

最后，我们抬头发现了一座石屋。我们正是在那里发现了那位被我们依照标准敬语称为"仁波切一号"（Rinpoche 1，我们承诺要隐去他们所有人的姓名）的僧人。在过去的 10 年里，他一直在此处静修。在高僧给出的十人名单里,仁波切一号是禅修经验最丰富的人之一。他年过六旬,身体已经在走下坡路。对我们此行的目的,他兴致不高。(仁波切一号还记得艾伦·华莱士。当年艾伦曾在此地闭关禅修数月,当时跟仁波切一号打过交道。艾伦充当了我们与仁波切之间的翻译。)这个时候,我们只是希望跟仁波切一号搞好关系,向他解释我们的目的,演示我们希望进行怎样的实验。斯特鲁普测验是其中之一。在斯特鲁普测验中,颜色的名称会用另一种颜色的字体来表示,比方说可能会出现一个红色字体的"蓝"字。这个测验要求受试者把这个字念出来,而不受字体颜色的干扰。斯特鲁普测验考察的是受试者屏蔽干扰、保持注意力集中的能力。不过仁波切一号非常低调,他表示自己的修行充其量算是泛泛之辈(他说那是因为他的胆囊有问题),如果真想了解禅修的效果,我们最好是自己来试一下!谦逊是当地这支佛教所尊崇的一个核心价值,仅仅描述自己的禅修都会被视为夸耀。我们之前完全没有考虑到这一点。直到辞别仁波切一号,我们与他的交流都非常有限,连正式的访谈都算不上,脑电图数据更是想都别想了。

我们在仁波切二号那里的收获也大不到哪儿去,尽管艾伦·华莱士曾经拜他为师。不过这次得怪别的科学家。仁波切二号跟我们谈起了一个叫做"罗桑丹津"(Lobzang Tenzin)的人,他曾经也在附近的山上修行瑜伽。他去过哈佛医学院,那里的科学家对他进行了研究。哈佛医学院承诺,所有的研究都是围绕禅修进行的无创研究。然而,哈佛的研究者抽了罗桑的血——他回来之后,三个月就死了。仁波切二号丝毫不怀疑,他的朋友正是被那些瞎搞的科学家害死的。他还说:试图对心灵做出测量是毫无意义的,因为心灵是不可名状的无形之物。他向我们担保，就算我们果真测量到了什么，那也丝毫无助于我们对禅修效果的理解。他的这番话让我们的访谈变成了一次长达三小时的争论。

在其他八位僧侣那里，情况也都大同小异。其中一位为我们提出了善意的建议：向高僧祈愿我们研究工作能顺利进行。另一位则建议我们两年后再来，届时他的奢摩他修行应该小有所成（"奢摩他"是梵文"shamatha"的音译，译为"禅定"，该修行方法旨在止息杂念，让心灵得以清晰而持久地专注于一个对象）。另一些僧人则担心我们搞的这些稀奇古怪的测试会扰乱他们的正常禅修。不过大多数人的顾虑还是跟仁波切二号一样：他们认为物理测量指标无法用于探测禅修对心灵的影响。比方说，禅修能够培养的慈悲心是否可以用脑电图来探测呢？很遗憾，问完了全部十位僧人，他们的投票结果是 0 比 10。

虽然在科研上没有进展，但我感觉我们在另一个层面上取得了成功。这些僧人中，有一位在逃到此地之前，曾经在狱中遭受了多年的拘禁和折磨。尽管身陷囹圄，他仍坚持慈悲禅修的修行。他用令人过耳不忘的细节，向我们讲述了禅修当时给他带来的每时每刻的变化。他说，他的心最开始充满了难过、绝望和愤怒，但随着日子一天天的过去，那慢慢地被一种慈悲心所取代。那些将他拘禁的人也成为了他的慈悲对象。他逐渐开始认为，那些人也同样遭受折磨——不过这种折磨不是来自他们的行为，而是来自他们的心灵——因此，从某种意义上来讲，他们是共同面对苦难的同伴。我觉得，这种不凡的领悟力无疑有助于增进我们对大脑和心灵的了解。

在山峦之间辛苦跋涉了十天之后，我们终于放弃了在禅修者身上收集科学数据的念头。不过在离开之前，我们再次拜访了高僧，将我们希望落空的情况向高僧做了汇报——我们无法收集到一手资料来研究长期禅修的神经学效应。这些成就者（adept）为什么婉拒了我们的请求，又为什么对我们的设备缺乏信心，以及另一些与西方科学家有过合作的僧人所遭遇的令人不安的经历，这些我们都逐一进行了解释。忽然，一直坐着倾听的高僧打断了我们充满歉意的讲述："长期禅修的人当中，有一些在西方待过，对西方的思想与科技都比较熟悉。为什么不找他们重新试试？"山丘上的那些禅修者中，没有人对西方乃至科学有过广泛的接触。而一个对西方科技有过接触的人，恐怕就不会担心电极会扰乱自己的禅修。也许可以把接触过现代科技的僧人请进我们的实验室——而不是试图在他们修行的现场对他们进行测试——这样就可以利用西方实验室中的可控环境。（还有一个额外的好处：再也不用扛着几百斤重的设备在山峦之间艰苦跋涉了！）高僧的这个提议立刻抓住了我的心。高僧承诺会向他认识的一些成就者引荐我们。听到这话，我知道我们打入他们的圈子只是一个时间问题。

不过，高僧本人还有一个问题。他说他了解到心理学研究几乎都是围绕着消极情绪展开，比如焦虑、抑郁、恐惧、难过，等等。他问：科学家们为什么不能将现代神经生物学的工具应用于对慈心和悲心等美德的研究呢？对这个问题，当时我并不知道该如何回答才好。我吞吞吐吐地说道，大多数西方的生物医学研究都是以治疗疾病为目的，对情绪的研究也是出于同样的考虑：焦虑、抑郁等消极情绪会导致问题乃至疾病，所以它们吸引了科学研究的大部分注意力；另一方面，由于慈爱不会带来问题，它们在很大程度上就被忽略了。但即便这是我亲口对高僧道出的解释,连我本人都觉得这些话苍白无力。毫无疑问,我们对积极情绪了解得越多,我们就越懂得该如何在人们身上培养这些品质。然而,(在我回去之后才了解到)当时主流的心理学教科书中,没有哪一本书末尾的"索引"部分出现了"悲心"(compassion)这个词。就在彼时彼地,我发誓要尽力改变现状。我告诉高僧,我会竭尽所能将慈悲纳入科学研究的视野。我还许下誓言要更加坦白地对待自己对禅修的兴趣,最终实现"出柜"——向学术圈中的同侪公开自己的禅修练习。当时我已经是威斯康星大学的全职教授,在所在研究领域已经拿了好几个奖。我还有什么好患得患失的呢?

走进实验室的僧侣

回到麦迪逊,我一心投入了科学研究,希望了解在情绪风格、情绪调节以及情绪反应性的个体差异等现象的背后,有着怎样的神经机制。而同时,我也做好了对禅修展开严格的科学研究的准备。如果你去读出版物中关于科学研究的叙述,你可能会感觉研究的过程只需遵循简单的三部曲:一名研究者首先想出了一个有意思的问题,然后招募到了志愿者来参与实验,接着再过一会迷人的研究结果就出现了。真要是这样就好了。首先,仅仅是让校方许可你在人身上进行实验就是一件费时费力的事,我们这里谈的不是有创外科手术,也不是通过实验来进行药物研发,而只是请人填一下问卷。一项研究从立项论证到申请通过的整个过程中,涉及大量繁文缛节的文书工作。一些实验室甚至雇用了一个全职员工来处理这些事情。这还不算完:敲定实验的设计细节就是耗费时日的大工程;新的实验还会涉及计算机编程,这个过程可能会长达数月之久;而新的试验方法还需要进行大量的前期测试(pilot test)——招募几名志愿者来对整个试验流程进行检验——这又得搭进去几个月的时间。

高僧为我们向禅修大师引荐的承诺在 2001 年开始产生效果。当时有一个人走进了我的实验室,他在我认识的人当中可以说是经历最特别的一位。这个人就是马蒂厄·里卡德(Matthieu Ricard)。他 1946 年生于法国,1967 年成为了一名佛教僧人。不过,他能响应内心的感召,最终走上佛教之路,还颇费了一番周折。马蒂厄的父亲让-弗朗索瓦·勒维尔(Jean-François Revel)是著名的法国哲学家,而他的母亲亚娜·勒杜莫林(Yahne Le Toumelin)是一名抽象画家。因此,马蒂厄自幼就浸淫于战后巴黎的知识界,见证了那个思想激越、巨人辈出的时代。1972 年,马蒂厄在巴斯德研究所(Pasteur Institute)取得了分子生物学的博士学位——在巴斯德研究所攻读博士研究生的时候,他曾与诺贝尔生理学或医学奖得主弗朗索瓦·雅各布(François Jacob)共事。同一年,马蒂厄放弃了传统的科学生涯,搬到喜马拉雅山去生活,当年他正是在那里修行为僧。

显然,要跨越古老的佛教传统与现代科学之间的鸿沟,马蒂厄是一个关键人物:他知道为什么需要一个对照组,知道如何做线性回归,同时他还是禅修的行家里手。弗朗西斯科·瓦雷拉(在印度对那些长期禅修者进行所谓"研究"的时候,他跟我一起吃过苦)曾经获准在马蒂厄禅修的时候测量他的大脑活动。这是科学家第一次研究他的大脑,尽管这项研究从未发表。所以,当高僧放出话,号召那些对西方世界或者现代科学有过接触的禅修高人对类似实验予以支持的时候,马蒂厄是第一个报名的人。马蒂厄在高僧身边服务过不少时间,当高僧出访欧洲的时候,马蒂厄曾担任他的翻译。

2001 年 5 月,马蒂厄来到了麦迪逊。我们知道自己想要测量的是他禅修时的大脑活动,也许会借助核磁共振,但实际操作起来,并不是那么简单。让公众着迷的那些花里胡哨的大脑扫描图("玩俄罗斯方块的时候,你的大脑是这个样子")与实际数据其实是两码事,就像一幅伦勃朗的画作与一个被颜料弄花的调色板是两码事一样。首先,原始数据是一种数字读数,而你在大脑某个区域上看到的花花绿绿的颜色则是任意选择的,没有一个客观的标准。更重要的是,核磁共振无法孤立地测量大脑活动——核磁共振图像从你感兴趣的活动中减去了静止状态或者基准状态的大脑活动,不管你感兴趣的活动是活动一根手指头,还是在心里想象安吉丽娜 · 朱莉(Angelina Jolie)的形象。这就意味着基准状态非常关键,它不应该与你感兴趣的活动中任何重要的部分出现重合。打个比方,如果你感兴趣的是产生视觉形象的神经活动,受试者注视着某件外部事物时的状态就不应该作为基准状态,这是因为在心灵之眼中形成一个视觉形象,与用眼睛感知到外部世界的真实事物,两者所用到的大脑机制是相同的。那么,我们应该将怎样的状态作为将会从禅修状态中减去的基准情形或者对照情形呢?

另一个问题是:从马蒂厄开始禅修到进入一个所谓的"禅修状态"中间需要经过多久的时间? 进入禅修状态并不像打开一个开关那么简单。我们只能给马蒂厄留出足够的时间,确保他真的进入禅修了状态,且能够持续一段时间。这其实是马蒂厄自己能够判断的。梵文中对应英文"meditation"(禅修)的那个词,字面意思其实是"熟悉"的意思,意思是说,禅修成就者对自己的心灵是了解的。正如一名品酒师能一下子尝出西拉葡萄酒的味道,经验丰富的禅修者也能够判断自己是否进入了禅修状态。然而,如果我们在开始收集核磁共振数据之前,等待的时间过长,或者让禅修持续的时间过长,马蒂厄就不得不在核磁共振扫描仪促狭的管道中一直保持一动不动的姿势。从研究的角度来说,理想情况是短时间的禅修状态与短时间的基准状态交替进行。

我们在试了几次之后,马蒂厄认为一个禅修时间段最理想的长度是两分半钟。他建议采用一种叫做"无记性"(lung ma bstan)的状态作为基准状态——此时,一个人既不是在睡觉,也不是在禅修,也没有对任何事物特别地留意。马蒂厄称,人处于这种状态时,既不试图做成任何事情,也不为任何强烈的情绪和念头所烦扰——这是一种中性的、无所谓的状态。至于禅修方法,他建议慈悲禅修、无所缘禅修和虔诚禅修(devotion meditation,禅修者在头脑中想象自己最重要的精神导师的形象,专注于此时自己感受到的敬重、感恩和虔诚的力量)交替进行。为了写出操控核磁共振数据收集的计算机代码,我们的程序员当天晚上一宿没睡。为了确保实验的顺利进行,数据流要能够反映出马蒂厄精神状态的每一次变化(比如从慈悲禅修到基准状态的变化),还要控制好不同的刺激信号在核磁共振扫描仪管道顶部的屏幕上出现的时间。拿到原始数据,我们应该就能够说出:"哦,马蒂厄就是在这个时候从无记性状态转入了虔诚禅修。"因此,时间控制脚本(timing script)是关键所在。

果然,第二天早上我们一开工,整个事情就搞砸了。马蒂厄被送进了核磁共振扫描仪的管道,戴上了耳麦(用于与控制室中的我们进行交流），调好了光纤眼罩（我们可以在上面为他放映视觉指令），就在这时软件发生了崩溃，扫描中止了。我们透过窗户窥探核磁共振室里的情况，确保马蒂厄看上去并无不快，然后我们打开了对讲机，告诉他软件出现了故障需要修理，请他等候片刻。我们趁着马蒂厄耐心等待的时候，赶紧将代码重新赶制出来。

终于又到了我们重新开始的时候，我念出了自己的脚本："好，马蒂厄，现在开始无记性状态。"三分钟之后，我说道："马蒂厄，现在请开始慈悲禅修。"又等了两分半钟，我说："现在是无记性。"如此重复六轮之后，马蒂厄稍事休息，然后我们换成了将注意力集中在特定点的有所缘禅修（focused attention meditation）。在核磁共振扫描仪管道内部的显示屏幕上，出现了一个点，马蒂厄的任务就是一直注视着这个点。同样，这个练习也与无记性状态交替进行。然后是重复六轮的无所缘禅修——在这个过程中，马蒂厄会逐渐扩展自己的关注范围，直至一览全景，仿佛是从万米高空俯瞰世界。最后是六轮的虔诚禅修。整个过程如马拉松比赛一样漫长，我们从早上七点开始，到下午一点才结束。换一般人，此刻肯定已经像一张洗碗布一样瘫软无力。然而，当马蒂厄最后从核磁共振扫描仪的管道中出现时，他的脸上露出了圣徒般的微笑，他只关心一件事：我们是否拿到了需要的结果。

一般来说，核磁共振记录的处理和分析可以不紧不慢地进行，但这次情况有些特殊。第二天上午，高僧会出现在我的办公室门口。

2000 年 4 月，我在印度出席了由心灵与生命学会（Mind and Life Institute）组织的高僧与西方科学家的定期会晤。在那次会议上，高僧问了我一大堆的问题，都是关于研究大脑的具体方法，以及这些方法又如何增进了我们对大脑功能的了解。脑电图的工作原理是怎样的？脑电图变化得有多快？核磁共振技术与正电子发射计算机断层扫描技术又如何？两者孰优孰劣？当时，威斯康星大学正在着手创建一个重要的脑成像实验室，也就是今天我负责的魏斯曼脑成像与行为实验室（Waisman Laboratory for Brain Imaging and Behavior）。尽我所能地回答了高僧的问题之后，我脱口而出："陛下，欢迎您赏光来我们实验室参观。这样我就能为您演示这些测量工具的具体操作。"高僧仅仅跟助理们商量了两三分钟，就敲定了来我们实验室访问的时间（助理们多少有些意外，毕竟高僧是重要人物，他既要为追随者提供精神指导，又要出席政治会晤，他的日程表早已被排得满满当当）：他将在一个月之后的 2000 年 5 月访问我的实验室。

5 月转眼就到。

在马蒂厄的实验之后，我让一个由研究生和博士后组成的三人团队通宵达旦地分析实验数据。这可是我们在长期禅修者身上（好吧，在一名长期禅修者身上）拿到的一手研究资料。我非常希望能够赶紧将它整理好，第二天上午能呈献给来访的高僧。凌晨六点半，我冲到了楼下的实验室。我急于了解我们是否拿到了什么有价值的研究成果，当时心提到了嗓子眼。我赶到时，研究团队的三名成员已经精疲力竭，他们正站在实验室新添置的意式咖啡机旁边，大杯大杯地喝着浓咖啡。我们当时全是靠肾上腺激素和咖啡因在支撑，但内心是兴奋的，感觉我们已经抵达了东方与西方、佛教与科学、僧侣与核磁共振相遇的历史时刻。马蒂厄的数据给我们留下的第一印象是：特定形式的禅修能够让大脑的功能出现变化，而且这种变化是如此显著，足以让我们的设备测量到。我们坐在几台计算机显示器的前面。研究生和博士后们拉出了马蒂厄的大脑结构扫描图,图上是相互重叠的色斑,不同的颜色表示大脑各个区域的活跃程度——每一种禅修状态"减去"无记性状态的相对水平。我想同时对照比较慈悲禅修、有所缘禅修、无所缘禅修和虔诚禅修。一看到禅修时的大脑扫描图,我思想飞驰,心跳加速——我被四种不同禅修之间的差异震惊了。尽管这些状态之间的差异只是心理上的——仅仅是马蒂厄的意念出现了变化——但不同的扫描图反映的大脑活动模式之间却出现了显著的差异。我们为历史翻开了新的篇章,这就是我当时的强烈感受。

我重新确认了一遍:我们和马蒂厄做的这个实验的确不赖。接着,我就冲上楼去等候高僧的到来。我们用最高礼遇来接待高僧,同时到来的,还有他的随行人员、翻译(尽管高僧本人的英语相当好),以及美国特工处的全程安保,就像是在迎接一位国家元首的来访。因此当时的情况是,一大群人前呼后拥地穿过门厅,再挤进一间又一间的实验室。高僧兴致极高,耽溺于眼前的所见,而当时我们甚至连神经科学都还没有谈起呢。我们有一间机房,一些实验装置没法从商店里买现成的,技术人员就走进机房,用钻床、精密切割机、金属加工设备、车床和台钳等工具来自己制作。这间机房让高僧流连忘返,他在里面几乎就挪不动步。高僧经常说他下辈子希望做一名工程师。从小他就喜欢把车前灯之类的东西拆开来一探究竟,他对机器装置的兴趣从未熄灭。钻床成了当天的明星。

最后,我好容易把所有人都领进了核磁共振室,暗自祈祷平时屡试不爽的戏法到了关键时刻不要出故障。接着,我的一名学生被送进了核磁共振扫描仪的管道,高僧和我此时正坐在控制室里观看。

在核磁共振扫描仪启动之后,我让这名学生一动不动地躺了一分钟,然后我请他动了动右手手指。下面就是见证奇迹的时刻:片刻的数据处理之后,运动皮质变亮了。(这招确实是百试百灵,所以我经常拿这个实验来向人展示核磁共振是如何捕捉大脑活动的。)而高僧却并没有看够,他问我如果这名学生仅仅是在意念中动动手指头,结果又会如何。没问题:运动皮质又被再次激活,尽管活跃的程度比真的做出这个动作时要弱一些。纯粹的心理活动(比如意念或者想象)让大脑产生的反应居然与真正的身体活动(动手指)如此相似,这让高僧非常欣喜。

然后我们驱车赶往弗卢诺中心(Fluno Center,弗卢诺中心是威大的一个行政会议中心,高僧即下榻于此)去参加那里将要举行的一个会议,会议的主题是交流关于禅修的最新科研成果。我打算在那里向高僧讲述我们对马蒂厄的实验。我将几个小时前我们刚刚得到的大脑扫描图投影在了听众面前的大屏幕上。我事先已经向高僧讲明:由于我们的受试者只有马蒂厄一人,对于我们的研究结论姑妄听之即可,但是的确有迹象表明,大脑在四种禅修状态下的活动不同于处于基准状态时。慈悲禅修时,脑岛和运动皮质都非常活跃;有所缘禅修时,包括前额皮质与顶叶皮质(parietal cortex)在内的经典注意力脑区处于激活状态;无所缘禅修时,多个大脑区域都保持活跃;虔诚禅修时,我们发现视觉皮质变得非常活跃,想必是因为马蒂厄当时在头脑中想象了自己师傅的形象。

高僧希望确认这样一点:当时是不是的确没有出现外在刺激的变化?这是否仅仅是心理活动的反映,正如那位在意念中动手指头的学生?的确如此,我向他保证,但同时我心里一直很纠结:一方面我觉得这事情的确很有意义,另一方面我很清楚那并不科学,至少目前还不是。我们只是在一名受试者身上做了一次实验,所有的结论完全可能是垃圾。我跟高僧有言在先:科学是一个漫长而痛苦甚至乏味的过程;在我们从许许多多的禅修者身上取得严格的实验数据之前,我们不会向世界宣布任何研究成果。而禅修能够产生独特的大脑活动模式,这不足为奇——尽管这话我并未向高僧说起。心灵从而大脑所经历的任何事情都在一个特定的大脑区域对应着一个特定的神经元放电模式,这是不言自明的,这跟健身会让你的肌肉出现特定的电活动模式是同一个道理。

一个可以被称为"静观神经科学"(contemplative neuroscience)的研究领域已经被开辟,这一点高僧看得比我们更清楚。禅修不但能够实时产生特定的大脑活动模式,还会让大脑活动发生持久的变化。这就是为什么禅修者的大脑与非禅修者不同,即便是在前者从事禅修之外的活动时。只有当我们收集到了足够的数据,才能对禅修影响大脑的过程做出令人信服的解释。高僧知道那可能会耗时数年,但他相信,这项研究有望改造人性。灵修或许能够培养积极的心灵品质,这既是佛教僧人长期以来的主张,也是他们的亲身经历;灵修或许还能让世人变得更加慈悲,减轻世间的苦难。不过高僧知道,我们身处科学的时代。要想让人们相信灵修的潜力,需要依赖科学的力量,仅仅靠佛教僧人的证词是不够的。

今天,我回忆当时的情景时,我会想起下面这几句话,它们出自诺贝尔奖得主、DNA 结构的发现者之一弗朗西斯·克里克(Francis Crick):

> 在自然界,杂交物种一般没有生育能力;但是在科学领域,

情况恰恰相反。交叉学科往往是富饶多产的研究领域；而一门学科越是闭门造车，与相关领域的交流越少，发展势头就越不乐观。

闭门造车不太可能发生。2500 年以来，各种形式的灵修已经成为了佛教教义的核心，而我致力于运用现代西方的科技手段，对其现象进行解释，对其方法进行研究。西方科学与东方宗教，这是抵达实在本质的两个不同路径。我希望这两者的结合能够让我们对人类的心灵形成一个更完善、更公允的理解。现在我只能祈祷这两种世界观的结合的确能够产生克里克预言的杂交优势，而不是一个无法生育的杂交品种。

关于心灵所具有的改变大脑的力量，我本人经历的发现之旅，将会在下一章为大家介绍。

_____

① R. J. Davidson, D. J. Goleman, and G. E. Schwartz, "Attentional and Affective Concomitants of Meditation: A Cross-Sectional Study," *Journal of Abnormal Psychology* 85(1976) :235 – 238.

第 10 章

仪器监测下的僧侣

我们从印度的山峦之间"凯旋"后——所有我们在那里接触的僧人都拒绝参加我们的实验——我很快意识到,在长期禅修者身上展开研究存在一些不利因素,难以取得他们的配合只是其中之一。更为根本的是,那些献身于灵修,在禅定、内观或者其他形式的禅修上花去了成千上万个小时的人,让我们说得客气点,恐怕不能算作典型的人类。一般来说,很少有人会愿意在静默的灵修和静观上投入那么多时间。即便最后我发现,长期禅修者的大脑活动模式的确迥异于禅修新手或者毫无禅修经验的人(我们的研究结果显示的确如此,详见下文),这个结论可能也并非那么显而易见:长期禅修者的大脑与凡夫俗子的大脑不同,也许仅仅是因为他们天生如此。一些人之所以会选择一种静观的人生,也许恰恰是由这种大脑上的先天差异造成的。大脑差异可能并非禅修的结果,而是原因。这种可能性是我们无法排除的——在开始禅修之前,那些僧侣大脑的情况如何,我们一无所知。

上面这一点只是针对长期禅修者的研究计划被我搁置的原因之一。另一个原因是,当听到所谓的"长期"意味着什么时——我们这里的"长期"指的是上万小时——人们会翻白眼。换言之,如果每天禅修 2 小时,每周 7 天,就需要坚持 714 周,那差不多是 14 年的时间。这些数字各位读者在随便找到的信封背后就可以算出。让你每天挤出 1 小时,而不是 2 小时,你做得到吗?每天 1 小时的话,你就得坚持 28 年的时间。这些各位都可以自己来算。这里的言下之意很清楚:大多数有家庭,有工作,以及有其他事情需要花费时间(比如吃饭和睡觉)的人,都知道自己这辈子根本不可能花那么多的时间在禅修上面。

这些顾虑——长期禅修者可能本来就拥有异于常人的大脑;上万小时的禅修是绝大多数人无法企及的——都指向了同一个解决方案:不再比较禅修者与非禅修者,转而研究短期禅修对人们的影响,追踪他们的大脑发生了怎样的变化。

正念减压疗法

1999 年,我从事追踪研究的机会来了。麦克阿瑟基金会[MacArthur Foundation,以其每年颁发的"天才奖金"(genius grant)而知名]牵头设立了一个关于身心互动的研究网络,这是一个由 12 名科学家和学者组成的跨学科小组。小组成员每年碰头六次,提出一些传统基金会不愿触碰的、跨越学科藩篱的研究计划。当时我就是这个小组的成员。虽然从 1978 年以来,我一直在接受美国国立心理卫生研究院的研究资助,但是我知道,想要为禅修的研究申请资助是浪费时间。在三天的会议过程中,我们将研究正念减压疗法(mindfulness-based stress reduction,简称 MBSR)的想法抛来掷去,麦克阿瑟基金会终于慷慨地拿出了 25 万美元作为对正念减压疗法的研究资助。

在欧洲和北美的医学院里,正念减压疗法是最流行的世俗禅修形式。正念减压疗法由马萨诸塞大学医学院伍斯特分校(University of Massachusetts Medical School in Worcester)的乔·卡巴金(Jon Kabat-Zinn)提出。学员们要在为期八周的课程中学习正念禅修——要求禅修者在每一个当下进行不予评判的觉察。现在让我们来逐一介绍这里的几个概念。所谓"觉察"(awareness)是指,尽管你在一个安静的地方坐着,但你仍然对身体的任何感觉以及心里的任何念头和情绪保持关注。最开始你感觉到的可能是椅子的压迫感,或者双腿的紧张感,或者肘部感受与肩部感受的差异。接下来,你可能会发现,当你在心里逐一清点自己的生理感受时,一个关于午饭吃什么的念头忽然冒了出来。或者,你会发现脑子一下子感觉很安静。所谓"在每一个当下"(moment-to-moment)是指当每一个感觉或者念头出现的时候,你要立即予以觉察。最后,"不予评判"(nonjudgmental)是这里的关键。如果你的腿部感觉紧张,你不要去责备自己没有完全放松。你的反应应该类似于"嗬,腿还紧绷着,有意思"。同样,对于任何的念头和情绪,你也不要像平时那样刻意保持某种想法("嗯,午饭。我要多买点蛋黄酱。做一份色拉就可以了。我真得少吃点。怎么在禅修的时候我还想这些? 禅修这事儿我真是学不来。")。这些念头一旦出现,你就客观地对其进行观察,就仿佛自己是一个无动于衷的第三者,不受情绪和成见的左右。这些念头不过是你的大脑突触和动作电位(action potential)的有趣分泌物。

在笔者行文至此的 2011 年,已有数十项临床试验证明,正念减压疗法有助于缓解乳腺癌幸存者的心理痛苦,减轻器官移植接受者的副作用,消除社交焦虑症患者的焦虑和抑郁,帮助人们更好地应对慢性疼痛。不过在 1999 年,当时还没有关于正念减压疗法的随机对照研究,人们对正念减压疗法的生物学效应一无所知。我们希望改变这一状况。

于是我们与麦迪逊郊外的生物技术公司普洛麦格(Promega)取得了联系。该公司的首席执行官比尔·林顿(Bill Linton)是威大校友,同时还是威大几个顾问委员会的委员。在一个校方组织的活动上,我跟他聊起了自己的研究。他也坦率地谈起,他对禅修、对意识的本质及其产生机制,也有浓厚的兴趣。当时我心想,这个人也许真的会让我在他们公司的员工身上做一项疯狂的研究。于是我抛出了绣球:我跟我的同事们可不可以走进普洛麦格的办公室,去给他的员工做一次关于正念禅修的培训,然后再对他们的一些健康指标和心理机能进行测量,考察正念禅修在他们身上产生了怎样的影响?

比尔对这个提议非常热心。他把普洛麦格员工的电子邮件清单发给了我,这样我们就能通过电子邮件在他的员工中间招募志愿者。在一个月的时间里,我们对普洛麦格的员工召开了四次宣讲会。我向他们说明,一些志愿者会学习一种源自佛教禅修的减压方法,另一些志愿者会进入一个对照小组。后者类似于一个"候补名单",名单上的人虽然不会参加减压培训班,但是研究者会对名单上的人进行测量,测量内容与他们学习减压方法的同事相同。一个人最终会被划归到哪一个小组完全是随机抽取的。不过,当这项研究结束之后,我们还会给"候补名单"上的那些人一个学习正念减压疗法的机会。之所以需要这样一个对照组,我们解释道,是为了确保学习正念减压疗法的人与没学的人对这个课程有相同的兴趣,确保他们参与这个课程的动机是大致相当的。如果直接让志愿者都来学习正念减压疗法,而不搞那样一个"候补名单",我们就将面对和长期禅修者同样的问题:愿意来学习禅修的人可能从一开始就不同于那些不想来听我们讲课的人,这样一种可能性是我们无法排除的。

我与卡巴金的第一次见面是在 1973 年,当时他才开始在马萨诸塞大学上班,他的工作是要开发一个减压课程。对于一个刚从麻省理工学院拿到分子生物学博士学位的人来说,这样的一个职业生涯起点可以说是比较另类的。早在那个时候,他对自己的志向就已经非常清楚:将自己禅修经验中的所学加以总结提炼,再把它简单明白地表达出来,让从未接触过禅修修炼的普通人也能理解。毫不奇怪,当我向卡巴金谈起我开展的这项研究时,他不但非常兴奋,希望参与进来,还愿意亲自来讲授正念减压疗法。针对该疗法的真正的随机对照试验,这还是第一次。[①] 在它诞生的过程中,卡巴金希望自己在场。

当时,交通也是一个大问题。卡巴金不但要讲课——每周两个半小时,连续八周——他在课程开始之前,还要与未来的参与者逐一面谈,研究结束之后的总结汇报他也要参加。而且在第六堂课之后还有要持续一整天的禅修营。连续十周,卡巴金每周都要在马萨诸塞与威斯康星之间来回飞。这么说吧,卡巴金在这十周里积累的航空里程积分令人印象深刻。即便航班在大半夜延误,滞留在了芝加哥,卡巴金依然斗志昂扬,不为所动。

　　1999 年 9 月，在第一堂课之前，我们收集了所有志愿者的基准数据。我们用脑电图测量了他们的脑电活动。我们主要关注的是前额皮质，这是因为情绪的积极与消极、情绪调整能力的强弱等差异，会造成左右脑前额皮质的非对称。我们还让志愿者填写了问卷，评估了他们的焦虑和压力水平。问卷会问他们是否赞同诸如这样的陈述——"我在小事情上过于担心了"，以及"经常会出现一些令我不安的念头"。

　　接下来，被分进学习班的志愿者就开始上课，学习正念减压——如何在每一个当下进行不予评判的觉察。卡巴金首先教给他们的是呼吸的正念。正念呼吸要求你关注自己的呼吸：感觉空气的吸入和呼出，感觉空气在鼻腔的通道中流过，或快或慢……接下来，卡巴金会转向身体的正念：面朝上仰卧，然后缓慢地、平静地留意身体各个部位的感觉——感觉地面压迫自己的肩胛和肘部；感觉自己的双脚放松地向前伸开；感觉脚踝处的刺痛感……随后，卡巴金会让每位志愿者吃一粒葡萄干，不过这一粒葡萄干要吃足五分钟，他们要留意吃的过程中的所有感觉：咀嚼、品咂，以及最后的吞咽。卡巴金还会教他们正念瑜伽——练习者需要把一套各不相同的姿势[比如所谓的"下犬式"（downward dog）就要你把双手前伸至地面，臀部向上，用身体摆出一个上下颠倒过来的"V"形]逐一做一遍，以增强对自己身体感觉的觉察。在更往后的课程里，卡巴金还会为学员们念诗。这些诗是精心选择的，抓住了正念最重要的一些心灵品质[比如 13 世纪的波斯诗人、苏菲派神秘主义者鲁米（Rumi），为学员吟诵他的诗作就非常合适]。在第六堂课之后的一个星期六，我们安排了一个禅修营，时间会持续一整天。卡巴金可以利用这个禅修营来指导志愿者完成高强度的禅修阶段,以及长时间静默的正念禅修。

　　我把培训的内容讲得比较具体,是为了向读者表明,尽管八周跟长期禅修者投入的成千上万个小时比起来似乎微不足道,但八周的强度已经相当大——大到足以(我希望如此)导致情绪风格出现一些可测量的显著变化。具体来说,我们感兴趣的是情绪调整能力维度和生活态度维度。

　　我们这个正念减压疗法培训班在感恩节前后结束了,此时正好赶上流感季的开始。我们趁此机会为所有人——既包括上课的人,也包括没上课的对照组成员——注射了流感疫苗(原因下文详述)。我们还把实验伊始测量的那些指标(脑电活动以及调查问卷)重新测量了一遍。现在,让我们来看看有哪些发现。

　　我们的第一个发现是,参加正念减压疗法培训班的学员焦虑症状下降了 12%;而候补名单上的人焦虑症状还有所增加。参加正念减压疗法培训班的那一组还出现了显著的左额激活:与参加课程之前相比,左脑激活的水平在四个月后增至了三倍。与研究开始时相比,对照组成员的左脑激活水平在研究结束后其实还出现了下降。(也许没有入选培训班那一组让他们感到失望。)我们还在注射流感疫苗的前后,采集了每个人的血样。从血液中我们再次看到了正念减压疗法的效果:禅修者对疫苗产生的抗体要高出 5%,这意味着与对照组的人相比,禅修课程学员的免疫系统出现了更有效的反应。有意思的是,大脑对正念减压疗法的反应更强烈的人,对流感疫苗的反应也更显著。这让我更加坚信,大脑的活动与免疫系统的确是相互关联的。我在第 6 章中已经提及:积极情绪(在情绪调整能力风格上处于"迅速恢复"的一端;在生活态度风格上处于"积极"的一端)

有益身体健康，尤其是能够增强免疫力。

正念减压疗法能改善我们应对压力的能力，让我们在情绪调整能力维度上向"迅速恢复"的一端，在生活态度维度上向"积极"的一端移动。换言之，一个人处理压力的能力越强，他在遇到困难的时候就越容易重新振作起来，看待世界的态度也越乐观。我认为这是通过对心灵的习惯进行重新训练而实现的。面对情绪上的挑战，我们都有惯常的反应方式，而这样的习惯是基因与经验的复杂产物。通过学习正念，我们可以增加某些神经元通路（neuronal pathway）的使用概率，从而改变我们的习惯反应。如果遇到困难时的习惯反应是额皮质（frontal cortex）向边缘系统发出神经元信号——其中额皮质会对所遭遇的经验形成某种理解，而边缘系统中的杏仁核会为该经验赋予一个强度较高的负性情绪效价（emotional valence）——那么正念可能就会创造出一个新的神经元通路。同样的经验额皮质仍然会处理，但（至少有一部分）神经元信号却到不了杏仁核那里。这些信号会逐渐减弱和消失，就好像如果事事顺心，坏心情也会逐渐消失一样。于是，原本可能造成压力或者带来挫折的经验，将不再会触发焦虑和恐惧的感受，更不会让当事人任命般地放弃抵抗。神经元惯常的行进路线已经发生了改变。这在很大程度上就像一条溪流本来总是沿着固定的路线流动，但是在（比方说）一场突如其来的暴风雨之后，它也可能会改道，开辟出一条新的河道。正念禅修在心灵的河床上开辟出了新的河道。

更为具体地说，正念让大脑能够以一种新的方式来对经验和思想做出反应。也许在过去，一想到明天需要完成那么多事情——开车送小孩上学；到了单位还要参加一项重要会议；水槽在漏水，你得找人来修;给国税局打电话解释他们在你的个税申报单中发现的错误;下班回到家还得烧菜做饭;等等——你就会恐慌,感觉被压得喘不过气来。但现在,正念让你的思想有了一个新的传输管道:那些你需要完成的事情你还是会去想,不过在被压得喘不过气的感觉开始出现的时候,你可以客观、冷静地来看待这样的感受。你会想:"好吧,没错,被压得喘不过气的感觉正在我的大脑中掠过。"不过你心里很清楚,纵容它劫持自己的大脑于事无补,于是你会后退一步,让这个感受自行消失。正念利用大脑的可塑性,对心灵的习惯重新进行了训练,在大脑中开辟了一些新的通路,加强了一些旧的通路,另一些原来的通路则被弱化。

这就是我们发现自己的大脑发生了变化的原因。在我们进行正念减压疗法的学员身上,左脑前额皮质的回路显示出了比右脑更高的活跃水平。换言之,这种形式的心理训练让他们的思想与感受的前进方向发生了变化——思想与感受在物理上的反映只不过是沿着大脑神经元传输的电脉冲——掌管消极情绪的右前额皮质出现了活跃程度的下降;而增强情绪调整能力、提升幸福感的左前额皮质则变得更加活跃。新的"河床"传输的思想与感受越来越多,从而形成了一个良性循环:你的思想沿着那条焦虑更少的路径传输得越多,你的情绪调整能力就会变得越强,生活态度也会变得越积极,这反过来会更易于思想和感受沿着那条新路径来传输。

我们的研究营

与正念减压疗法相比,其他形式的禅修有望对一个(或者更多的）情绪风格维度产生甚至更直接的影响。这是我们在接下来的一项研究中的发现。大多数形式的禅修都明确提出要控制注意力，比方说，要你关注自己的呼吸。这要求你密切留意注意力的变化——如果发现自己走神，你还要轻轻地把心绪唤回，重新保持对呼吸的关注。这让我有了这样的猜想：我们能够通过禅修来培养注意力，让我们的注意力变得更加集中吗？禅修能让你对周遭或者对你自己有更敏锐的觉察吗？换言之，禅修对情绪风格的各个维度有怎样的影响？

为了回答这些问题，我们在一个与通常的实验室环境迥异的地方开展了一项不寻常的研究。马萨诸塞州有一个别致的新英格兰小镇贝尔（Barre）。在贝尔郊外的一片林子里，有一个禅修中心。内观禅修社（Insight Meditation Society）在那里举办了高强度的禅修营。他们采用的是佛教风格的禅修，其中大多是正念禅修——鼓励禅修者不予评判地关注当下。禅修中心的主楼过去是一所天主教修道院，楼的前面耸立着四根高大的白色圆柱。大多数的禅修课程都安排在这座楼里。这座楼大门上方的人字墙上铭刻着这样一个词——"metta"，也就是梵文中的"慈心"（loving-kindness）一词。佛教中的慈心是指祈愿一切众生（sentient beings）具足乐及乐因，它是关怀无量众生的佛教修行者应具有的"四无量心"（four immeasurables）之一。〔其他三种"无量心"分别是：祈愿一切众生永离苦及苦因的悲心（compassion）、祈愿一切众生永不离无苦之妙乐的喜心（sympathetic joy）、祈愿一切众生远离爱憎住平等舍的舍心（equanimity）。〕

2005年夏，内观禅修社专门安排了一幢小楼供我的研究团队使用，让我们看到了他们的高风亮节。我们在那幢楼里搭建了一个临时实验室。在为期三个月的禅修营开始之前和结束之后，我们都可以在这个临时实验室里对修行者进行测试。禅修营的强度相当高。学员每天早上 5 点钟就要起床,在接下来的 16 个小时里(直到晚上 9 点的上床时间)完全不能说话,甚至连与别人进行目光交流都是被禁止的,用餐的时候也不例外。每周七天,天天如此。参加修行的学员每两周有一次与禅师面对面交流的机会,在这个时候他们会向禅师谈起自己的修行以及遇到的困难。这是他们唯一可以讲话的时间。除了禅修、吃饭、睡觉,修行学员每天还要干一个小时的活,一般是打扫卫生或者到厨房去帮把手(大家顿顿吃斋)。大多数人每天的禅修时间会超过 12 小时,三个月下来禅修的总时间会长达上千小时。可以想象,如果是在禅修营进行的过程中对学员做测试,那将会对他们造成很大的干扰。因此,我们将工作时间分成了两段:一段是在禅修营开始之前的那几天时间里;另一段安排在了三个月之后,此时禅修营已经结束。我们还在麦迪逊招募志愿者组成了一个对照组,这些志愿者的年龄和性别与参加禅修营的学员完全匹配。

通过这项研究,我们希望搞清楚,高强度的禅修是否会对人的注意力产生影响。[②]具体来说,这里的注意力分为两个方面。其中第一个方面指的是注意力暂失,这个现象我们在第 3 章中介绍过。恐怕只有亲眼看到你才会相信注意力暂失的存在。如果在我们搜寻特定的刺激、目标或者事件的同时,周遭环境中的信息正在迅速发生变化,那么这些刺激、目标或者事件一旦在短时间之内(通常前后不超过半秒)相继出现,我们很可能注意到前一个就注意不到后一个。注意力暂失指的就是这样一个现象。打个比方,当你在玩一个电脑游戏,你需要密切注意突然闯进屏幕的某种生物的时候,注意力暂失可能就会发生。如果头一只生物才出现了 1/3 秒第二只就紧接着出现,那么后出现的这只你连看都看不见,更不要说用鼠标来捕捉它了。这就好像在发现了头一个目标之后,注意力"眨了一下眼",于是它就错过了第二个目标。

注意力暂失并非只是科学家在实验室中的某种神秘的发明,在真实世界中它同样会出现。即便我们身处相对安静的环境,各种刺激也会像连珠炮似的不断向我们开火。想想你最近一次和别人进行的一场重要谈话。许多非语言的动作、微妙的面部表情、眼神的细微变化等构成了谈话的一个重要组成部分,重要的信息借以传达。然而,这些动作与表情发生得如此迅疾,因为注意力暂失的存在,它们中的许多都被你错过,你也因而错过了重要的社交信号和情绪线索。

为了解释注意力暂失现象,心理学家提出了这样一个假说:大脑用于察觉头一个目标的注意力资源是如此之多,当第二个目标出现的时候,余裕的注意力资源已经所剩无几。只有当注意力"复位",或者说重新"喘了口气"之后,它才能感知到下一个目标。根据这种"过度投入假说",我们可以有这样的预测:如果你能够减少用于感知头一个目标的注意力资源,那么你就可以留出足够的注意力资源给第二个目标,于是注意力暂失就不再会发生。这就是我们认为禅修能帮上忙的原因:在内观禅修的过程中,你会进入到所谓"纯然观照"(bare attention)的状态——关注自己当下的念头、情绪和感觉,而不对这些心理对象予以评判,亦不陷溺其中。我们想知道修行"纯然观照"是否就可以减少用于察觉头一个目标的注意力资源,留出更多的注意力资源给第二个目标,从而消除注意力暂失。

在我们的研究中,我们会向受试者一个接一个地快速播放一连串的字母,每秒 10 个。这些字母串中间偶尔会插进去一个数字。我们会请受试者说出他们看到的每一个数字。也就是说,如果在 1.4 秒的时间里先后看到这样一个序列:R、K、L、P、N、E、3、T、U、S、7、G、B、J,那么受试者的任务就是注意到其中的 3 和 7。大多数人看到 3 都毫无困难,但是大多数人会错过 7——他们出现了注意力暂失。看到 3 的时候,他们似乎是如此兴奋,整个注意力都牢牢地关注在这个数字上,因此对后面的 7 视而不见。在修行学员开始高强度的禅修之前,以及在他们为期三个月的禅修营结束之后,我们对他们——同时也对对照组的成员——进行了这个注意力暂失测试。不出所料,在最开始的时候,所有人都深受注意力暂失之苦,他们有大约 50% 的概率会错过第二个数字(尽管和往常一样,我们再次看到了个体差异)。除了对受试者进行操作测验(performance test),我们同时还用脑电图测量了他们的大脑活动。不足为奇,当人们看到第一个数字时,他们的视觉皮质变得非常活跃。不过在那些错过了第二个目标的人身上——不管是在即将修行禅修的人中间,还是在对照组中间,这类人的比例都约占一半——视觉皮质区却很安静。

修行学员在高强度的禅修结束之后的表现,就是另外一回事了。如我们所料,对照组的表现没有显示出任何提高。于是就排除了这样一种可能性:仅仅重新参加一遍注意力暂失测试,表现就会提高。但是,修行学员的注意力出现了明显的减少,因此他们觉察后一个目标的能力有了明显提高——他们看到第二个数字的概率平均增加了 33%。

大脑活动出现了更加迷人的变化。如果一个人的确看到了第二个数字——现在有更多的禅修者能够做到这一点——他掌管注意力的脑区对第一个数字的反应已经不如当初错过第二个数字的时候活跃。换言之,根据掌管注意力的脑区对第一个数字产生的激活水平的高低,我们就可以预测禅修者能否发现第二个数字。对第一个数字产生的激活水平越低,他们发现第二个数字的概率就越大。这意味着过度投入假说确实是有道理的:注意力暂失之所以会发生,是因为我们将过多的注意力资源用于感知一个目标,可用于察觉下一个目标的注意力资源因而就所剩无几了;而如果我们对第一个目标没有投入过多的关注,那我们还是足以察觉第二个目标的。如果一个人能够平静而持续地集中注意力,同时让自己的活跃和兴奋始终保持在一个适度的水平,那么他在这项测试中就将有上佳表现,而这种控制注意力的方法正是实验参与者在为期三个月的禅修营中的收获。

我们在这些禅修学员的身上还考察了另一种形式的注意力。这种注意力被称为"选择性注意",指的是我们仅对某些刺激保持敏锐而忽略其他的能力。人们时时刻刻都要用到选择性注意,这是理所当然的,因为我们不可能对所有闯入眼睛、耳朵和皮肤的感知范围的刺激都保持关注。打个比方,当你在开车的时候,你会选择性地关注——我们希望如此——附近的车辆,而不是绑在胸前的安全带让你感到的触觉。但我们选择的对象是由什么决定的呢? 也许那取决于所收到的信号的力度:车辆的视觉形象在大脑中产生的电活动可能要强过安全带给你的触觉。或许是因为我们将一些信号标记为重要:一些高级的心理过程可能对所收到的信息迅速进行了扫描,然后加强了汽车的视觉形象,而减弱了安全带的触觉。我们希望了解:人可以主动在各种刺激中进行选择,抑或,我们只能让某些刺激来吸引我们的注意,因为一些刺激比另一些更强或者更重要?

　　为了回答这个问题,我们再次把那些即将参加禅修营的学员请到了内观禅修社为我们准备的那幢小房子。在每个人都舒服地坐下,而且对实验方法都了解之后,我们会通过他们头上的耳机,向他们播放电子音。受试者会根据我们的指示,只对某一只耳朵收到的某一种类型的刺激保持注意(比方说,右耳听到的高音),当目标音出现的时候,要求他们按下按钮——我们在第 3 章中对类似的实验已经有过简要的介绍。几分钟之后,我们的指示会改变,我们会让他们从现在开始仅仅去关注右耳听到的低音。然后再换成左耳听到的高音,等等,直到我们把全部四种高低音和左右耳的组合都轮流一遍。不同的电子音大约会按照每秒一个的频率播出,而且受试者每次的测试会长达 20 分钟,因此完成这项任务并不容易。平均来说,人们的出错率大约为 20%——不是该按钮的时候没按,就是在不该按的时候按了。(测试开始之前,我们首先确认了每位受试者都有正常的听力。)

　　为期三个月的禅修会对他们的注意力进行训练。那么,三个月后,他们在这项测试中的表现会有提高吗?禅修营结束之后,我们对禅修者以及对照组重新进行了测试。后者的表现并无提升。这再次证明,仅仅是对这项测试更熟悉,其实帮不上忙。不过禅修者的表现有了显著的提升:当目标音在恰当的那只耳朵响起的时候,他们正确按下按钮的次数增加;当应该被忽略的非目标音出现的时候,他们误按按钮的次数也更少。他们的正确率现在已经从禅修训练之前的 80% 提升到了 91%。我们还有一个更值得注意的发现。禅修者在测试中的表现变得更加稳定,而在对照组成员的身上,我们并没有观察到这一点。也就是说,在正确地按下按钮之前,他们需要的反应时间长度保持稳定,平均来说变化范围在 110 毫秒左右。而对照组成员与修行学员在接受训练之前一样,反应时间时快时慢。(注意力缺损多动症障碍患者在完成这项任务的时候,反应时间也是时长时短。)在参加了禅修营之后,学员反应时间的变化幅度下降了 20%,而对照组的同一指标甚至还有增加。

同样,在受试者完成选择性注意的任务时,我们除了测量他们的表现,还用脑电图记录了他们的大脑活动。一种叫做"相位锁定"的现象立刻引起了我们的注意。各位也许还记得,我们在第 4 章中介绍过,"相位锁定"指的是脑波——正式的说法叫皮质振荡(cortical oscillation)——与外在刺激同步的一种脑电模式。如果相位锁定的程度较高,外在刺激将会触发一个清晰的、可以轻易从背景振荡中识别出来的皮质振荡模式。那在大脑因为走神而充满了乱七八糟念头的时候是无法做到的——此时的背景是一片杂音,外在刺激所触发的反应难以识别,正如一块石头在狂暴的海面上溅起的涟漪:周围有太多的波浪和干扰,投入海里的石头所激起的波纹几乎无法辨认。但如果往完全平静的湖面扔一块石头,产生的波纹就将像沙漠中的海象那样显眼。平静的大脑正如风平浪静的湖面。外在刺激一旦出现,就将触发清晰的、与刺激的出现保持同步的振荡。受试者显示出的相位锁定的程度越高,他在选择性注意的任务中准确率也就越高。

心理训练能够改变决定注意力的大脑模式[③],晚近一项有意思的研究支持了这一点。麻省理工学院和哈佛大学的科学家让一组受试者花了八周时间修习正念减压疗法,而另一组受试者则进入了一个"候补名单"——在晚些时候才会轮到他们学习正念减压疗法。在正念减压疗法开始之前,科学家对一个与脑电图类似的指标进行了测试,但测的不是脑电活动,而是磁场。这种技术被称为"脑磁图描记术"(magnetoencephalography,简称 MEG),它会用到一台类似于一个巨型电吹风的仪器。与脑电图相比,脑磁图描记术在空间上的准确度更高,这正好派上了用场:根据指示,受试者会把注意力集中在自己的手和脚,这与我在禅修中心采用的选择性注意的任务类似。学习了正念减压疗法之后,受试者留意自己的脚时出现的大脑活动产生了一种特定的变化:反映皮质闲置(cortical idling)的阿尔法波(alpha wave)在躯体感觉皮质上的一个位置出现了增加,而躯体感觉皮质的这个部分专用于感觉手部皮肤上的触觉。在对照组身上无法观察到这样的变化。这些发现进一步支持了正念禅修能够改造注意力的神经基础的思想(这里的实现机制是通过让与关注对象无关的脑区的激活最小化)。心理训练帮助大脑减少了背景噪声,将注意力集中在经过挑选的信息上。

悲心能否通过修行培养?

仅仅三个月的禅修训练就能影响诸如注意力暂失与选择性注意那样的基本心理机能,发现这一点让我更加确信:伴随禅修出现的大脑变化发生得相当迅速。你根本不必在禅修上花去上万小时的时间,没有必要等到自己成为一名奥运会水准的禅修者。不知是不是巧合,当我向人们谈起我们对长期禅修者的研究时,我总是会被问及同一个问题。大多数的人会白我一眼,心想自己根本不可能在禅修上花去那么多的时间,但总有人会问这样一个问题:短时间的禅修是不是也会有帮助?我相信,就注意力来说,答案是"是"。在下一章中,我将介绍一个循序渐进的教程,它可以帮助大家在自己身上见证我们在禅修学员身上看到的变化。

僧侣身上还有一些非常值得注意的品质。这些品质是不是也能通过禅修培养呢?在禅修中心的这项研究之后,我已经准备好再次尝试对长期禅修者展开研究。我已经有了对马蒂厄·里卡德的初步研究结果。在他和高僧的帮助之下,我着手回答这样一个问题:禅修对大脑还可以有怎样的影响?

针对人类志愿者进行的科学研究,通常的步骤是这样:首先招募到数量足以满足研究需要的人,然后再进行研究。在长期禅修者身上,这一套行不通。同一个地方不可能找到许多在佛教禅修上花去了上万小时的人,在麦迪逊就绝对办不到。因此我们只能因陋就简。在我们趁着高僧的来访对马蒂厄的大脑进行研究之后,高僧与马蒂厄已经帮我做了宣传:如果哪位禅修成就者计划来美国(尤其是美国中西部),请他在启程之前先联系我,这样我们可以安排他来我们的实验室。令我欣慰的是,高僧和马蒂厄为我们做的广告真的有效果。首先联系我们的是丹津仁波切(Tenzin Rinpoche),他今年 41 岁,生于中国,现居印度,即将赴美教学;之后,索范仁波切(Sopham Rinpoche)也与我们取得了联系,他今年 54 岁,来自不丹,他愿意专程飞到美国来协助我们的研究。对我们来说,即便只是满足最低限度的受试者人数,也是痛苦而漫长的过程。不过,在 18 个月之后,我终于找到了 8 位僧人(包括马蒂厄在内)。这些僧人的年龄在 34—64 岁之间,他们长期从事宁玛派禅修(Nyingmapa meditation)和噶举派禅修(Kagyupa meditation),禅修经验少的有 1 万小时,多的有 5 万小时。我请他们在我们麦迪逊的实验室里专心致志地禅修。禅修是在会让人产生幽闭恐惧症的核磁共振扫描仪管道里进行,核磁共振扫描仪产生的巨大噪声就好像有人端着一台手持式风钻在那你耳边打眼。在禅修的过程中,僧人们一直戴着一项长得像发网的电极帽,电极直接粘在他们的头皮上,用于测量他们的脑电图数据。

在第一项研究里,我感兴趣的是一个被称为"神经同步性"的现象。[④]顾名思义,所谓神经同步性指的是分布在一个人大脑各区域的各个神经元同时变活跃的现象。其他实验室的研究已经发现,高频脑波的神经同步性与专注、工作记忆(working memory)、学习以及显意识的感知等心理过程有关。研究者提出的假说认为:当各个神经元同时变得活跃,分布广泛的神经网络将会同时工作,从而让不同的认知过程与情绪过程变得更加有序和一体化。

我们对每位僧人采用的都是同样的研究步骤,因此我向大家介绍丹津仁波切就够了。早上,丹津仁波切来到我们的实验室。我们在向他解释了研究计划之后——可是比我们向印度山丘上的那些僧侣解释的时候要轻松多了——为他戴上了一项总共有 128 个电极的"发网"。这个网可以把电极基本上都固定在合适的位置,但我们还是需要把每一个电极都弄湿,保证电接触良好。这是一件非常费力的事情,不过我们可以利用这段时间来跟他讨论试验方法,确保他完全明白应该如何来配合我们的实验。我的同事安托万·卢茨(Antoine Lutz)是一位法国科学家,在我们对长期禅修者的研究中,他是一个关键人物,他引导了整个研究的进行。首先,他请仁波切安静地坐下,心灵保持一种中性状态,一次持续 60 秒钟。这样反复几个回合之后,就能确定脑电活动的基准水平,于是我们就转向了禅修。安托万请仁波切开始了"无缘悲心"(unconditional compassion)

的禅修。马蒂厄参与了这项研究的设计，他将这里的禅修状态描述为"愿意毫无保留地帮助众生"。这种形式的禅修并不要求禅修者关注任何具体的对象、记忆或者画面，而只是在禅修者身上产生慈悲的感受，并将慈悲"充满整个心灵，作为自己的存在方式"。这一状态被称为"纯然悲心"（pure compassion）或者"无所缘悲心"（nonreferential compassion）。20 秒钟之后，我们就开始记录仁波切的脑电图数据。我们采集了 60 秒钟的数据，然后请仁波切停止禅修。他休息了 30 秒钟，然后我们又将这整个过程重复了三遍，总共完成了四组禅修。我们也在马蒂厄和其他六位最终光临麦迪逊的僧人身上重复了这个实验。"我们试图产生一个没有任何考虑、推理和妄念的心理状态，让悲心充盈整个心灵。"马蒂厄随后如是说。

为了构造一个对照组，我们在麦迪逊分校招募了一些本科生，然后给他们上了一个悲心禅修的速成班。我们请他们去想一位自己在乎的人（比如他们的父母或者其他重要的人），让爱心与悲心充满自己的整个心灵——如果是要产生悲心的话，他们就要去想象一个人处于难过或者痛苦之中，然后祈愿他或她能够早日摆脱痛苦。就这样一个小时之后，对照组成员将会尝试将针对具体个人的感受扩展到"一切众生"，而不去想到具体的某个人。

我并不想刚拿到一位禅修者的实验结果就急于得出结论。但是，当我一看到仁波切的脑电图数据，我就感觉出现了值得注意的东西。当我拿到全部八位僧人的数据时，我对此已深信不疑。他们在禅修的时候，伽马活动是如此剧烈，超过了此前任何科学文献记录。伽马波（gamma wave）是当我们出现意识等高级心理活动时会出现一种高频脑波。尽管对照组才刚刚开始学习悲心禅修，他们已经显示出了伽马波活动的轻微增加;而那些僧人的伽马波活动则显示出了极大幅度的增加。伽马波的振幅与同时变得活跃的神经元数量有关。因此,僧人所表现出的伽马波活动,意味着分布广泛的大量神经元以较高的时间精度出现了同时激活,这恰似"火箭女郎"(Rockettes)舞蹈团的舞者们在纽约无线电城音乐厅(Radio City Music Hall)的舞台上从左到右排成一排整齐划一地表演踢腿动作。随着禅修的进行,伽马波逐渐增加,这反映出神经同步化(neural synchronization)的出现是需要时间的。由于神经同步性是许多高级心理过程(如感知和专注)的一个特征,因此我将这里的发现视作一个迷人的证据,它证明了禅修可能让大脑功能出现根本的改变——这会让我们来重新认识自己的学习能力和感知能力。根据佛教禅修者的描述,在禅修的过程中会出现这样一种经验:在每一个当下都有了更好的觉察和全景式的清晰感知,而伽马波的高度活跃与神经同步性也许正是这种经验所对应的大脑活动特征。这就好像心灵的雾霾已经散去,你甚至都忘了自己的感知曾经受其阻碍。

借助核磁共振技术,我们找出了悲心禅修的时候会变得活跃的那个脑区。⑤几乎在每一个例子中,僧人大脑的活跃程度都提升得比对照组更多。在长期禅修者身上,脑岛与颞顶联合区(temporoparietal junction)——前者接收情绪相关的生理信号,而后者对同理心的形成很重要——的活跃程度出现了激增。当我们看到别人遭受苦难的时候,有一个四处延伸的大脑回路将被激活。这个回路在僧人身上的活跃程度同样也更高。大脑中有一个区域负责掌管有计划的运动,它也在僧人身上显示出了更高的活跃水平,仿佛这些僧人的大脑正渴望走上前去向受苦受难者伸出援手。我问马蒂厄,这个现象可能是什么原因造成的。他想了一想悲心禅修时，尤其是在想到自己所爱的人遭受苦难时的感受，然后将那种感受描述为"毫无保留地愿意采取行动，伸出援手"。

比神经同步性在禅修时的提高更吸引我的，是当这些僧人处于基准状态时——只是安静地休息，但并没有开始禅修时——的脑电图读数。同样，此时僧人身上的伽马波活动水平与神经同步性水平都要显著高于对照组。这告诉我们，禅修不但会产生典型的大脑活动模式（这其实不足为奇），还会让伽马波活动水平与神经同步性水平出现持久的提高。也许，当时我猜测，禅修所需的专注力及其产生的悲心是可以通过训练来掌握和提高的。

我无法排除这样一种可能性：这些僧人与新手的大脑之间本来就存在差异，而这种差异正是导致僧人身上的伽马同步性要高得多的原因。然而，那些在禅修中投入的小时数最多的僧人基准水平的伽马同步性是最高的，他们的伽马同步性在禅修时的提升也最大。这个事实给了我信心，让我有理由相信从新手到长期禅修者的这种变化的确是由灵修或者心理训练引起的——我在 2004 年的一篇介绍此研究的文章中提出了这个假说。

仁波切，请进入专注状态

愿意让人对自己的大脑进行长达数小时研究的僧人很难找到，所以我打算透支几位僧人的好意，邀请他们参加另一项并列的研究。这些僧人先是头戴脑电图"发网"，然后身处核磁共振扫描仪管道中，为我们演示了慈悲禅修。接下来我请求他们再做一个实验，在这个实验中他们要完成的任务类似一种叫做"专注一境"（one-pointed concentration）的禅修形式。专注一境时，禅修者需要专注于一个单一的对象，比如自己的呼吸，或者一张照片，或者一个佛像，然后逐渐加强注意力集中的焦点，直到之前的念头和情绪逐渐消失，达到一种安宁的状态，此时心中除了对呼吸或者佛像的专注，别无一物。与此同时，禅修者还会进行自我监视，留心自己心中是不是出现了关注对象（比如呼吸）之外的念头或者心理状态。禅修者也许会注意到自己开始犯困，也可能会注意到自己的内心开始"唠叨"。马蒂厄将这种专注状态描述为："一个人试图将他全部的注意力都集中在一个对象上，专注于该对象，在发现自己被外在的感知或者内在的念头分神的时候仍然努力把注意力拽回到这个对象上。不要陷入乏味和困意，也不要被内心的不安或者思想的窃窃私语所牵引。如果发现了这样的苗头，你应该平静而刻意、清楚而敏锐地让注意力回到禅修对象上。"处于中性状态时也要睁开双眼，正如禅修时一样，马蒂厄解释道，而且"你处于一种无所谓快乐或者不快乐的情绪状态。你保持放松，试图进入一种最自然的状态，同时要避免出现某种积极的心理状态，比如主动回忆，或者筹划，或者积极地观看某个对象"。

我们在贝尔的禅修中心对修行学员的研究已经表明，高强度的禅修课程能够提高选择性注意，减少注意力暂失。我还想知道，上万小时的禅修会带来怎样的变化。

这项研究我们不得不在核磁共振扫描仪管道内逼仄的空间中进行。我们会在管道内壁的顶部安装一个显示屏，然后屏幕上会出现一个点[6]，这个点将作为僧人们注意力集中的焦点。僧人在管道里面躺好以后，安托万·卢茨会根据一个我们用软件调整过的脚本，告诉僧人什么时候开始和终止禅修。90 秒钟的休息之后,安托万会请僧人开始专注力禅修——"仁波切,请开始奢摩他禅修"。这个过程会持续 2 分 40 秒钟。然后安托万会说:"现在是无记性。"于是僧人会重新进入一种中性状态,此状态会持续约 90 秒钟。整个过程会重复十轮。我们耗时 18 个月,在 14 位来访的僧人以及 27 名对照组成员身上采集了数据。(我们的对照组仍然是由学生组成。我们给他们上了一个小时的专注力禅修的速成班。在实验开始之前,他们还进行了专注力禅修的练习——每次 30 分钟,总计 4—5 个小时。)

我们看到的头一件事正是我们预料之中的:掌管视觉和专注力的大脑回路在禅修的时候会变得比休息状态时更活跃。具体地来说,负责对周遭环境保持监视、寻找值得注意的对象的背外侧前额皮质(dorsolateral prefrontal cortex),负责观看的视觉皮质,以及对事物保持注意时会涉及的额上沟(superior frontal sulcus)、辅助运动区(supplementary motor area)和顶内沟(intraparietal sulcus),这些脑区在禅修的时候都会变得比休息的时候活跃得多,不管是在僧人身上还是在学生身上都是如此。这不足为奇。不过俗话说得好,"魔鬼藏在细节之中",这里的"魔鬼"在本例中或可换作"天使"。总的来说,禅修新手的注意力脑区不如禅修专家们活跃。但是,当我们把禅修专家们分成两组,一组的禅修时间在 10 000—24 000 小时之间,另一组的禅修时间在 37 000—52 000 小时之间,更有意思的事情就浮出了水面:尽管司掌注意力的大脑网络在禅修时间相对较少的僧人身上比在新手身上更活跃,但在那些禅修时间最多的僧人身上,注意力网络的活跃程度反而更小。如果用图来表示的话就像一个倒过来的"U"形:随着一位禅修者修行时间的增加,注意力脑区的活跃程度会越来越高;但是当禅修时间超过了 25 000 小时左右的大关,活跃程度反而会开始逐渐下降。

这个现象让我想起了自行车运动中的一个规律:跟才开始骑自行车的新手比起来,比较投入的业余自行车手在骑车上坡的时候会蹬得更快更使劲(这反映出肌肉容量的增加),但一位环法水准的自行车选手在骑车上同一个坡的时候却几乎不用费力。最有经验的禅修者保持专注所需的努力甚至可以比对照组的人还少。这与僧人自己的叙述相符。他们第一次进行这种形式的禅修时,需要非常努力才能做到;但随着他们的禅修成就越来越高,他们只需要最低限度的努力就能达到一种警觉而专注的"稳定状态"。僧侣在一个禅修过程中的体验也会经历类似的过程:最开始需要付出一些努力才能进入一种警觉而专注的状态,但接下来就习惯了,只需相对较少的努力就可以保持同样的注意力专注。我们在对贝尔的禅修学员进行注意力暂失测试的时候,也观察到了类似的现象:禅修能够让他们的心理活动变得更加安静,但同样有效,于是他们只需要投入最低限度的努力就能注意到头一个刺激,从而将足够的注意力资源留给下一个刺激。

我们如何能知道,那些注意力回路的激活水平如此之低的禅修专家真的没有走神,想要(比方说)从这个该死的核磁共振扫描仪管道中溜出去,再弄点东西当午饭吃?这是因为,当他们在进行专注力禅修的同时,每过 6—10 秒钟我们会将一个持续两秒钟的声音通过耳麦送入他们的耳朵——核磁共振扫描仪噪音巨大,只有戴上耳麦他们才听得见别的声音——这个声音或者是中性的,比如在窸窸窣窣的饭馆里录下的环境噪声;或者令人愉悦,比如小宝宝的咿呀自语;或者令人不安,比如一个女人的尖叫。这些声音似乎足以让任何一个人分心,但其实并非如此。听到这些声音的时候,新手的确显示出了注意力脑区活跃程度的下降,同时他们也暂时失去了对屏幕上那个点的关注。中期禅修者相关脑区的活跃程度也出现了下降。在新手身上,掌管无关念头、白日梦与情绪处理的几个脑区还出现了活跃程度的增加——负责情绪处理的脑区会变活跃或许是因为注意力的专注被打断让他们感到不快。在专家级禅修者的身上,与注意力分散相关的脑区并没有出现上面这种活跃程度的增加。他们仍然保持专注。在听到情绪性的声音时,他们的杏仁核也不及对照组的人活跃。同样,激活程度与在禅修上投入的小时数相关——禅修时间越久,越不活跃。该发现对如下观点提供了支持:较高的专注水平能够抑制情绪反应性,尤其是当情绪反应性会打乱专注状态时。

这项研究我们于 2007 年发表,它提供了有力的证据证明训练可以让大脑的注意力系统发生改变。与任何形式的锻炼一样——从举重到骑车再到学外语——它在相关大脑系统产生了持久的变化。在本例中,是保持全神贯注的能力出现了变化,与之相伴随的,是大脑注意力回路活跃程度的逐渐下降。

核磁共振扫描仪中的慈悲心

对慈悲禅修可以带来的持久效果,我希望有更多的了解。马蒂厄又一次帮我把它变成了现实。这一次他帮我招募到了 16 名长期禅修者,而我通过刊登广告,找来了可能会有兴趣学习悲心禅修的人。在我们将志愿者招募来之后,马蒂厄会给他们上一个慈悲禅修的速成班(一小时的授课,外加四小时的自行练习)。为了让各位对这种禅修有一个大致的概念，我们不妨引用马蒂厄在这个速成班上的发言："在训练的时候，你们要去想自己关心的人，比如父母、兄弟、姐妹或者爱人，去感受自己对他们的无私的慈心（祝愿他们幸福）或者悲心（祝愿他们远离苦难），让自己的心灵被这种慈悲占据。经过一些训练，你们就可以对全体众生产生同样的慈悲心，而不用想到某个具体的人。在扫描仪中，你们也要尝试产生这种慈悲状态，直至这种无缘慈悲心充满整个心灵，变成了你的存在方式，任何考虑和妄念都全部消失。"我们仍然沿袭了前面对专注力禅修的研究中的基本实验设计——请僧人和新手在核磁共振扫描仪中交替进入休息状态和禅修状态。

　　佛教的传统教诲是，修习了悲心禅修，我们就可以更主动、更自然地产生同理心，而且往往还有为帮助他人而采取行动的愿望。我们不会把志愿者送到公路上的车祸现场去观察他们的行为，但我们测量的大脑活动表明，传统的观点是对的。

　　与对专注力的研究一样，当志愿者在核磁共振扫描仪管道中的时候，我们为他们播放了不同的声音——这些声音或者是中性的（饭馆环境音），或者令人愉悦（婴孩的自语），或者让人不快（尖叫的女人）。在每一名僧人身上我们都观察到同一个现象：女人的尖叫在悲心禅修时引起的激活要比休息状态时更强，而且僧人的反应要比新手更强。我们同时还观察到，脑岛的活跃水平出现了尖峰脉冲，这意味着一些生理反应——那些当我们对别人的痛苦感同身受，从而产生同理心的过程中会出现的生理反应——已经被激活。当我们的志愿者听到婴儿的咿呀自语时，脑岛也会变得活跃，虽然活跃的程度不能跟听到女人尖叫时相同。同样，禅修专家的反应要比新手更强烈，而且在禅修状态时要比休息状态时更活跃。佛教的传统观点认为，通过修习慈悲禅修，我们在看到他人的喜乐时会更容易产生慈心。这与我们上面的观察结果一致。事实上，如果我们的僧人和新手说某次禅修对培养悲心特别有效，那么同理心脑区当时的活跃程度就会达到峰值。

僧人另一个大脑回路的激活也会强于新手，那个回路关系到与我们对他人情绪状态与心理状态的理解。这个回路包括被称为"内侧前额皮质"（medial prefrontal cortex）的脑区、颞顶联合区、后颞上沟（posterior superior temporal sulcus）以及后扣带皮质（posterior cingulate cortex）。在好几个脑区——尤其是颞顶联合区和后颞上沟——右脑的激活都要强于左脑，这样一个活动模式与自陈的利他精神相关。在禅修专家身上，此回路的活跃程度增加超过了禅修新手，这表明专家可能为觉察他人的痛苦做了更充分的准备。

当人们没有禅修时，他们的大脑活动模式同样吸引人。我们前面已经提到，这样的指标反映的是禅修是否已经让大脑发生了持久的变化——即便没有进行禅修，这种变化也会作为一种背景情况而一直持续下去。脑电图测量表明，在禅修专家身上，前额皮质的伽马振荡要比新手强烈得多，专注力脑区的活跃程度出现了显著增加。慈悲禅修似乎对大脑进行了重新设定，使其随时准备好对他人的痛苦做出反应。具体的反应可能会随着环境的不同而变化，不过慈悲禅修似乎让大脑发生了变化——通过加强伽马振荡，增加同理心回路的激活——使得人们无论如何不会对别人的痛苦无动于衷。一个慈悲心得到开发的人的大脑就像随时待命的医疗团队一样，能立即对别人的痛苦产生反应。

慈悲速成

　　长期禅修可能改变我们的大脑,增强我们的慈悲心。(这里之所以要用"可能"这个词,是因为我们无法排除本章开头谈到的那样一种可能:正是因为僧人的大脑不同于常人,所以他们才会献身于一种静观的生活。我们所观察到的僧人大脑的特征是不是由禅修造成的,这一点我们的研究无法判断。)确证了这一点之后,我希望看看短时间之内的禅修是否也能产生类似效果。

　　2007 年,我们招募 41 名志愿者参加了一项研究。我们告诉志愿者,他们在这项研究中将会学到一个提升幸福感的技巧。我们将志愿者分成了两组:一组是禅修组,另一组是学习所谓"认知重评"的一组。每位志愿者会被分进哪一组是完全随机的。认知重评起源于认知疗法。最简单地来说,它是这样一个技巧:考察一个会带来害处的信念,然后问问自己这个信念是否真实。打个比方,一个受抑郁症折磨、认为自己一无是处的人,可以学着这样来思考:自己在某些方面其实很擅长,而人的表现在一些情况下无法令人满意也是正常的事情,那并不意味着自己就不行,可能只是因为环境不利而已。这个人还会受到鼓励:让你产生这种消极感受的情形如果再次出现,不要选择逃避。这样他就能够体会到:在那种情形下自己也可以感觉良好。在心理治疗中,这是通过指出一些思维误区而实现的,正是那些思维误区导致了错误信念的产生。理疗师会和患者一起质疑那些思维误区,从而将患者日后在面临问题情形时选择逃避的可能性降到最低。这可以帮助患者区分内因与外因——研究表明,通过将失误归咎于后者而不是前者，认知重评可以显著提升抑郁症患者的幸福水平。经过验证，认知重评是治疗抑郁症和焦虑症最有效的心理学疗法之一，尽管这个技巧听上去也许有些过于简单。

禅修组学习了一种慈悲禅修。其基本要点是要在静观中想象不同的人的形象。首先从想象一个自己所爱的人开始——具体来说，想象他处于一个痛苦的生活阶段。当你在自己心中构建出这样一个清晰的画面之后，接下来就要专心祈愿他不再遭受痛苦。为了帮助自己专注于这项任务，你可以在心中反复默念"愿你不再受苦，愿你无忧无虑，愿你感到快乐"之类的话语。在这个静观的过程中，你还可以留意是否有某种内脏感觉出现，尤其是心脏附近的感觉——也许心跳的频率放缓，或者心跳变得更加有力，又或者胸部变得升起了暖意。最后，你还要试图在情绪上唤起慈悲，而不仅仅是在认知上思考这种慈悲。在为自己所爱的人做完上面这些慈悲练习之后，你需要逐渐扩大自己的慈悲心关怀的范围——从那个你爱的人，扩展到你自己，再扩展到某个你认识但其实并不了解的人（邮递员、警官、公交司机……），接下来也许还可以扩展到一位邻居，或者某个跟你在同一个楼里上班但你对对方的生活一无所知或知之甚少的人，然后再扩展到一个难以相处的人（一个会故意跟你作对的家伙），最后再把慈悲心扩展到关怀全天下的所有人。禅修组在一个在线指导程序的帮助下练习了慈悲禅修，每天 30 分钟，连续两周。

认知重评组的成员一开始也会想象某一个自己所爱的人遭受痛苦的画面，但研究人员要求他们为这里的痛苦"重新取景"。所谓重新取景（reframing，又译"重新框定"或"换框"）的技巧，是指用新的方式来理解自己的行为或者生活的情境背后的原因。在这里，重新取景就是要让你这样去思考：你爱的人所遭受的痛苦还算比下有余，而且痛苦只是暂时的，过去之后就没事了；或者是要你关注这样一个事实：各种困难的大小和严重程度千差万别。受试者还被告知不要将消极事物归因于自己身上的一些难以改变的品质，而是要意识到痛苦可以是由外部环境所导致。比如说，有些人没有找到人生伴侣，但那可能并不是因为这个人身上存在某些固有的问题，而是因为他工作太忙，没时间跟人接触——后者是我们能够加以控制和改变的。认知重评组也能够获得在线指导，他们的认知重评练习同样是每天30 分钟，持续两周。

　　跟往常一样，在所有这些参加我们实验的人学习禅修之前，我们会对他们进行脑扫描。当一名志愿者躺在核磁共振扫描仪的管道之内，我们会让他观看人类痛苦的照片，比如照片中可能会出现一个严重烧伤的儿童，或者遭遇可怕车祸的一家人。我们主要关注的是杏仁核，因为我们知道杏仁核与痛苦的感受有关。我们预测，在学习了慈悲禅修之后，志愿者目睹照片中的不幸时他们的杏仁核脑区的活跃程度会出现下降——这也许与我们的直觉相反。这里的原因是杏仁核的活动与痛苦相关联。感觉到痛苦会对伸出援手的愿望（这正是慈悲心的标志性特征）构成妨碍，这是因为，如果连你自己都感觉到痛苦，那你就没剩下多少勇气的储备可以用于帮助他人了。此外，我们还预测前额皮质的活跃程度会增加，因为前额皮质作为高级认知机能的所在，其复杂的回路中容纳着慈悲课程的目标——减轻他人的痛苦——在神经元中的表征。

　　在两周的禅修训练课程之后，我们再次用核磁共振技术记录了志愿者在观看照片中的痛苦时的脑活动。参加了慈悲禅修训练之后,志愿者的大脑(尤其是杏仁核)机能出现了惊人的变化:参加了慈悲禅修组的人看到痛苦的画面时大多出现了激活水平的下降。这会不会是因为出现了习惯化效应(habituation effect)——会不会是因为在接二连三地看到人类悲剧之后,人们出现了一个实验室版本的"慈悲疲劳"? 对照组成员的数据排除了这种可能性:在那些参加认知重评训练的人身上,痛苦的画面所引起的杏仁核活跃程度在训练前后并无变化。

杏仁核激活水平在慈悲练习之后的这种下降还可以对我们的真实世界产生影响。在两周的练习之后,我们还让每位志愿者参加了一个需要做出经济决策的游戏,这个游戏的设计初衷是要考察他们的利他行为。为了挣到 30 美元(这个数对学生来说还是有吸引力的),他们受邀与校园里另一幢楼里的真人玩家进行一个在线游戏。(事实上,所谓的真人游戏玩家并不存在,他们的游戏对手其实是由电脑操纵的。为了让志愿者相信真的有人在网络另一端跟他们玩这个游戏,我们还象征性地给另一位科研人员打了电话,让志愿者们真的相信这位科研人员正在他们的游戏对手身边进行指导,而且他还让我们的志愿者多等了一会,为给莫须有的游戏对手留出足够多的时间来阅读游戏说明。)当所有参与者都准备就绪时,我们会介绍这个游戏里面有三个人:一个独裁者、一个受害者(姑且称他为"乔"),以及参加游戏的志愿者。在游戏最开始,独裁者与志愿者都有 30 美元,而乔则身无分文。独裁者会从自己的 30 美元中拿出一些钱给乔。如果独裁者给得很少(比如只给了 5 美元),那么志愿者可以自己掏出一些钱给乔(比如 10 美元),从而让三个人的财富分配更加公平。根据规则,不管志愿者给了乔多少钱,独裁者也必须拿出同样数目的钱给乔。根据我们上面的数字,此时乔账户上的金额是 20 美元再加上独裁者最开始给的 5 美元,总共是 25 美元;而志愿者的账户余额为 20 美元——最初的 30 美元减去给乔的 10 美元。

然后实验人员就离开了房间,给了志愿者完全的决策隐私。这样一个设计确保了志愿者的决定是完全自愿的,避免了志愿者在决策时看到巡视的实验人员而感到莫名的压力。只有 75% 的志愿者相信"独裁者"与"乔"的存在,参加了我们这个游戏。我们对他们的数据进行了分析。

也许你会以为,那些看到别人痛苦时(当然,我们承认,乔的"痛苦"处于痛苦尺度上程度最轻的一端)感觉到的痛苦较少的人(以杏仁核较低的活跃水平为特征),不会受到感动而试图减轻他人的痛苦。但事实恰恰相反。参加了慈悲禅修课程、看到痛苦的画面时杏仁核的活跃水平出现了下降的志愿者,将自己的钱拿出来给乔的概率要高得多。平均来说,慈悲禅修组的人给乔的钱要比认知重评组的人高出了 38%。

通过这个游戏表明,慈悲禅修可以产生三方面的变化:首先,它可以降低个人的痛苦水平,这表现为杏仁核激活水平的降低;其次,它能让与目标导向的行为相关的脑区变得更活跃(我们这里的目标就是要减轻游戏中弱势一方的痛苦),这表现为背外侧前额皮质激活水平的上升;最后,它加强了前额皮质、脑岛(那里蕴含着身体的"地图")以及伏隔核(负责动机与奖赏的处理)之间的交流。慈悲禅修练习能够让人培养一种减轻他人痛苦、希望他人快乐的强烈倾向,而不会因为看到他人的痛苦而陷入消沉和情绪低落。

* * *

现在让我来总结一下，从对长期禅修者的研究以及时间相对较短的禅修课程的效果中，我们发现了什么：

- 正念减压疗法提高了左脑前额区激活水平——这是在情绪调整能力维度上处于"迅速恢复"一端的人的特征——从而提高了我们在面对困难局面时的情绪调整能力。

- 强度更高的正念禅修可以提升我们的选择性注意，减少注意力暂失，使我们在专注力维度上向"注意力集中"的一端移动。不管是正念减压疗法还是高强度的正念禅修，正念都可以加强大脑的前额区对与注意力有关的大脑网络的调节和控制，这部分是通过加强前额皮质与其他注意力脑区之间的联系而实现的。

- 慈悲禅修可以加强前额皮质与其他同理心脑区之间的联系，让你在生活态度维度上向"积极"的一端移动。

- 慈悲禅修还可能提升社交直觉。

- 也许你会以为大多数的禅修形式都能够培养自我觉察能力，至少能够让我们对心跳等身体感觉更敏感。然而根据我们的发现，不管是藏传佛教的正念禅修，还是昆达利尼瑜伽（Kundalini yoga）的冥想，都无法帮助修行者在考验受试者对自身心跳觉察的测试中有更好的表现。

- 最后，关于不同形式的禅修对情境敏感性风格的影响，我们几乎一无所知——人们根据身处的社交情境而调适自己情绪反应的能力会出现怎样的变化，目前还没有研究者对这个问题进行过系统的研究。

在最后一章,我将向大家介绍一些具体的技巧,我们可以通过这些技巧来改变自己在情绪风格六维度上的位置。

---

① R. J. Davidson, J. Kabat-Zinn, J. Schumacher, M. A. Rosenkranz, D. Muller, S. F. Santorelli, F. Urbanowski, A. Harrington, K. Bonus, and J. F. Sheridan, "Alterations in Brain and Immune Function Produced by Mindfulness Meditation," *Psychosomatic Medicine* 65(2003):564 − 570.

② Slagter et al,. "Mental Training Affects Distribution of Limited Brain Resources," H. A. Slagter, A. Lutz, L. L. Greischar, S. Nieuwenhuis, and R. J. Davidson, "Theta Phase Synchrony and Conscious Target Perception: Impact of Intensive Mental Training," *Journal of Cognitive Neuroscience* 21 (2009): 1536 − 1549; Lutz et al., "Mental Training Enhances Attentional Stability."

③ C. E. Kerr, S. R. Jones, Q. Wan, D. L. Pritchett, R. H. Wasserman, A. Wexler, J. J. Villanueva, et al., "Effects of Mindfulness Meditation Training on Anticipatory Alpha Modulation in Primary Somatosensory Cortex," *Brain Research Bulletin* 85 (2011): 96 − 103.

④ A. Lutz, L. L. Greischar, N. B. Rawlings, M. Ricard, and R. J. Davidson, "Long-Term Meditators Self-Induce High-Amplitude Synchrony During Mental Practice," *Proceedings of the National Academy of Sciences* 101(2004):16369 − 16373.

⑤ A. Lutz, J. A. Brefczynski-Lewis, T. Johnstone, and R. J. Davidson, "Voluntary Reglation of the Neural Circuitry of Emotion by Compassion Meditation: Effects of Expertise," *PLoS One* 3(2008):e1897.

⑥ J. A. Brefczynski-Lewis, A. Lutz, H. S. Schaefer, D. B. Levinson, and R. J. Davidson, "Neural Correlates of Attentional Expertise in Long-Term Meditation Practitioners," *Proceedings of the National Academy of Sciences* 104(2007):11483 − 11488.

第 11 章

重新布线：改变情绪风格的神经刺激练习

　　阅读前文，读者已经了解：我们如何发现了情绪风格，情绪风格如何起源于一个人的童年时期，以及我们如何发现了一个人在情绪风格各维度上的位置所反映的大脑活动模式。这些发现记录了我个人的一次机缘巧合的科学之旅。我始终坚信，在科学对心灵的研究中，情绪应该有不亚于思想的重要性。这个信念支持着我在科学道路上的前行。我意外地发现，我们每个人都是情绪风格"色盘"上某种独一无二的组合——这个色盘由情绪调整能力、生活态度、社交直觉、自我觉察能力、情境敏感性和专注力这六个维度组成——这个组合决定了我们如何感知周遭世界并对其做出反应，决定了我们如何与他人相处，决定了我们如何跨越生活中的重重困难。上一章介绍的对长期禅修者的研究标志着我个人科学之旅的一个高峰。这项研究发现，我们能够在不妨碍日常生活的情况下对大脑进行训练，以改变我们在情绪风格六维度上的位置。这就是我们本章的主题。

　　俗称为"你好,我好,大家好"的那一派观点无视人与人之间的差异,认为所有的心理类型都是同样可取的。在这里,请允许我简要而不失敬意地对此观点提出反对意见。我们在第 1 章中已经提到,一些情绪风格——各个情绪风格维度上的一些所谓"固定点"*——确实会给我们的生活带来不必要的困难和痛苦。我绝不是说每个人都应该向各个维度的中间区域移动。我认识许多富于才华、创意和魅力的人,他们对生活持有灰暗的看法(生活态度"消极"),对情境极其敏感,情绪调整能力低下,自我觉察能力敏锐——他们的情绪风格哪怕只是稍有改变,他们也会觉得已经变得不像自己了。然而,即便你就是这样或者差不多是这样,就算你想保持悲观、神经质、敏感等让你之所以是你的特质,如果专注力维度或者其他情绪风格维度对你建立人际关系和实现目标构成了妨碍,恐怕你也会希望对其稍作调整。

　　移动自己的固定点的另一个理由是,一些位置能够让你更好地应对特定的情境,在各个情绪风格维度上都是如此。也许你会发现,悲观、"消极"的生活态度会督促你付出额外的努力("这项任务横看竖看都将是一个悲剧,我这周最好其他啥也别干了,专心来处理这个事情,尽我最大的努力。"),但是向生活态度维度上的"积极"一端移动在交际场合会更让你受益("好吧,我知道我能在这个派对上出风头。看我的!")。可见,如果可以随心所欲地将自己的固定点在各个维度上任意进行调整,那么你在任何情况下都可以应付自如。

---

　　*　固定点(set point)理论认为,由于生理或心理机制能够做出相应的调整,体重、幸福感等指标会围绕着一个固定水平波动,因此这些指标从长期来看将保持稳定。——译者注

　　这是可能实现的,至少在一定程度上如此。你的注意力是集中还是分散,是你可以改变的;你从困难局面中恢复得是快还是慢,是你可以调整的;你的生活态度是你可以控制的,对一只杯子你可以去关注它装了水的那一半,而对另一只杯子你也可以去关注它没装满水的那一半;通过训练,你也可以提高或降低大脑的社交直觉、自我觉察能力以及情境敏感性。当然,一个人能走多远的确是有一个限度的。情绪大脑的可塑性究竟有多强,我们并不清楚,所以我并不能给你保证说,你可以从(比如说)生活态度维度的一个极端移动到另一个极端,从希腊神话中能够预言灾祸的女先知卡珊德拉(Cassandra)变成小说家笔下那位超级乐观的少女波莉安娜(Pollyanna)。但是我相信,你可以将自己在第 3 章中情绪风格各维度的测试问卷中的得分增加或减少几分。我们这里提到情绪风格得分既可以增加也可以减少,这是因为各个维度上的任一端与另一端相比,并无所谓优劣之分。同样,情绪风格的好坏取决于你是谁,你想做什么,什么样的性格特征适合你,你持有怎样的价值观,以及你身处何种环境。我知道许多学者坚信,糊涂、愚钝、浑浑噩噩的人才会对生活感到满意(用我们情绪风格的术语来讲,就是拥有"积极"的生活态度)。按与我相识的一位学者的话来讲,就是:"懂得越多,快乐越少。"

　　即便你还没有到要将生活态度维度上最"消极"的那个位置采纳为自己的固定点的地步,你也需要仔细思考自己真正想要的是什么。大多数人都希望向该维度上"积极"的一端移动,增强自己保持积极情绪的能力。然而事实上,过于"积极"的生活态度也有可能会显得非常不得体,给我们带来麻烦。一个在任何时候都有着极其"积极"的生活态度的人往往会要求立即得到犒赏。他们难以对现实的局势形成正确的判断,而且他们过度的乐观主义("我干脆把这块芝士蛋糕吃掉算了,明天去健身房里多练一会儿就减下来了。"或者"这双好鞋子虽然超出了我的预算,但我觉得还是可以入手的,最多不过这个月多加点班。")还会让他们做出并不明智的决策。因此,他们无法为了实现长远目标而拒绝眼前的诱惑。出于大致相同的原因,他们往往也难以从自己的错误中学习:由于"积极"的生活态度,自己的过失及其造成的后果在他们的眼里是不足为虑的,因而他们无法吸取经验教训。("面试被拒是因为我没有表现出对这份工作的热情?好吧,下一位面试官肯定不会这么苛刻。")晚近的研究表明,一些积极情绪水平很高的人还会比普通人更倾向于采取高风险行为,比如过量酗酒、暴饮暴食和药物滥用等;他们还比普通人更有可能会忽视可能出现的问题,他们无忧无虑的态度让他们对危险视而不见。相比较而言,过于"消极"的生活态度会耗尽一个人的动机,毁掉一个人的社交生活和职场生活。如果已经认定什么事情都没有价值,那你恐怕连试都不试就会在情场、职场和人生的舞台上缴械投降了。

　　同样,初看起来,自我觉察能力似乎也是越高越好。毕竟,自己为什么会有某种感受,身体发出的又是怎样的信号,这些是人人都希望了解的。但是,在我们的头脑和身体中发生的事情无数,其中的绝大多数都是我们无法觉察的。这并不一定是件坏事。比方说,为了说出一个合乎文法的句子,我们的心灵进行了怎样的逻辑处理,可能你并不想了解得那么清楚——惦记着这些,就会张口结舌,一句话也说不出来了。也许你并不希望觉察到与情绪相关的全部身体信号——如果身体的反应强烈,比如血压和心率出现了井喷,这些反应会把人压垮,妨碍我们进行清晰的思考和理解。此外,你肯定也不愿意觉察到用于控制呼吸和心跳机能的脑信号——如果这些信息像机关枪一样不断传入,其他的信号将会被完全淹没。我们还可以给出一个更现实的自我觉察能力的极端情形:有些人一想到羊毛或者合成材料接触自己皮肤的感觉就会感到紧张,称那就好像虫子在他们身上爬一样。类似地,也许你有个亲戚说她就是吃不下_____(请填入这个人最难以下咽的东西),因为那会让她感觉自己很臃肿,或者是觉得恶心,或者会感觉昏昏沉沉。这种极端的敏感性可能反映的是极强的自我觉察能力——能够非常敏锐地感知皮肤表面以及消化道内部的感觉——而不是某种应该引起重视的神经过敏行为。大自然把我们造得对如此多的信号都浑然不觉,是有其原因的。

科学家目前收集到的证据表明,某些情绪风格维度的可塑性要比另一些更强。因此,一些具体的心理训练形式比另一些更能够移动情绪风格维度上的固定点。至于不同的人最适合的心理训练形式分别如何,还有待进一步的研究。但是我们已经走在了通往刺激神经的行为干预的正确道路上。所谓刺激神经的行为干预(neurally inspired behavioral intervention),是指通过影响六种情绪风格维度背后的大脑活动模式与具体神经回路,改变一个人在各维度上位置的心理训练形式。

虽然我的工作主要关注的是情绪风格的大脑机制,在情绪风格维度上移动自己的固定点并非唯一的选择。除了改变自己的情绪风格,使它更适合你身处其中的世界,你还可以改变自己的世界——你直接接触的环境,以及你所构建的那种生活——使其更适合自己的情绪风格。让我们以迈克为例(迈克是一名自闭症少年,我们在第7

章中曾经介绍过他),迈克尽可能地避免与别人接触,这样他反应过于强烈的杏仁核就不必经受与人相处的折磨。同样,对社交情境不太敏感、难以在不同的场合做出得体举止的人,可以找一份宅在家里的工作,这样就不必随着社交环境的变化——比如,从家里到单位,再回到家里——反复调整自己的行为举止,而那并非此人海马回的所长。在情绪调整能力维度上靠近"缓慢恢复"一端的人,可以选择一份不必经常跑去"救火"的职业,以避免前额皮质不给力可能给他带来的问题。了解了自己的情绪风格,你就可以为自己精心营建一种与之相容的生活。

但生活方式与情绪风格的相容并非总是能够实现——我们并不一定有机会在家办公,更不要说转行了。但即便你可以改变自己的物质环境和社交环境,那也只能帮助一时。一份你以为终于可以让你不必再去到处"救火"、因而与你较低的情绪调整能力相容的职业,丝毫不能阻止你的个人生活出现危机——不管是疾病、自然灾害,还是你所爱者的故去,都是没有办法避免的。比较而言,对自己脑子里的这台神经机器进行微调,从而改变自己的情绪风格,倒是有望带来更持久的帮助。鉴于此,虽然关于如何构建一种能够让自己的情绪风格扬长避短的职业生活和人际关系,下文会提出一些具体建议,但我们的重点还是如何影响情绪风格六维度背后的神经机制,改变自己在各维度上的位置。两者之间的区别就好像要让近视的人看清书上的字,既可以找本用大号字排印的书,也可以让这位近视的人去做激光近视手术一样。

读者可以再扫一眼你们在第 3 章中回答过的那些问卷,重新回忆一下自己在每一个情绪风格维度上的位置是在两端还是在中间。

那就是你们的出发点，权当它是一个序曲。下面我们将告诉你如何改变你在情绪风格各个维度上的固定点的位置，以及如何改变周遭环境以更好地与自己的情绪风格相适应。

生活态度

你目前的固定点已经处于生活态度维度上的一端，让你出现了轻微甚至更严重的抑郁症，还是它处于生活态度维度上的另一端，你的过分乐观已经让身边的朋友和同事都受不了了？这些问题读者都可以仔细考虑。但是，要判断自己的生活态度维度是应该变得更"积极"还是更"消极"，仅仅清算那些是不够的。前文讲过，过分"积极"的生活态度同样不好，那会妨碍我们从错误中吸取经验教训，妨碍我们为了未来更大的回报而将酬赏推迟——事实上，不愿推迟酬赏其实正是生活态度极端"积极"者的特征——而将自己的固定点向"消极"的一端移动能够同时解决这两个问题。另一方面，过分"消极"的生活态度会耗尽你的动机，抽干你从人际交往中获得的乐趣——向"积极"的一端移动会为你看待事情的方式注入活力和火花。

各位也许还记得，在第 4 章中我们曾提到："积极"的生活态度维度反映的是腹侧纹状体（尤其是腹侧纹状体中负责处理奖赏感的伏隔核）、腹侧苍白球（对享乐极其敏感，还与腹侧纹状体相互联系），以及前额皮质（凭借其计划机能维持着伏隔核的活跃）较高的活跃水平；"消极"的生活态度反映的则是这几个区域较低的活跃水平，以及它们彼此之间较弱的联系。现在已经有许多书籍和网站向人兜售提升快乐的秘密，它们往往大受欢迎。由此观之，希望更长久地保持积极情绪的人想必比愿意让忧伤驻留的人要更多。翻译成我们神经科学的语言,那就意味着要让腹侧纹状体或者前额皮质变得更活跃,并加强两者之间的联系。

前额皮质的一个主要机能是做出计划。增强前额皮质的方法与增强肱二头肌的方法相同:多加练习即可。当你发现自己面临一个可以立即兑现的奖赏的诱惑,但是你心里很清楚,更聪明、更稳妥、更健康或者更明智的选择是放弃眼前的诱惑,而等待未来的一个价值更高的回报,这个时候就多去想一想未来那个更有价值的回报,而不要急于做出决定。举个例子,与自己刚刚烘焙好的一盘作为餐后甜点的布朗尼蛋糕对视时,可以在头脑中想象一下晚宴上大家一起用餐的画面,而不要早在下午三点钟的时候就"只尝一小口"。想象自己把这盘布朗尼蛋糕端上桌时的样子;想象自己伸手去拿第二块的时候心中的内疚;想象自己堕落的腰围或者胆固醇水平;然后再想象与自己的家人或者朋友分享这些布朗尼蛋糕时的情景——此刻你可以安然享用,因为你知道自己并没有贪吃。如果有必要,还可以找点其他事情来分分神,不要老惦记着三点钟的布朗尼蛋糕。通过迫使前额皮质想象未来会出现的某种积极的结果,这个方法可以加强前额皮质的计划机能。

接下来我将为大家提出一个貌似疯狂的建议,那听上去就像让一个酒鬼出去泡吧——创造某种情景,让自己面对某种要求你立刻满足的诱惑,再设法抵制这种诱惑。一开始不要让自己太为难。如果购物仿佛海妖塞壬一般向你发起了召唤,你可以出门,但不要带信用卡或者借记卡,只带足以防万一的现金。这样你就可以练习如何拒绝商店的推销了,而且你知道自己无论如何也没办法在冲动之下购物,所以不用太煎熬。通过反复提醒自己这些省下来的钱可以有更好的用途——比如说,可以用作子女的学费或者房子的首付——你能够增强前额皮质与腹侧纹状体的活跃水平,在以后遇到要求立即得到满足的更难以抵制的诱惑时,也能够应付自如。各位每天不妨花去 15 分钟来做这个小练习,用足一刻钟的时间来想象未来的奖赏和回报。在你推迟奖赏的能力得到增强之后,可以再进一步增加难度,带着信用卡去逛商店(我们还是沿用同一个例子)。即便你偶尔没能抗拒购物的诱惑,也不要苛责自己——偶尔放纵自己一下是可以的。重要的是,通过锻炼自己对未来做出考虑和计划的能力,你增强了自己的前额皮质及其与腹侧纹状体之间的联系。不过,当"明天"真的到来的时候,别忘了好好犒劳自己:如果你计划将一件奢侈品的购买推迟到必需品置办完毕之后,而必需品又的确已经置办完毕,那就赶快用这件奢侈品来奖励自己吧,不必犹豫。通过这种方式,你可以让自己的大脑学着相信:想象中的那个未来的奖励最后真的会出现。

可以在不同的日子尝试不同的长期奖励,健康上的奖励、经济上的奖励,或者人际关系上的奖励都可以。每天进行这个练习,坚持一周,看看会有怎样的变化。虽然脑子里面的情况,比如前额皮质与腹侧纹状体的联系是否已经得到了增强,我们是看不到的,但是如果你发现,在进行利弊权衡之后放弃即刻回报而选择未来回报对你来说变得更容易了,那么前额皮质与腹侧纹状体之间的联系很有可能已经得到了增强。那带来的好处就是:你保持积极情绪的能力提高了。

意大利博洛尼亚大学的乔瓦尼·法瓦(Giovanni Fava)还提出了一个可以增强前额皮质与腹侧纹状体之间联系的技巧,也就是所谓

"幸福疗法"（well-being therapy）。①幸福疗法旨在提升自主性、对周遭环境的驾驭、积极的人际关系、个人成长、生活目标，以及自我接纳等幸福的构成要素。目前已经有证据表明，幸福疗法能够帮助人们向生活态度维度上的"积极"一端移动，提高人们保持积极情绪的能力。尽管前后对照的脑扫描研究目前还是一项空白，但根据我们对这些幸福构成要素背后的大脑回路的了解，幸福疗法很有可能会增强前额皮质及其与腹侧纹状体之间的联系。

每天做一遍下面三个练习，坚持一周：

1. 在纸上写下自己的一个优点，以及一个你经常接触的人的优点。每天重复三次。你每次写下的优点最好不要有重复，但如果关于同事你反复写下的都是"乐于助人"，那也没什么问题。

2. 经常表达对他人的谢意。留意自己说了多少句"谢谢"。当你在说出这两个字的时候，眼睛要直视对方的眼睛，表情和语气要尽可能诚恳和真挚。建立一份日志：在表达谢意的时候，如果你感到与对方有了真诚（哪怕短暂）的交流，那么你就要在一天结束的时候把当时的具体时间记下来。

3. 经常表达对他人的赞美。特地留心别人身上的值得赞美之处，比如单位里同事的出色工作、邻居漂亮的花园，以及陌生人身上那件有型的外套。在表达赞美的时候要直视对方的眼睛。如果你感到与自己的赞美对象有了真诚的交流，就把当时的具体时间记下来。

一周之后，花点时间思考自己的生活态度风格出现了怎样的变化。你很有可能会发现积极情绪保持的时间变得更长了，而且积极乐观、事事可成的感觉膨胀了。（顺便说一句，如果你要将自己"积极"生活态度的油门踩低，我不建议你到处去骂人，或者在受人恩惠之后表现得毫无谢意。相反，你只需要保持对未来可能出现的消极情况的预期即可。这一点我们接下来就会谈到。）就跟体育锻炼一样，你可能需要找出维持训练成果所需的每日例行练习。当你的生活态度已经变得如己所愿的那样"积极"或者"消极"时，仍然需要保持一定的练习水平，以确保你的固定点不会跌出那个最佳的区域。

如果你并不希望自己的生活态度变得更"积极"，相反，向该维度上的"消极"一端移动才是你的目标，那么你就需要降低伏隔核或者腹侧纹状体的活跃水平，抑制它们之间的联系。如果你觉得自己乐观过头了，让"积极"的生活态度走到了一个不现实的极端，那你就需要设想可能会出现的消极情况。如果你正在考虑大手笔地花钱，那你就应该花点时间去思考这个选择可能会带来怎样的消极后果。如果你很想买一辆时髦的新车，即便你现在这辆车开起来没有任何问题，那么你可以把买了这辆新车可能会带来的问题统统写下来，换言之，将自己的注意力从这辆新车的吸引力上移开：从你把它驶出经销商的大门开始，它的价格就会狂跌好几万；为了不让这个车有丝毫的刮蹭，你在开车和停车的时候得有多小心翼翼才成（继续开你现在这辆车的话，这根本不会是个问题）；每月的账单会让你不得不在其他的消费上做出牺牲。

如果你希望快速见效，你可以改变身边的环境，使其更符合自己在生活态度维度上的位置，以此作为该维度的神经基础转移练习的替代或者补充。如果你试图向该维度上的"积极"一端移动，你可以在工作空间和家里到处摆满这样一些物件:这些物件能让你想起过往的快乐时光,或者想起生活中对你重要的那些人,它能让你感到自信、乐观和欣慰,比如你所爱的人的照片,或者能唤起你强烈积极感受的地点的照片。经常更换这些照片,一周更换一次也无妨,这样你就不会因为习惯而对它们失去感觉。即便照片中出现的仍然是同样的人或地方也没有关系,只要照片不一样就行。如果你希望将自己"积极"的生活态度调低,你可以在单位和在家里摆满这样的物件:这些物件会让你想起那些对你的幸福构成威胁的事物,比如对自然灾害的描述,或者关于环境和生态威胁的新闻。(考虑到今日世界的现状,这事儿应该就像早上起来打开收音机听一个全是新闻的电台,或者浏览早上网页的头条一样容易。)

迈克找到了一个与他的自闭症更相容的环境,你同样可以对自己身处其中的世界进行修正,让你不会被自己的生活态度维度拖后腿。第一步是找到心有灵犀、气息相通的人——无论是一个异常"消极"的人身处一群只会关注杯子里装了水的那一半的人中间,还是一位天性乐观的人置身于被存在主义哲学意义上的"生存焦虑"(existential dread)不断折磨的人中间,都会感觉极其不自在。另外,由于在生活态度维度上靠近"消极"一端的人经常会感到精力不济,对他们来说,一份压力不是太大、也不需要加班的工作会是一个不错的选择。相反,金融业或者新闻业的工作充斥着一个又一个的最后期限,生活态度"消极"的人如果去从事那样的工作就将是痛苦的错配。能够在人和事中发现最糟糕的一面对一些职业来说反而是优点,比如安保、执法或者写作表达焦虑不安的诗作,而这正是"消极"者发挥所长的地方。

自我觉察能力

所谓"无知是福"（blissfully unaware）的说法其实是一种误导：对身体试图向你传达的信号视而不见、听而不闻会让你错过大量关于疾病的重要信号，不管是感染引起的发烧，还是心脏病发作引起的胸闷。"自我觉察能力迟钝"还会对人际关系产生影响：如果你无法说出自己是否因为生气而出现了血压升高和心率增加，那么你在参加一场关键会议，出席学校组织的学生家长会，在上下班高峰时间驾车回家，或者做任何可能被愤怒搞砸的事情之前，就根本没有机会平复心中的火气。另一方面，"自我觉察能力敏锐"如果走过了头，则容易出现疑病症、恐慌症（panic attack），以及情绪生活的失调：如果你不断被关于心脏与心理状态的讯息所包围——"不会吧，我又开始紧张了……"或者"这一波愤怒如潮水般袭来……"——你将很难从容应对生活。

在第 4 章中我们曾提到，自我觉察能力较强（无论是对情绪还是对身体）的人，脑岛的活跃水平较高；自我觉察能力较弱的人，脑岛的活跃水平则较低。在极端情形下，脑岛活跃水平极高的人似乎对心率与呼吸系统的每一个细微变化都有极其敏锐的觉察，惊慌性障碍的患者有时候就会出现这样的症状。因此，要向此维度上"自我觉察能力敏锐"的一端移动，就需要增加脑岛的激活水平；反之，则要降低脑岛的激活水平。

关于惊慌性障碍的研究已经告诉了我们如何降低脑岛的活跃水平——脑岛过于活跃会造成自我觉察能力过于敏锐。经过验证，治疗惊慌性障碍最有效的方法是认知行为疗法:让患者通过重新取景和重评的技巧,学会以一种新的方式来理解身体内部的信号。比方说,当你感到胸部疼痛,或者出现了其他被你视为危险信号的感觉时,告诉自己许多感觉其实是完全无害的,这个感觉很可能也一样。通过降低脑岛的活跃水平,这种认知重新取景(cognitive reframing)的方法往往可以显著减少惊慌症状。

另外一种方法也可以抑制脑岛活动,从而降低对身体、念头、感受的自我觉察能力,那就是降低大脑其他区域对脑岛信号的反应性。其基本思想是通过改善你与各种念头、情绪以及身体感觉的关系,避免自己陷入一个无休止自我强化的正反馈循环(你对自己说"我心脏病发作了",于是你心率飙升,从而心脏病发作的迹象愈加明显,如此循环……),避免自己草草得出结论认为自己的某些感受预示着厄运的到来。这里的关键是要防止这些来自身体内部的线索让你的心灵开始胡思乱想。因此,这里的目标并非导致自我觉察能力过剩的脑岛,而是要抑制杏仁核和眶额皮质的活动——杏仁核与眶额皮质构成的回路会将思想与感觉赋予一个情绪值。抑制了这个回路的活动,大脑对各种念头、情绪和感觉的了解就会变得更加客观,更加冷静,这样我们就不会被身体内部的喋喋不休所绑架。你仍然有良好的自我觉察能力,但它不会影响到你的生活。

正念禅修是抑制杏仁核与眶额皮质活动最有效的方法之一。这种形式的灵修练习要求我们不予评判地观察自己每个当下的念头、心情和感觉——如实地观察这些念头、心情和感觉的本来面目,不加任何的扭曲和简化。学会了不予评判地观察,我们就能打破通常一个念头会引起的联想链(chain of associations)。"哎呀,我不能再老想着工作了"于是就变成了"嗬,我的意识中出现了一个念头,是关于工作上的那些事情,有意思";"哎哟喂,膝盖疼得要命"于是就变成了"啊哈,一个来自膝盖的信号进入了我的大脑"。如果这些观察逐渐变成了主观的意见(正如往往会发生的那样)——"我真不该把这个项目拖到现在,早干嘛去了!"——可以重新尝试一下纯粹的观察过程。

　　正念的习惯需要不少的练习才能养成。不过我们的研究表明,哪怕只是短时间的正念练习也会带来效果。许多人报告称,仅仅 20 分钟的正念练习都能让他们受益。

　　正念减压疗法课程关于正念的指导是据我所知最好的。在今天的医疗中心里,正念减压疗法是最流行的一种世俗的正念禅修。各位可以访问马萨诸塞大学正念中心(Center for Mindfulness)的网站找到正念减压课程的介绍:http://www.umassmed.edu/cfm/。此外,读者也可以跟着卡巴金或者沙伦·萨尔茨伯格(Sharon Salzberg)等人的教学 CD 自学,里面有关于正念禅修的详细指导。

　　如果你希望在正式报班之前先尝试一下正念禅修,你可以先从觉察自己的呼吸开始(无须借助他人,你自己就可以进行):

1. 挑一个一天当中你最清醒、感觉最敏锐的时间,在地板或者椅子上笔直地坐着。在放松的同时保持脊椎直立,这样你就不会打瞌睡。

2. 现在将注意力放在自己的呼吸上,留意呼吸在你的整个身体中产生的感觉。注意你在每次呼气和吸气时,腹部出现的运动。

3. 把注意力放在自己的鼻尖上,留意每次呼吸时出现的不同感觉。

4. 如果发现自己走神，有了其他不相关的念头或者感受，只要重新把注意力放回到呼吸上就好。

在做这个练习的时候，眼睛睁开还是闭上都无所谓，只要你自己感觉最自然就好。我建议各位在每次静坐的时候花 5—10 分钟做一次这个练习，以每天两次为宜。随着你对这个练习的逐渐熟悉，可以延长每次练习的时间。

一旦你觉得自己已经掌握了正念呼吸的诀窍，你就不用再把呼吸当成自己关注的目标，你可以转而去注意此刻进入你显意识的主要内容——不管它是一个念头、感受，还是身体的某种感觉。培养自己对当下状况的觉察能力，而不要对其展开思考或者做出评判。

我会做下面这个叫做"身体扫描"的练习，各位也不妨一试：

1. 在地板或者椅子上笔直地坐着。在放松的同时保持脊椎直立，这样你就不会打瞌睡。

2. 将你的注意力有规律地在身体各处移动——脚趾、脚部、脚踝、膝盖，一个接一个。留意身体每个部位的具体感觉，可以是刺痛感、压迫感，或者冷暖的感觉。不要去想这些身体部位，而仅仅去感觉。这样，在不予评判地觉察的过程中，你就能够培养对自己身体的觉察能力。

3. 如果你在一系列的念头或者感受中逐渐迷失了，你可以通过呼吸重新静下心来。

我建议每次身体扫描练习的时间为 5—10 分钟，以每天两次为宜。几周之后你会发现，你与自己内在的思想、感受和感觉之间的关系发生了改变：现在你在体会它们的时候，心中的评判、惊慌和执念已经变少。在对它们保持觉察的同时,你不会陷入它们往往会产生的漩涡。增强了不予评判的觉察能力,你的心灵就不会被思想和感受所绑架。

吊诡的是,正念禅修还是让脑岛变得更活跃,从而提高一个人的自我觉察能力的最有效的策略之一。一份 2008 年的研究发现,与同样性别、同样年龄的人相比,在八年时间里坚持每天进行正念禅修的人的脑岛更大。②同样一个练习,怎么会既提高又降低一个人的自我觉察能力呢?

这里的答案在于自我觉察能力的产生机制,以及我们对所谓"自我觉察能力"的具体理解。如果内在感觉已经将你压倒,影响了你正常的工作和生活,你获得的内部信号可能还是正常水平,也就是说脑岛的活跃水平可能是正常的,但是你的思想和感受却对这些信号产生了小题大做的反应。在这种情况下,正念禅修能够抑制杏仁核与眶额皮质的活动,从而改善你对身体内部信号的反应性。但如果你在不同的内部身体线索之间无法做出分辨,正念禅修也可以提高脑岛的信号增益,从而对这些内部线索进行加强。换言之,正念禅修对心灵具有一种调节效应。如果一个人的自我觉察能力过低,正念禅修就能够让内部感觉变得更加显著和清晰;而如果一个人的自我觉察能力过强,你感受和收听到的身体内部信号过于清楚和响亮,正念禅修也能够起到一种平静作用,让你不会被这些内部信号所困扰。当你保持平静时,"噪声"最终会逐渐平息。

与其他情绪风格维度一样,一种心理练习如果可以让神经活动模式发生移动,那么它就可以带来持久的变化。不过同样,你也可以通过重新安排自己的周遭环境,来增强或者减弱自己的自我觉察能力。如果要增强自我觉察能力,就应该避免干扰,选择比较安静的环境,这样就更易于捕捉身体内部的感受和感觉——它们才是你希望获取的"信号",而周遭的事物则是"噪声"。通过降低"噪声",你可以增加信噪比。如果要减弱自我觉察能力,所需做的正好相反:设法增加周围能够吸引你注意的外部刺激。打个比方,你可以把收音机打开,但不要让收音机的广播变成一种背景噪声。可以尝试多任务处理——不管是在看电视的时候收邮件,还是在干活的时候听音乐,都是值得推荐的。多任务处理能够从身体的内部感觉那里抢走部分注意力资源,从而降低信噪比。

专注力

如果你的家人或者同事曾经抱怨你在工作的时候什么话都听不见,那我们就可以断定你在专注力维度上处于过分"注意力集中"位置。我们还可以给出一个"注意力集中"过头的特征:你如此专心致志地关注事情的某一个方面,而错过对整个大局的认识,正如一个学生是如此专注于一篇论文的字体、格式和排版,居然没有发现文章本身并不通顺。另一方面,"注意力分散"本身就不是一个好事情——"注意力分散"是许多医药企业喜闻乐见的,如果你是一个读书人的话更是如此。你沉浸在自己的世界里,别人在说什么你根本就听不见;把一件事情从头到尾做完,而不分心去想其他的事情,往往是你难以做到的;阅读的时候,你发现等你读到页面或者屏幕的底部时,你已经把前面的忘了。

前额皮质与顶叶皮质等大脑区域构成了我们的选择性注意回

路。而这个回路的过度激活就是在专注力维度上处于"注意力集中"一端的人的特征。对于注意力的保持来说,前额皮质非常关键;而顶叶皮质就像大脑的方向盘,它能够将注意力指向具体的地方,从而让注意力专注于特定的目标。相反,在"注意力分散"的一端,前额皮质活跃不足,注意力完全受到外在刺激的摆布:你身边发生的任何事情都会吸引你的注意。你的注意力从一个刺激跳到另一个刺激,而没有任何内在方向的指引。因此,要提高专注力,就要提高前额皮质与顶叶皮质的活跃水平。

如果让你困扰的是过分的"注意力集中",那么你就应该降低前额皮质的活跃水平。那可以使你的心灵接受更多周遭环境的输入,比如守在你书房门口,乞求你陪他一起玩儿的孩子。与周遭环境中的刺激保持高水平的相位锁定是这种注意力品质的特征。所谓"相位锁定",是指外在刺激与即时的神经振荡趋于同步。这有助于我们采取一种更善于接纳的注意力姿态。

要提升专注力,我给各位开出的药方同样是正念禅修。我们实验室晚近的研究表明,长期禅修者在做专注于一个物体的简单练习时,他们的前额皮质与顶叶皮质显示出了更高的激活水平。关于正念呼吸和身体扫描的方法,读者可以回顾前面的"自我觉察能力"小节。一旦你发现这些练习自己已经可以应付自如,就可以把练习换成下面介绍的有所缘禅修(又称"专注一境"):

1. 在一间安静的、不被干扰的房间里坐下,睁开眼睛。找到一个小物体,可以是一枚硬币、你衬衫上的一枚纽扣,或者你鞋子上的一个孔眼。这里的关注对象必须是能够看得到的东西,而不能是你的呼吸、你对自己身体的认知和

    评价(body image,又译"身体意象"),或其他的心理
    对象。

2. 将你的注意力全部集中在这个物体上。眼睛一直盯
    着它。

3. 如果你走神了,不要着急,只要设法将注意力重新集中在
    这个物体上就好。

    每天做一遍这个练习,最开始的时候每次要持续大约 10 分钟。如果你发现自己在大多数的时候都能够保持注意力的集中,就可以每个月将每次练习的时间延长 10 分钟左右。每次练习的时间增加到 1 小时之后,就不用再加了。

    如果你感觉自己的注意力过于集中了,希望拓宽自己的注意力,以获取更多关于世界的信息,无所缘禅修就能帮助你向专注力维度的另一端移动。无所缘禅修并不要求你将注意力集中在任何一个固定的具体对象上。相反,你需要培养的是对"觉察"本身的觉察。我建议读者从呼吸禅修(breath meditation)等有所缘禅修开始,这可以为注意力培养一种基本的稳定性,再练习无所缘禅修就容易了。无所缘禅修的基本方法如下:

1. 在一间安静的房间里,自然放松地坐在椅子上,保持背部
    挺直,但身体其他部位放松。只要你觉得舒服,眼睛睁开
    或者闭上都可以。如果你的眼睛是睁着的,就一直低头
    往下看,但视线不要过于专注。

2. 对周遭环境保持开放、清楚的觉察。心灵始终处于平静
    和放松的状态,不专注于任何具体的事物,心灵保持全然
    的清晰、澄明和鲜活,没有丝毫的心不在焉。

3. 对任何进入你显意识的对象,都略微对其给予关注,但不要抓住不放。尝试去观察思考过程本身,不妨对自己这样说:"哦,我发现当我坐下禅修的时候,首先想到的是……"

4. 在当下你的显意识中最显著的对象上,投入你全部的注意力——仅仅专注于这一个对象,而忽略其他任何事情,但不要对其展开思考。换言之,你只是觉察到了这个对象的存在,对其进行尽可能客观的观察,而不要展开任何智识的探索。将关注的对象当作一幅裱在博物馆画框中的图画,或者电影中的一帧画面,与你本人关系不大。

5. 逐渐达到一种全然开放的状态,此时心灵像天空一样辽阔,能够欢迎和接纳任何稀奇古怪的念头、感受和感觉,仿佛一颗新星开始闪耀。当念头出现的时候,让它在你的心中经过就好,而不要让它在你的心里留下任何印迹。如果你的感官感知到了任何噪声、画面或者味道,保持这些感觉的原貌,既不要试图去理解,也不要试图去忽视它们。告诉自己它们不会影响你心灵的沉着和宁静。

6. 如果你发现自己的心灵移向了另一个念头或者感受,不要加以干预,任凭新的念头或者感受悄悄进入显意识。与加强专注力的禅修形式不同,你不要试图将"闯入"的念头嘘走,而是要允许心灵转向这个"闯入者"。跟前面介绍的关注呼吸的禅修相比,这里的一个关键区别是:无所缘禅修时,注意力一旦走神,你并不需要将注意力重新导回到一个单一的焦点上。相反,在任何时候,不管你注意力的中心是什么,你对它保持觉察就可以了。

7. 将心灵转向新的关注对象,正如你关注头一个对象一样。

8. 将这个练习坚持5—10 分钟。

许多修行这种禅修的朋友发现自己培养了一种全景式的觉察能力——无论是对自己的思想感受,还是对外部环境,他们都有清楚的了解。我们 2009 年的一项研究可能已经揭示了背后的原因。[3] 在脑电图的帮助下,我们发现人们在修行无所缘禅修的时候,他们的脑波发生了变化,这使得他们对外部刺激变得更为敏感——换言之,他们体验到了相位锁定,而相位锁定正是在专注力维度上处于“注意力集中”一端的人的特征。读者也许还记得上一章的那个关于湖面的隐喻:如果你向平静的湖面扔进一块石头,你就能够很清楚地看到湖面上的涟漪;但如果湖面波涛汹涌,你可能就难以发现石头扔进去之后,湖面出现了什么变化。同样,如果心静如水,我们就更容易接收外界刺激的输入,这表现为皮质振荡对这些刺激的相位锁定。

现在已经有好几家禅修中心提供无所缘禅修的课程,包括马萨诸塞州贝尔镇的内观禅修社、加利福尼亚州伍德埃克(Woodacre)镇的灵岩禅修中心(Spirit Rock Meditation Center),以及明尼阿波利斯的德噶禅修中心(Tergar Meditation Center)。这些禅修中心还提供在线辅导、教学 CD 和图书。改造一个人的注意力技巧需要有一些练习才能实现,但我相信你的付出是值得的,因为如此之多的心理机能都是建立在注意力的基础之上。而且我深信,大多数人经过短时间的练习就能够体会到禅修的一些益处。

跟其他的维度一样,你也可以通过重新安排周遭的环境来适应自己的专注力维度,从而尽可能避免因为受制于你的专注力而无法实现目标的情况。为了提升自己的专注力，你需要尽可能地减少干扰。你需要把自己的环境——尤其是工作环境——清理干净，将外生刺激消除到最低限度。这意味着要把噪声——特别是谈话——减到最少。如果你可以关上门，那就尽可能关上。你可以练习一次只做一件事情。如果你正在脸书网等社交网站上发帖，那就只做这么一件事，不要同时还在听音乐。当你在用电脑的时候，一次只打开一个程序：可以是一个互联网浏览器，也可以是一个电子邮件程序，但不要同时打开两者。在写东西、编辑一个 Excel 表格，或者使用别的程序的时候，关掉浏览器和邮件，同时也关掉收到新讯息时的声音提示。

如果你的注意力过于集中，你可以通过改变环境来拓宽自己的关注范围。你可以把书籍和杂志分散地摆放在不同的地方，这样你就会情不自禁地拿起一本来读，即便你本应该把注意力集中在其他事情上。你在电脑前面办公的时候，可以把房间或者办公室的门打开——这样门外发生的事情你就能够听见——你还可以边工作边听音乐。如果房间里有窗户，不要用窗帘或者百叶窗把窗户盖住。尽量把办公桌摆放得靠近窗户，最好是你一抬头就能看出窗外——而窗外的许多东西可能都会吸引你的注意。将自己所爱的人的照片摆放在办公桌的附近，这样在工作的时候你就能够瞥到这些照片。在手机和电脑上设置闹钟，让它每隔二三十分钟就响一次，打断你注意力集中的状态，让你不得不留意身边的世界。

情绪调整能力

居然有人会希望自己从困难情形中恢复得"更慢"，这初听起来似乎很奇怪。不过,从困难局面中恢复得过于迅速并不一定就是一件好事。为了保持健康的情绪生活,你需要能够对自己的情绪产生感受和响应。如果你在情绪上行动过于迅速,那将是难以做到的。我们往往用一种情绪的持续时间来作为其强度的衡量指标,因此,如果你能够很快走出挫折,你也许会觉得自己的情绪迟钝,无法如己所愿地体会到特定强度的情绪。为了维护健康的人际关系,你需要能够对别人的情绪产生感受和响应。这就意味着,如果你的情绪调整能力极其敏锐,别人也许会觉得你这个人没心没肺,在情绪上油盐不进。如果一个人目睹了他人的痛苦和不幸,而这个人又有很强的情绪调整能力,那么这个人的同理心将会受到影响。对别人的痛苦感同身受是同理心反应的一部分。的确,最近的研究已经表明,许多当我们本人感到心理或生理痛苦时将被激活的神经网络,在我们感受到同理心的时候,也同样会被激活。

对一些人来说,从困难中恢复得更迅速会令他们收益,这理解起来相对要容易一点。如果面对各种挫折,你正常的工作和生活在很长一段时间里都受到了影响,那将可能妨碍你实现自己的目标,恶化你的人际关系。如果深陷自己的情绪泥淖,你可能会忽视自己的家人、朋友和工作。

前额皮质发送给杏仁核的大脑信号更少也更微弱——其原因既可能是前额皮质本身的活跃程度过低,也可能是前额皮质与杏仁核之间的联系过少,或者运转不畅——这是面对挫折时"缓慢恢复"者的大脑特征。任何一种失望和挫败都能让"缓慢恢复"的抑郁症患者崩溃,而在这个人群身上,前额皮质与杏仁核之间只有很弱的相互联系。

能够从困难局面中"迅速恢复"是以下两个因素的结果：遭遇挫折时左前额皮质的强烈激活，以及左前额皮质与杏仁核之间的密切联系。因此，如果你感觉自己的情绪调整能力需要提高，你要么应该提高（尤其是左脑的）前额皮质的活跃程度，要么应该加强前额皮质与杏仁核之间的神经元通路。如果你觉得自己的情绪调整能力过强，你对别人正常的情绪回应甚至都被切断了一部分，那么你的目标应该是抑制前额皮质的活跃程度，并削弱前额皮质与杏仁核之间的联系。

如果读者希望加强自己在面对困难时的情绪调整能力，我推荐你们尝试正念禅修。正念会带来一种情绪平衡，从而帮助我们恢复，但恢复得又不至过快（正如正念禅修能够帮助我们集中注意力，但又不至过于集中）。正念能够削弱让我们纠结甚至沉溺于挫折之中的联想链。打个比方，丢掉工作也许会让你的脑子里先后出现下面这一连串的念头："失业""医疗保险没了""他们会把房子收走""日子过不下去了"。正念能够加强前额皮质与杏仁核之间的联系，培养一种沉着和镇定，让我们不会顺着上面的思路一直崩溃下去。正念能给你足够的心灵资本，当你的思绪穿越苦痛的链条、在一个又一个的灾祸之间跳跃的时候，让你能够停下来观察心灵是如何轻易地做出了上面那些联想，让你注意到这样一个心理过程的有趣之处，让你变得足够强大，不会放任自己被拽入那样的深渊。我建议各位从一种简单的正念禅修开始，我们前面介绍过的正念呼吸就非常适合。

如果在修习了正念禅修之后，你在情绪调整能力维度上向"迅速恢复"的一端移动的程度还不够理想，认知重评练习可能还帮得上忙。认知重评是认知疗法的一种技巧，它帮助人们重新理解自己所面临的困难,说服他们相信事情其实没有那么严重,困难也不会持续那么久。打个比方,如果你在工作中犯了错,你也许会去没完没了地想这个事情,感到痛苦而懊丧,你也许会认为自己太笨,认为自己下次还会犯同样的错误,认为这个错误会断送自己的整个职业生涯。认知重评致力于纠正的正是上面这样的思维误区。认知重评试图让人们建立这样一种认识:并不能因为这次失误就认为自己的工作一无是处,相反,那只是一个意外,可以发生在任何人身上。你会这样去想:之所以会犯错,可能只是因为自己不走运,或者头天晚上没睡好,或者只是因为人皆会犯错。你不会因为这次失误,就质疑自己的能力存在固有的、根本的问题。认知重评会引导你反思自己的思考过程是否存在问题,从而对自己的行为和痛苦背后的原因做出新的理解。这样的认知练习能够直接调动前额皮质,加强前额皮质对杏仁核活跃水平的抑制——这正是情绪调整能力的大脑活动特征。

认知重评练习最好是在一位经验丰富的认知理疗师的指导下进行。位于宾夕法尼亚州巴拉辛维德(Bala Cynwyd)镇的贝克认知行为疗法研究所(Beck Institute for Cognitive Behavior Therapy)是由认知疗法的发明人阿伦·贝克(Aaron T. Beck)创立的。该所提供了许多在线资源,包括如何在你所在的社区找到一位认知理疗师(www.beckinstitute.org)。

如果相反,你的目标是希望向情绪调整能力维度上"缓慢恢复"的一端移动——也许是为了增强自己的同理心——那么你需要削弱前额皮质与杏仁核之间的联系。关于如何实现这一点,我们目前的研究还非常有限。不过各位可以试一试这样一个办法:专心致志地把注意力集中于自己在面对困难时觉到的消极情绪或者痛苦。这有助于情绪的维持——至少是暂时的维持——还可以提高杏仁核的激活水平。你还可以关注某一位受苦者遭受的是怎样的痛苦,可以用书写的形式把它记录下来:"阿伦事事不顺:他的前女友在刷他的信用卡;他中了互联网侦探布下的圈套,他那份负责网络安全的工作怕是保不住了;房东也扬言要赶他走人。他的日子简直都过不下去了。一想到自己得不到旁人的关心,独自承受着这一切,他会一次又一次地流泪。"借助类似的描述,你可以去关注究竟是什么样的痛苦令自己感到同情,它有哪些具体的方面。这个练习可能会延长痛苦回路——包括前扣带皮质、脑岛以及杏仁核——的激活时间。

你还可以采用藏传佛教中的一种叫做"施受法"(tonglen)的禅修方法。施受法旨在培养悲心,它要求修行者想象一个可能正在受苦的人的形象,然后尝试去接纳这个人的痛苦,把这种痛苦转化为悲心。施受法对于培养同理心效果非常明显。各位可以从下面这个练习开始,每次练习5—10分钟,每周4—5次:

1. 想象一个人正在受苦的形象,越生动越好。这个人可以是一位生病的亲友,或者是一位工作不顺心的同事,也可以是一位婚姻即将破裂的邻居。这个人与你的关系越亲近,这样一个想象出来的视觉形象就会越鲜明,越清晰。(如果你是如此幸运,你身边居然连一个受苦的人都没有,那就尝试想象某一类人,比如印度德里的一个捡垃圾的人、苏丹的一个饿肚子的儿童,或者临终病人收容医院的一个癌症患者。)

2. 每次吸气的时候,想象自己在吸气的同时将这个人的苦难也吸纳到了自己这里。用自己的五脏六腑去体会:吸气的时候,想象她的疼痛和苦恼从鼻孔向上进入了自己的鼻腔,再往下进入肺部。如果想象自己用身体纳入了她的苦难对你来说太困难,也可以想象苦难随着自己的每一次吸气而远离了她。在吸气的同时,想象苦痛离开了她的身体,宛如在艳阳下散去的晨雾。

3. 在每次呼气的时候,想象她的苦痛转化为了你的悲心。将这种悲心导向她:在呼气的同时,想象自己呼出的气息向她流去——这是一份由同理心和爱做成的礼物,会将她环绕,并走进她的内心,抚平她的伤痛。

我们可以对身边的环境进行调整,来适应情绪调整能力的变化。为了让自己更迅速地从逆境中恢复,你可以尝试离开那个让你遭遇困难的情形(如果可能的话),去一个不会让你产生那么多情绪共振的地方。打个比方,如果你刚刚跟自己的配偶大吵了一架,你可以离开"战区"——出去走走,或者最起码到另一个房间中去。而要让自己恢复得更慢,让自己能够更长久、更强烈地感受到痛苦,你只需要反其道而行之——哪里出现了困难,你就待在哪里,或者在你的身边摆满能让你想起这个困难的物件。比如,一些人称自己对遭受自然灾害的遇难者无法产生同理心。如果你希望自己能够变得不那么冷漠,可以尝试将地震和海啸遇难者的照片贴在冰箱等地方。这也许会让你感受到他们的痛苦。

社交直觉

每个人都希望将自己在社交直觉维度上的固定点尽可能地向

"社交直觉敏锐"的一端移动,这似乎是不言而喻的。毕竟,关于情绪和社交智力(social intelligence)的研究表明,一个人在这方面越擅长,他就有望在情场、职场,以及一般而言的生活中取得越大的成功。不过,一个人如此专心致志于社交线索和社交事件,甚至对日常生活构成了妨碍,这也是有可能的。如果只有借助那些在互相看不顺眼的竞争对手之间传递的心照不宣的讯息(打个比方),你才能够与同事交流,那么即便你把所有的心思都用在捕捉社交信号上,你的工作很可能还是会出现问题。

梭状回活跃不足与杏仁核活跃过度是在社交直觉维度上处于"社交直觉迟钝"一端的人的大脑活动特征。在另一个极端,"社交直觉敏锐"反映了较高的梭状回激活水平,以及较低的杏仁核活跃水平——这使人能够捕捉到微妙的社交信号。提高社交直觉需要强化梭状回的活跃水平,止息杏仁核的活动;要改变社交直觉过于敏锐的情况,则需要抑制梭状回,加强杏仁核。

集中注意力是增强梭状回的活跃水平,提高社交直觉的第一步。要捕捉到社交线索,尤其是微妙的社交线索,你需要对自己身边发生的事情保持注意——别人的语音语调、肢体语言、面部表情,等等。一般来说,这只要多加练习就能提高:

1. 从陌生人开始。当你身处公共场所的时候,挑一对情侣或者几个在一起打发时间的友人,仔细观察他们。特别留意他们的脸部,因为脸部传达的社交信息是如此之多。提醒自己:在观察一个人,尤其是在与这个人交流的时候,要看着这个人的脸。

2. 看看你对下面这些问题能否做出预测:他们是否会触摸

对方,以及会如何触摸对方? 他们会相互走得多近? 说话的时候,他们是否会看着对方的眼睛?

3. 走近他们,试着去偷听他们的对话。(假设你能够走近而不妨碍他们的对话;推荐各位选择那些人多的公共场合,比如派对、人满为患的百货商店,或者挪不动步的影院大厅。)看看他们的语音语调与肢体语言、面部表情是否相称。

4. 如果不相称,那么你的理解可能在什么地方出现了问题。找出问题所在,在你观察下一个人的时候,要吸取这次的教训。

5. 一旦你已经自信能够说出人们的感受,在朋友和同事们身上试一试。

你还可以通过前面介绍的正念禅修来培养社交直觉。你只需要将对社交信号的观察当成自己正念的对象就可以了。

现在练习注意别人的眼神。眼神是一个人情绪状态最真实的信号。保罗·艾克曼在其主页(PaulEkman.com)上提供了关于微表情的在线练习课程。所谓微表情(micro-expression)是指,人们在社交过程中时不时会出现的转瞬即逝的面部表情。微表情持续的时间是如此短暂,往往被我们忽视,我们因而就错过了重要的社交信号。保罗·艾克曼的练习是否能够提高一个人捕捉社交信号的能力? 这方面的研究还处于起步阶段。不过,任何帮助我们捕捉社交信号的练习都很可能增加梭状回区以及颞横沟(temporal sulcus)的激活水平。颞横沟是颞叶中的一个区域,它往往会被社交刺激所激活。那样的练习能够让你更擅于理解面孔和眼睛的语言,并给予面部和眼部更多的关注——那或许只是因为你现在能读懂它们的意义，它们变得更加有趣。

嗓音、姿势和肢体语言也能够传递社交线索和情绪线索。可以通过具体的练习来增加你对这些交流渠道的敏感性：

1. 为了提高你对通过嗓音表达的情绪线索的敏感性，当你身处公共场所的时候——比如地铁、热闹的咖啡馆、朋友们逛街时会光顾的店铺，或者机场航站楼——闭上眼睛，留意身边人们说话的声音。关注具体每个人的声音，关注说话人的语音语调，而不是具体说话的内容。

2. 向自己描述那样的语调传递了什么讯息，不管是平静、喜悦、期待、焦虑、压力，还是别的其他什么情绪。然后再睁开眼睛，看看自己的推断是否正确。如果你睁开眼睛之后，看到一对人气冲冲地走过，那他们此刻的情绪更可能是消极的，而不是积极的。

3. 现在将上面两个步骤运用于姿势和肢体语言。观察在谈话的时候，说话者是如何将自己的身体朝向对方的，他们是以怎样的姿势站立或者坐下的，他们有怎样的手势。

4. 在语音语调与肢体语言中间，指定一个交流渠道作为自己一整天的关注目标。不管是在上下班的路上，上班的时候，还是当你观察家人、朋友或者同事的时候，设法将自己从当时的场合抽离，哪怕只有一分钟，这样你就变成了一个观察者，而不是参与者。根据你所关注的交流渠道，对上面的步骤 1 和步骤 2，或者对步骤 3 加以练习。

5. 第二天，换一个交流渠道作为自己的关注对象，将整个练习重复一遍。

我相信你会感到惊讶:这么一个简单的练习居然可以在短时间之内,如此大幅度地提高你对社交线索的敏感性。

如果你觉得自己被人们传递出的社交信号吞没了,你希望自己在社交直觉维度上向"社交直觉迟钝"的一端移动,那么你需要让自己的梭状回区好好休息一下。(这只能让你接收和感知到的社交信号变得更少,但并不能减弱它们对你的影响,后者其实是情绪调整能力维度的功能。因此,如果你觉得自己仿佛一块吸收情绪的海绵——身边每个人的感受都会对你产生影响,干扰你的正常工作和生活——那么你应该试试帮助我们在情绪调整能力维度上向"迅速恢复"的一段移动的那个练习。为了清楚起见,我们希望指出这一点。)避免与别人的目光对视。利用对专注力的训练方法,将自己的关注点移开,不要再把注意力高强度地集中于人们的肢体语言与语音语调。对梭状回区调动得越少,这个区域的基准活跃水平就越低,你就越不会对社交信号所传达的话语给予那么强烈的关注。

你也可以改变自己的周遭环境,使其与自己的社交直觉相适应。如果你在社交直觉维度上处于"社交直觉迟钝"的一端,而且也不打算改变,那么你应该避免经常跟人,特别是陌生人打交道。这样你就可以尽可能避开社交信号让你产生误解或者把你搞晕的情形。在家办公也能产生同样的效果。话说回来,如果你在社交直觉上处于高端,注意力很容易被各种社交线索吸引,你可以将自己的社交时间安排在一天中的某些特定时段,这样你就不会被这些社交信号搞得方寸大乱。为了避免这样的扰乱,你可以将与人的交流安排在计划好的工间休息时间和吃饭的时间,而不要在一整天里断断续续地进行。

如果你是一名学生，为了避免他人的社交侵扰，你可以在自己的私密空间里学习，而不要选择图书馆、咖啡馆，或者其他公共场所。

情境敏感性

如果无法正确识别社交情境，你可能就会在一个场合中表现出并不得体的情绪反应，即便在另一个场合中它是得体的。在危险情形下，感到极其焦虑是得体的，但是在安全的时候则不然。如果你无法区分这两者，你就有罹患创伤后应激障碍的风险。在较不常见的另一个极端，过分的"情境敏感"会让你失去真正的自我：你可能会发现自己在根据不同的情境调整自己的行为。此时，"情境迟钝"一点不见得是坏事。在过分"情境敏感"的人身上，从海马回到负责控制执行机能、保存新皮质中长期记忆的前额皮质脑区之间，往往有密切的联系。在"情境迟钝"的人身上，两者之间的联系往往较弱。

关于如何加强或者削弱这两个脑区之间的联系，目前的研究几乎还是一片空白。目前来看，最好的线索来自对创伤后应激障碍的研究，尤其是对所谓"暴露疗法"（exposure therapy）的研究。这种干预手段是要将患者越来越直接地暴露在与创伤相关的刺激物面前，不过整个过程是在安全的情境中进行的。打个比方，我们假设一个女子在城市阴暗的街道上遭受了袭击，从此每次走出公寓都会感到恐惧。这种情况下，理疗师也许首先会教给这个女子一个呼吸练习，这样当面对会让她产生焦虑的刺激物的时候，她可以通过调理呼吸来保持平静。接下来，理疗师可能会让她想象那个她遭受袭击的街道。一旦她可以做到这一点，理疗师也许会把她带到那条街道的附近,然后回到那条街道——全程都由她所信任的人的陪同,而且是在大白天进行。只要这个地区在白天是安全的,该疗法就有助于帮助受害人区分白天与夜晚这两个情境的不同。暴露疗法的精髓是帮助患者潜移默化地体会到这样一点:与带来创伤的危险情境相比,当前的情境是安全的。

基于暴露疗法所取得的成功,我们可以有这样的推测:提高一个人情境敏感性的一般策略就是让他逐渐适应给他带来焦虑或者愤怒的刺激物:

1. 如果要帮助自己放松,可以从哈他瑜伽中的一个简单的呼吸技巧开始。闭上眼睛,运用正念禅修中的技巧,把注意力放在自己的呼吸上,计算每次呼气与吸气的持续时间。

2. 几轮呼吸计时之后,将呼吸的周期延长 1 秒。接下来,只要没有出现任何不适,逐渐延长呼吸的周期,然后将这种缓慢的呼吸周期保持 5 分钟。

3. 注意呼气和吸气所需的时间是否一致。如果两者中有一个用时更长,那就尝试延长另一个的时间,直到两者用时相当。花 5 分钟时间来平衡两者的时间,然后睁开眼睛。

一旦你对这个呼吸练习已经熟悉,就可以进入下面的情境训练了。在这里,我们以你的老板为例:假设老板给你的压力是如此之大,一想到他你就会冒汗,而且这种焦虑还影响到了你的家庭生活。同样的道理也可以适用于任何一个让你感到焦虑或者惧怕的事物:

1. 你的老板让你感到心烦意乱的特征或者行为有哪些? 将它们列成一个清单。也许,在上班的时候,他会在你的办公桌周围晃来晃去；也许，在 16 点 55 分的时候，他会跑到你的座位附近，监视你的下班时间是不是提前了哪怕 1 分钟；也许，你交给他的报告或者其他工作成果会被他批得一无是处。越具体，越生动，越好。

2. 然后，当你身处一个安全的情境（比如周末的家里）之中时，在心里轻轻地、慢慢地想起跟你老板有关的那些画面。尽可能生动地想象他在快下班的时候跑来监视你的那副尊容。想象他批阅你的工作成果时的那副嘴脸。

3. 同时，进行呼吸练习。将呼吸练习持续下去，直到你在想象老板发飙的样子，想到他喜欢在你桌子附近转悠的习惯时，也能感到平静和放松。花去 15 分钟左右的时间来进行这个练习。

四组练习之后，你能够感受到这个练习带来的转变。你在这上面投入的所有时间都是值得的。这个练习能够帮助你区分工作的情境与在家的情境，也能帮你辨别其他情境，从而表现出在具体情境下得体的情绪反应。目前还没有任何一项研究对该训练前后的大脑活动进行过比较。然而，既然暴露疗法对创伤后应激障碍的患者有帮助，这说明暴露疗法能够加强海马回与前额皮质等新皮质脑区之间的联系。

直接考察如何帮助人们在情境敏感性维度上向"情境迟钝"的一端移动的研究，换言之，如何削弱海马回与前额皮质及新皮质之间的联系的研究，目前还没有。然而，如果你厌倦了随着情境的改变而没完没了地调整自己的行为，如果你不希望自己显得那么做作，如果你觉得应该让自己的固定点远离"情境敏感"的一端，我推荐你试试培养自我觉察能力的那几个练习。当你对自己的思想、感受以及身体的感觉更加留心的时候,你就能够更好地掌控自己的情绪反应,你的情绪就更不容易受到外部情境的影响。

你也可以改变自己身边的环境,让环境来适应自己的情境敏感性。如果你算不上"情境敏感",你可以设法避免让自己置身于不同的情境。参加聚会的时候,最好挑那些人你都认识的,而不要让自己去面对一屋子的陌生人。尽量跟自己亲近的人一起旅行:这样,尽管身边的物理环境是陌生的,但社交环境你却非常熟悉,可以处之泰然。反过来,如果你觉得自己"情境敏感"过头了,每次情境只要出现了些微的变化,你就会强迫自己调整行为,让你感觉自己待人不够真诚,那么你就可以避免大幅度地改变自己身处其中的情境,这样就不必因为情境的变化而大幅调整你在别人面前的自我展示(self-presentation)。那可以帮助你认识到心灵的核心习惯,它不会随情境的变化而变化。

通过心灵,改变大脑

本章中的所有练习都是通过心灵来改变你的大脑。不管是受到了有数千年历史的静观传统的启发,还是来自 21 世纪精神病学的技巧,这些练习都能够让左右情绪风格六维度的神经系统发生变化。决定对自己在任何一个维度上的固定点的位置做出改变之前,你需要仔细思考目前的情绪风格是不是拖累了你前进的脚步,让你无法成为自己希望成为的人,让你无法过上自己渴望的生活。当然,那需要觉察,而我们对自己面对情绪挑战时的反应,是觉察不足的。我希望我们在第 3 章中给出的问卷在这里帮得上忙。我还希望,这样的觉察已经帮你认识到了这样一点:明日之你与今日之你毫无关系,我们的情绪风格可以由我们自己来创造。通过情绪,我们得以理解他人,理解我们周遭的世界;情绪让我们的生活充实而有意义。愿你们中的每位都生活幸福,都能够帮助他人获取幸福。

---

① G. A. Fava and E. Tomba, "Increasing Psychological Well-Being and Resilience by Psychotherapeutic Methods," *Journal of Personality* 77(2009):1903 – 1934.

② B. K. Holzel, U. Ott, T. Gard, H. Hempel, M. Weygandt, K. Morgen, and D. Vaitl, "Investigation of Mindfulness Meditation Practitioners with Voxel-Based Morphometry," *Social Cognitive and Affective Neuroscience* 3(2008):55 – 61.

③ Lutz et al., "Mental Training Enhances Attentional Stability."

致　谢

　　多年以来,我有幸与一群了不起的人共事。他们中有些是我实验室里的同事,有些是我在对外协作项目中的合作伙伴。每一天我都能体会到对他们深深的感激之情。这本书是我 35 年研究工作的结晶。我在哈佛读研究生时的三位导师加里·施瓦茨、杰罗姆·凯根和戴维·麦克莱兰在我学习心理学的过程中发挥了关键的作用——通过他们,我了解到了当时心理学的发展面貌;我之所以能够从事现在的工作,也是受到了他们的激励。他们的师恩是我难以报答的。我当时的所学为日后的工作打下了坚实的基础。但是作为一个实践科学家,我今日所从事的工作,不管是我采用的研究方法,还是指导我的那些概念,很多在我做学生的时候根本都还没有出现。我的工作其实是许许多多有奉献精神的年轻研究生、博士后和科研人员辛勤努力的成果。我对他们深怀感激之情。如果要把这些我曾经共事的学生、博士后和合作者的名字一一列出,会占去好几页的篇幅。

　　心理学里面有一种所谓的"近因效应"(recency effect),指的是人们会更看重最近出现的信息,尽管它可能并不是最重要的。即便有出现这种近因谬误之嫌,我还是要在这里指出几个人的名字。他们是我的实验室中不可缺少的成员,也是我在前文中介绍的一些关键研究项目的带头人。没有安托万·卢茨，我们在第9章、第10章中介绍的对长期禅修者的研究将永远无法完成。弗朗西斯科·瓦雷拉是一名伟大的神经生物学家，是神经现象学（neurophenomenology）的创始人之一，还是静观神经科学的一位早期倡导者（在弗朗西斯科的时代，该学科尚未得名）。而安托万是弗朗西斯科·瓦雷拉带的最后一名研究生。2001年，弗朗西斯科因为肝癌英年早逝。从2002年开始，安托万进入了我的实验室，在我们对长期禅修者的研究中，他一直是我们研究团队的一名关键成员。

我们关于禅修的神经机制、情绪调节、情绪风格和精神病理学的研究是由一群天赋异禀的研究生和年轻科学家完成的。能够在过去的年岁里与他们共事，是我的荣幸。这些人包括梅利莎·罗森克兰茨、海伦·温（Helen Weng）、海琳·斯莱格特（Heleen Slagter）、金·多尔顿（Kim Dalton）、布伦登·内斯维茨（Brendon Nacewicz）、安迪·托马肯（Andy Tomarken）、达伦·杰克逊、卡里恩·范瑞卡姆（Carien van Reekum）、汤姆·约翰斯通（Tom Johnstone）、希瑟·厄里（Heather Urry）、克里斯·拉森（Chris Larson）、杰克·尼希克（Jack Nitshcke）、蒂姆·萨洛蒙斯（Tim Salomons）、杰夫·马克斯韦尔（Jeff Maxwell）、亚历克斯·沙克曼（Alex Shackman）、阿伦·赫勒、德鲁·福克斯（Drew Fox）、斯泰西·谢弗（Stacey Schaefer）、雷吉娜·拉帕特（Regina Lapate）、布里安娜·斯凯勒（Brianna Schuyler）、杰米·汉森（Jamie Hanson）、沙里·莱特（Sharee Light）、杰茜卡·柯克兰（Jessica Kirkland）、艾利森·扬（Allison Jahn），以及几位晚近加入的学生：戴维·珀尔曼（David Perlman）、丹尼尔·利文森（Daniel Levenson）、乔·威格茨（Joe Wielgosz）和珍妮·刘（Jenny Liu）。我们新成立的健康心灵研究中心致力于将实验室成果迅速应用于临床的转化研究（translational research），这些工作离不开两位新来的优秀科学家莉萨·弗卢克（Lisa Flook）和埃玛·塞培拉（Emma Seppela），也离不开我们自己的内部禅修老师劳拉·平格（Laura Pinger）对我们关于儿童的研究所做出的贡献。

除了上面这些年轻的科研人员，我还有幸与许多卓越的人士合作，他们有些是我在威斯康星大学麦迪逊分校的同事，另一些则分布在世界各地。需要特别指出的是早期的一项与保罗·艾克曼的合作。保罗是一位杰出的情绪心理学家。早在我刚从研究生院毕业、初出茅庐的时候，保罗就对我本人以及我的科研生涯产生了兴趣。从那时起，我们就开始了持续不断的交流。我们在20世纪90年代的系列研究为情绪神经科学的建立打下了基础。

在威斯康星大学，我的好友兼同事内德·卡林与我的合作时间最久。内德是一位有天分的精神病学家，一位有创造力的科学家。他教给了我太多的东西。卡罗尔·里夫（Carol Ryff）是衰老研究所（Institute on Aging）的主任，我跟她在关于衰老与幸福的研究中有过合作。她一直致力于倡导将文化和心理社会因素与生物学相结合。医学系的比尔·巴斯（Bill Busse）是一位世界性的哮喘专家。没有他的直接参与，我们关于哮喘的研究绝无可能开展。对我们关于青少年的研究，精神病学系的玛丽莲·埃塞克斯（Marilyn Essex）一直给予了卓越的协助。她坚持不懈地追踪一个代群（cohort）——从他们出生开始——收集到了一个令人惊叹的数据集。当这个代群中的人进入青春期时，她还非常无私地准允我们将他们请进我们实验室中的核磁共振扫描仪。就目前看来，与玛丽莲的合作有望产生丰硕的成果。希尔·戈德史密斯是研究儿童气质的发展心理学家。我们许多对儿童发育的研究都有赖于他的参与。玛莎·塞尔策（Marsha Seltzer）是魏斯曼研究中心的主任。我们的脑成像实验室和健康心灵研究中心就坐落在魏斯曼研究中心。该中心是一个大型的跨学科研究中心，它汇聚了26个不同院系的人才，以广义的"发展"为研究目标。玛莎是一位出色的领导，也是我本人的一位相识已久的亲密友人。毫不夸张地说，每天能够步入魏斯曼研究中心，于我而言既是荣幸，也是乐事。

上面提到的这些科研人员对我的研究生涯有巨大的帮助。不过，我们实验室中的行政人员也同样优秀。其中最值得一提的是艾莎·多尔斯基（Isa Dolski），她几乎陪伴了我在威斯康星的整个研究生涯，她的尽心付出令人难以置信。她工作勤奋努力，是一个出类拔萃的人。我深信她做的事情都是对的，这让我的工作和生活变得无与伦比地简单。行政助理苏珊·詹森（Susan Jensen）已经跟我共事了约十年之久，她同样是一个让人惊叹的人，总是用她的优雅风度和奉献精神来完成工作。2009年我们建立了健康心灵研究中心，第9章、第10章介绍的我们关于静观神经科学的新兴研究就在该中心的名下进行。邦尼·索恩（Bonnie Thorne）、梅尔·夏博诺（Mel Charbonneau），以及该中心的新任主任巴布·马西森（Barb Mathison）的表现一直都令人惊叹，建立健康心灵研究中心的梦想从成形到最终实现都离不开他们的努力。我们的战略咨询委员会——由我们最大的捐赠者乌尔科·维瑟（Ulco Visser）担任主席，史蒂夫·阿诺德（Steve Arnold）和吉姆·沃尔什（Jim Walsh）也是该委员会的成员——提出了许多宝贵的意见，对我们很有帮助，尤其是在我们目前的发展初期。一直以来,我们的学术咨询委员会——图登·金巴(Thupden Jinpa,高僧的御用翻译)、密歇根大学的戴维·迈耶(David Meyer)、埃默里大学(Emory University)的约翰·邓恩(John Dunne)——不断为我们提出极有帮助的反馈,让我们得以避免一些尴尬的失误。约翰是一位杰出的佛教学者,在我们许多的禅修项目中,他都是一位关键的合作者。他在静观传统方面的学养为我们提供了一种独特的视角,我后来发现这种视角并不仅仅是一种奢侈,它对我们工作的往下开展其实是必不可少的。

在一些静观传统中,有一个叫做"僧伽"(Sangha)的概念,指的是由志同道合、心意相投的人组成的"社团"。拜心灵与生命学会的杰出工作所赐,我有幸拥有一个范围广泛的僧伽。心灵与生命学会是一个非营利组织,致力于促进西方科学与佛教等静观传统之间的对话。我是心灵与生命学会的理事会成员之一。从一定程度上来讲,正是在为该组织效力的过程中,我与两位好友保持着如此频繁的接触,他们是丹尼尔·戈尔曼和乔·卡巴金;我与他俩的交情都始于20世纪70年代初。我在心灵与生命学会认识的第一个人是马蒂厄·里卡德,他后来成了我的至交和老师。心灵与生命学会的理事会主席兼创立者之一亚当·恩格尔(Adam Engle)几十年来一直是我的好朋友。在静观神经科学的发展过程中,他发挥了重要的催化作用。

我在书中多次提到,近40年来,对禅修的身体力行一直是我本人生活中的一个重要组成部分。我的禅修生活受到了许多人士的鼓励和培养。他们中的第一个是我在1974年认识的第一位禅修老师戈恩卡。此后又有几位老师对我产生了影响,他们包括约瑟夫·戈尔茨坦(Joseph Goldstein)、杰克·康菲尔德(Jack Kornfield)、沙伦·

萨尔茨伯格、明就仁波切（Mingyur Rinpoche），以及高僧。高僧对我的生命产生了里程碑式的影响，这是我之前绝对无法想象的。我与高僧的初遇是在 1992 年。此后的每一年，我都有幸在几个场合与他碰面。他对我的激励是多方面的。我能够专注于目前对心灵健康品质的研究也是得益于高僧的支持。

我的研究离不开许多机构的慷慨帮助。自 1985 年我加入威斯康星大学麦迪逊分校开始，威大为我提供了许多支持。他们帮我在那里安家落户，我和我的家人都爱上了麦迪逊。30 多年来，美国国立卫生研究院不断地为我提供支持，这些支持大多来自其下属部门国立心理卫生研究院。近年来，我还得到了国立卫生研究院下属的国立补充与替代医学研究中心（National Center for Complementary and Alternative Medicine）、国立衰老研究所（National Institute on Aging）、国立儿童健康与人类发育研究所（National Institute of Child Health and Human Development）的支持——后者现已更名为"尤妮斯·肯尼迪·施赖弗国立儿童健康与人类发育研究所"（Eunice Kennedy Shriver National Institute of Child Health and Human Development）。除了美国国立卫生研究院，多年来我还得到了多家私人基金会的支持，其中最重要的是麦克阿瑟基金会（John D. and Catherine T. MacArthur Foundation）和费策尔研究所（Fetzer Institute）。

这本书的写作其实已经酝酿已久。我的出版经纪人琳达·洛文塔尔（Linda Loewenthal）是最初真正的催化剂。琳达是真正对我有信心的人。有好几次，我心中虽然怀有良好的想法，但终因为疲于应付手上的研究工作，要提笔写一本书成了一个让我望而却步的艰巨任务。这时，琳达还是在旁边鼓励我，不离不弃。通过琳达我了解到，找一个合著者是一个可以将事情进行下去的办法。我有幸与本书的合著者沙伦·贝格利取得了联系。在我和沙伦的合作和沟通中，琳达帮了很大的忙，对此我深表感激——当然，琳达给我的帮助远不仅于此。哈德逊街出版社（Hudson Street Press）的卡罗琳·萨顿（Caroline Sutton）给出了极其宝贵的编辑建议，她提出的问题精彩而直接，让书稿中的许多地方变得更加清楚和明白。

最后，我希望向亲爱的家人致谢，我对他们怀有一份特殊的感激。我有一个好妻子，她在生活中践行着慈悲，不断为他人带去激励。我一直能够从她那里学到东西，过去如此，未来亦如此。我的两个孩子阿梅利和塞思同样是极好的老师，我一路走来都有他们的陪伴。我感谢他们的爱和支持。最后我还要感谢我的母亲，行笔至此，她已经 86 岁了。她一直热心地宣传和支持我的研究。妈妈，谢谢您。没有您为我做的一切，我不可能取得今天的成绩。

如果这本书多少让你对自己的情绪风格有了更清楚的了解，那它就达到了目的。有了这样的认识，你可能就会希望改造自己的情绪风格。希望本书与大家分享的见解能够让你们受益，能够帮你们找到更加幸福的人生。

理查德·戴维森

2011 年 6 月 26 日于威斯康星州麦迪逊市

图书在版编目(CIP)数据

大脑的情绪生活/(美)理查德·戴维森,(美)沙
伦·贝格利著;三喵译. 一上海:格致出版社:上海
人民出版社,2019.5(2023.1重印)
ISBN 978 - 7 - 5432 - 2995 - 2

Ⅰ.①大… Ⅱ.①理… ②沙… ③三… Ⅲ.①大脑-
影响-情绪-研究 Ⅳ.①R338.2②B842.6

中国版本图书馆 CIP 数据核字(2019)第 048076 号

责任编辑 顾 悦
装帧设计 人马艺术设计·储平

大脑的情绪生活

[美]理查德·戴维森 沙伦·贝格利 著
三 喵 译
孙 涤 校

出 版 格致出版社
    上海人民出版社
   (201101 上海市闵行区号景路 159 弄 C 座)
发 行 上海人民出版社发行中心
印 刷 上海颛辉印刷厂有限公司
开 本 890×1240 1/32
印 张 12
字 数 262,000
版 次 2019 年 5 月第 1 版
印 次 2023 年 1 月第 4 次印刷
ISBN 978 - 7 - 5432 - 2995 - 2/B·39
定 价 59.00 元

上海市版权局著作权合同登记号:图字 09 - 2012 - 753